치유본능

일러두기
이 책의 사례에 등장하는 인물의 이름은 가명임을 밝혀 둡니다.

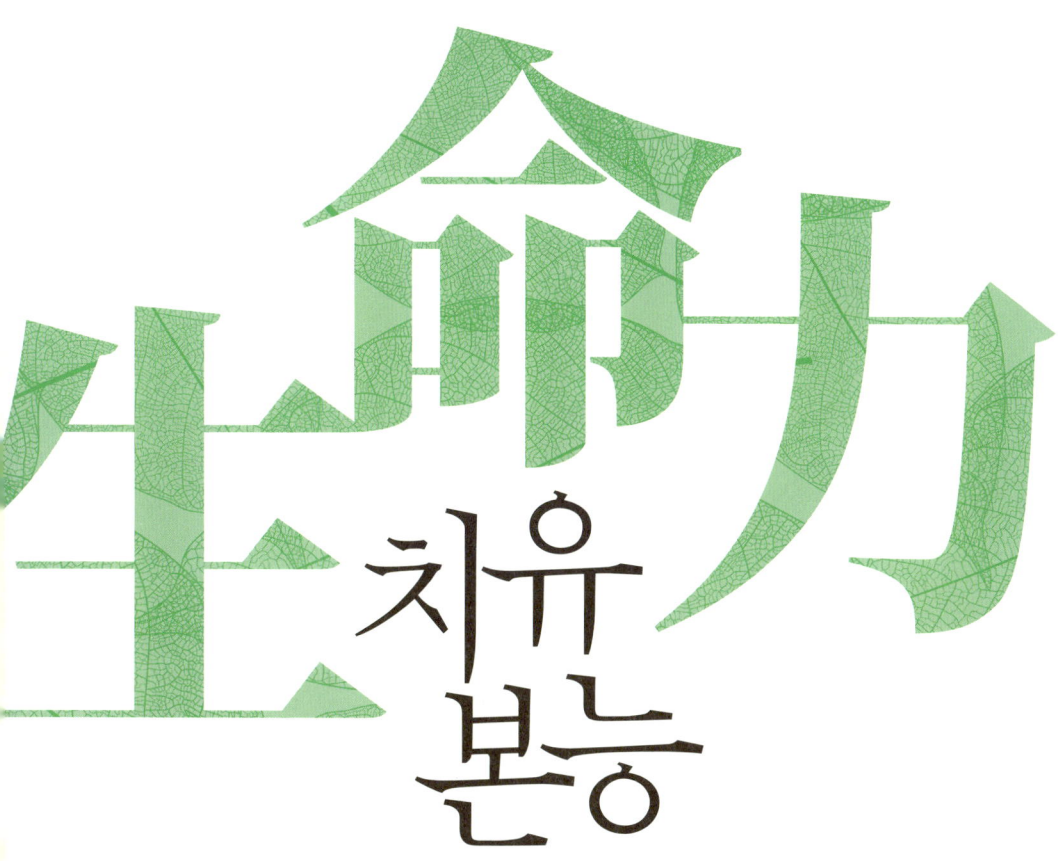

生命力 치유본능

내 안의 생명력을 깨우는 직관의 건강법

김은숙·장진기 쓰고 그림

판미동

차례

책을 펴내며   8

머리말 직관이 나를 살린다   12

제1부 새들은 길을 묻지 않는다

1장 병 고치기 전에 건강부터 찾자
건강 정보 쌓을 시간에 걷는다   23
질문부터 다시 하자   26
반전보다 평화를 노래한다   27
병 고치려다 건강 깨진다   31
병과 건강, 삶의 문제   33

2장 저절로 가는 자연, 스스로 사는 생명
이치로 생각하기   36
생명보다 더 가치 있는 것은 없다   40
나무는 하늘을 향해 가지를 뻗는다   41
우주는 생명을 위해 존재한다   44

3장 체질, 분류는 없다
제발 나에게 딱지를 붙여 주세요   47
몸은 언제나 현재를 산다   50
체질은 분류가 아닌 종합과 이해   52
내 체질, 나는 이미 알고 있다   54
꼴에 담긴 기운   55

4장 사람은 '과학적'으로 사는 것이 아니라 '자연적'으로 산다
과학 앞에서 왜 작아지는가?   67

우리가 열광한 것은 '과학'이 아니라 '기술'이다 … 73
과학은 정말 진리인가 … 76
눈으로만 보는 것은 아니다 … 80
이분법을 넘어서 … 82
변화는 이미 시작되었다 … 83

5장 건강 자립, 경제 자립보다 중요한

건강한 사람, 곁에 있기만 해도 좋다 … 86
내가 나를 살려 봐야 남도 살릴 수 있다 … 89
건강 자립은 대안적 삶의 바탕 … 90
평천하(平天下)는 수신(修身)부터 … 93

제2부 직관이 나를 살린다

1장 내 몸을 통(通)하는 자연의 이치

소우주 인간— 음양(陰陽)·오행(五行)·육기(六氣) … 97
음양(陰陽), 그리고 작용 … 99
내 안의 음양— 정(精)·기(氣)·신(神) … 103
오행이 드러나는 삶 … 107
내 몸은 어느 계절을 살고 있나 … 111
공존의 원리— 상생(相生)·상극(相克) … 118
오운 육기의 핵심 상화기(相火氣), 생명력 … 126

2장 입맛이 나를 살린다

편식? 과식? 이유는 따로 있다 … 132
생명은 알아서 섭취하며 살아간다 … 136

맛에 담긴 오묘한 이치, 육미(六味)   138
입맛 살리려면 나날이 먹는 주식이 살아나야 한다   157

3장 증상, 몸과 소통하다
통증이 나를 살린다, 통(痛)해야 통(通)하는 이치   160
증상은 생명의 신호, 치유의 과정   162
생명의 신호, 무시할수록 더 강해질 수밖에 없다   164
증상이 나온다는 것, 힘이 있다는 것   166
사람 몸, 힘의 원천은 장부   171
뿌리가 보내는 메시지 읽기   175

4장 운동은 직관을 발달시킨다
움직인다고 다 '운동'은 아니다   192
운동은 알고 움직이는 것이다   195
자세가 틀어지면 속이 좁아진다   196
바른 자세! 아는 것보다 유지하는 힘   202
원격 조정! 운동으로 장부를 튼튼하게   205

5장 문명이 병을 만든다
탁기를 뿜으려면 날숨을 길게 하라?   217
호흡법 배우지 말고 숨통부터 틔우자   222
코로 호흡해야 면역력이 좋아진다   223
서양의 박자와 우리의 호흡   225
따뜻해지면 살고 차가워지면 죽는다   227
해 뜨면 움직이고 해 지면 쉬고   234
봄에는 일찍 일어나고 겨울에는 늦게 일어난다   238
10년이면 강산이 변한다는 말   239

제3부 이제는 건강 자립! 실전 편

1장 자가 진단
드러난 것부터 살펴보자	246
만져 보고, 눌러 보자	251
몸과 마음의 신호 확인하기	253
스스로 진단해 보는 나의 체질	260

2장 건강 자립 실전
고혈압	269
당뇨	277
비만	282
불면증	288
아토피	290
감기	295
열이 날 때	303
만성 비염	306
수분 섭취	309
위장병	311
빈혈과 어지럼증	313
우울증	315
체했을 때	321
두통	322

맺으며 생명의 시간은 저마다 다르다	333
부록 실생활에 유용한 경혈	351

책을 펴내며

병에 대한 지식이 많은 것과 실제 건강하게 사는 것은 별개다. 나에게서 출발하지 않고, 지금 내 아픔과 삶의 문제에 답할 수 없다면 그것은 버려도 좋을 지식이 아닐까 싶다. 우리는 '병 고치는 것'보다는 건강하고 즐겁게 사는 것에 관심이 많다. 이 두 가지는 차원이 좀 다른 이야기다. 병이 없어져야 건강해진다는 생각으로 병명을 찾아 병과 싸우다 보면 오히려 건강이 깨질 수도 있다. 또, 몸의 건강은 찾을지 모르지만 사는 즐거움 없이 마음이 공허해질 수도 있다. 내 안의 진면목을 보지 못하면 건강을 찾고도 또 다른 누군가를 의지하고 추종하게 된다. 내 안에 어떤 능력이 있는지도 모른 채 밖에서 구하려고 한다. 건강을 찾으려는 것도 결국 행복하게 잘 살고 싶어서이지 그것 자체가 목표는 아니다.

이 책은 현성(玄聖) 김춘식 선생님이 정리하신 자연 섭생법을 바탕으로 하고 있다. 20여 년 전, 건강이 안 좋았던 우리는 현성 선생님을 만나 가르침을 받고 실천하면서 건강을 되찾았다. 언제나 그렇듯 아프다는 것은 더없는 기회였다. 몸의 변화도 컸지만 의식의 변화가 더 컸다. 당연하다고 여겼던 서양식 사고, 기계적이고 논리적인 이분법에서 벗어나 관계성을 이해하게 되고 상대적이고 유기적인 눈으로 세상을 볼 수 있게 되었다. 자연스러운 몸의 흐름을 찾아 가면서 나의 참모습을 알게 되고, 그 뿌리를 찾는 과정에서 선조들의 원대했던 정신세계와 만날 수 있었다. 나를 닦아 세상 이치를 밝히는 우리 무예와 자기완성을 추구했던 수련 문화, 자연과 하나되는 차원 높은 미의식이 담긴 생활 문화에서 앞으로 열릴 새로운 문명의 단초를 보게 되었다.

현성 가르침의 핵심은 '생명력'이다. 음양오행, 체질, 섭생은 모두 내 안의 생명력이 발현될 수 있도록 하기 위한 방편이다. 이치로 세상을 보고 자기 안의 빛으로 스스로 밝히는 것이다. 앞으로 펼쳐 놓을 이야기는 이론으로만 알고 있는 내용을 그럴듯한 언어로 포장해 놓은 것이 아니다. 1998년부터 오늘에 이르기까지, 우리가 자연 섭생법 배움터와 수련 공간을 열어 아픈 사람들과 함께 실천하고 경험하면서 깨달은 내용들이다. 그간 고혈압, 당뇨, 암, 백혈병, 비염, 천식, 중풍, 아토피 등 참으로 다양한 병명을 지닌 사람들과 만났고, 그중 많은 사람들이 스스로 건강을 찾았다. 전문가에게 의존했던 사람들이 스스로 몸을 돌보고 살려 내며 생명력의 힘을 보여 주었다. 병명이 무엇이든 병 고치는 데 힘을 빼지 않고 건강을 찾는 방향으로 가다 보면 어느새 병은 사라진다.

결국 병이란 생각과 몸이 따로 놀면서 마음이 괴로워질 때 생긴다. 내 안에 있는 생명력을 알게 되면 먹고 움직이는 것이 모두 자연스러워진다. 고정 관념에서 벗어나 지금 현재에 살아 숨 쉬는 자신을 보게 된다. 지식보다 직관을 따르게 되고 자기 안의 신을 밝히는 신명(神明) 나는 일을 하게 된다. 진정한 건강은 단순히 아픈 데가 없는 차원이 아니라 내 안에 잠재되어 있던 다양한 능력(能力)이 나오는 상태다. 집을 짓고 싶으면 짓고, 기타 치고 싶으면 치고, 노래하고 싶으면 노래한다. 건강에 머무는 것이 아니라 삶이 바뀌는 단계, 다른 사람과 더불어 능력을 펼치는 세상을 만들고 싶다. 건강이 깨진 탓에 드러나지 않았던 좋은 본성들이 드러나 진면목이 나오고, 자신을 실현하는 일이 가능하다는 것을 보여 주고 싶다. 가슴 한쪽에 묻어 두었던 꿈, 그것이 날개를 달고 오를 수 있도록 소소하게 기뻐하고, 격려하며 함께 걷고 싶다.

이 책이 마음을 가볍게 만들면 좋겠다. '타고난 성격인 줄 알았는데 사실은 몸이 안 좋아서, 균형이 깨져서 그랬구나.'라고 이해하고 '그래서 그런 음식을 좋아했고, 그곳이 아팠구나.'라면서 자신과 만날 수 있으면 좋겠다. 건강을 위해 해야 할 이러저런 것들로 마음이 무거워지는 것이 아니라 그 숱한 방황과 망설임 속에서도 내 몸은 이미 주인인 나를 살리려고 무던히 애쓰고 있었다는 것을 깨닫게 되길 바란다. 몸으로 돌아오면 어느 순간, 내 안의 생명력이 '우리 여기 있었노라.'고 답하는 소리를 듣게 될 것이다. 책을 내기까지 적잖은 망설임의 시간이 있었지만 깜깜한 밤, 길을 찾는 사람이 있다면 우리 이야기가 작은 등불이 될 수 있지 않을까 하는 마음으로 용기를 낸다. 그 어떤 가치보다 소중한 것이 내 생명의 가치라는 것을 알게 된다면, 그래서 스스로를 살려 내는 사람들이 많아진다면 그 물방울이 거대한 파도가 되어 새로운 문명을 열게 되지 않을까.

   자연 치유력, 그것은 생명이 나면서부터 타고난 능력이다. 지금 이 순간도 내 가슴은 쉼 없이 맥동 치고 있고 들숨과 날숨으로 천지 기운을 호흡하고 있다. 갇혀 있던 치유 본능, 그 생명력의 빗장을 풀자.

   눈에 씌인 비늘을 떼게 해 주신 현성 김춘식 선생님, 우리 역사의 뿌리를 일깨워 주신 다해 표상수 선생님, 건강 찾는 즐거움을 함께하며 치유 본능을 확인시켜 준 자하의 벗님들, 그리고 이 책이 세상에 나올 수 있도록 해 주신 판미동 대표님과 애써 준 편집 팀에게 두 손 모아 감사의 인사를 드린다.

단기 4345년 서기 2012년 여름

김은숙 · 장진기

머리말

직관이 나를 살린다

모든 병에는 사연이 있다

특정 병을 진단받은 사람들은 자기도 모르게 환자로 분류된다. 모든 것이 돈으로 귀결되는 산업 사회에서 아픈 사람은 중요한 소비자다. 많은 사람들이 계속 환자로 존재해야 의료 '산업', 건강 '산업'이 굴러간다. 치료를 위해 전문가를 찾아가야 하고 첨단 장비의 도움과 값비싼 약이 없으면 안 될 것으로 착각하게 만든다. 건강을 위해 이런 것은 꼭 먹어야 하고, 저런 용품은 꼭 써야 한다는 정보는 넘쳐 난다. 큰 병 걸릴 때를 대비해서 돈을 벌고 또 모으느라 정말 '큰 병'에 걸리게 만드는 세상이다. 산업의 시각에서 보면 환자 스스로 치유하겠다고 나서는 것은 고객 이

탈이다. 병에 매달리기보다는 즐겁게 사는 쪽으로 방향을 돌린다면 산업 기반이 위태로워질지도 모른다. 그러니 지금까지 그래 왔던 것처럼 계속 호황을 누리기 위해서 새로운 환자들이 생겨나고 더 많은 사람들이 '환자 모드'를 유지해 주어야 한다. 이를 위해서 몸에 나타나는 증상들은 몸이 보내는 신호가 아니라 이상한 것, 비정상인 것으로 몰아가야 한다. 병이 났을 때 자신의 생활이나 습관을 살피기보다 검사를 받는 것이 상식이어야 한다. 이렇게 건강과 삶을 분리시키는 것은 몸의 주인인 자신이 주체가 되어 문제를 풀 수 없도록 만든다.

어느 순간 불현듯 찾아오는 병이란 없다. 모든 병은 맥락이 있고, 인과관계 속에 있다. 그러니 두려워할 일도 불안해할 일도 아니다. 자연 치유에 가장 방해가 되는 것도 바로 '두려움'이다. 그 두려움 때문에 전문가를 찾아가고, 남들이 효과를 봤다는 '방법'에 매달리게 된다. 자본과 결탁한 지금의 의료와 건강 관련 산업들은 끊임없이 두려움과 공포를 조장한다. 건강이 마치 자신의 생활이나 사회 문제와는 전혀 상관없는 것처럼 생각하게 만들고 스스로 어떻게 해 볼 수 없는 것으로 분리시켜 버리는 것이다. 그러나 찬찬히 자신의 삶을 돌아보면 모든 것이 지극히 자연스러운 결과이자 과정이라는 것을 알게 된다.

건강은 삶의 문제다. 건강한 삶, 건강한 생활이 지속될 때 참 건강을 찾을 수 있다. 건강을 잃을 수밖에 없었던 생활, 그 길로 가지 않아야 한다. 나도 모르게 반복했던 잘못된 습관들을 바꿔 가면 된다. 물길을 거슬러 오를 수는 없지만 흐름의 방향을 바꿀 수는 있다. 자연식을 챙겨 먹으며 여전히 과로하고, 운동을 한다면서 낮밤이 바뀌는 일이 계속된다면 근본적인 변화가 생기기는 힘들다. 겉으로 드러난 증상이야 어느 정도 좋아질 수 있을지는 몰라도 조직과 세포가 살아나는 단계까지는 힘들다. 그렇다고 너무 비장한 각오로 지금까지의 모든 삶과 단절을 선언하고 고행하듯 살 필요도 없다. 금방 지쳐서 오래갈 수도 없고, 그로 인해 스트레스가 쌓여 결국 다른 병이 생길지도 모른다. 하지만 어차피 오래 못 할 바에야 아예 시작도 하지 않겠다는 것은 더 어리석은 일이다. 더러는 완벽하게 제대로 할 수 있을 때까지 미루는 사람도 있는데, 몸을 돌보지 않아도 타고난 원기만으로 버틸 수 있는 시기는 20~30대 정도까지다. 그 이후로는 스스로 돌보지 않으면 체력 유지가 힘들어진다. 특히 요즘은 나이가 젊다고 해서 건강하다고 할 수도 없다. 비교와 경쟁이 일반화되고 자연 섭생이 힘든 생활이 계속되면서 건강이 깨지기 시작하는 연령대는 더 낮아지고 있다.

건강을 위한 첫걸음

균형이 깨진 상태가 계속되면 고장 난 자동차에 올라탄 운전자처럼 두렵고 불안한 마음으로 여정을 계속할 수밖에 없다. 몸이 보내는 여러 가지 신호들의 의미를 읽지 못하면 나도 괴롭고 주변 사람들도 같이 불행해진다. 천 리 길도 한 걸음부터다. 몸 따뜻하게 하기, 바른 자세로 걷기 등은 당장 실천할 수 있다. 마음먹고 한 며칠 건강한 생활을 했는데 오늘은 그렇지 못했다 해서 도로아미타불이 되는 것은 아니다. 실천한 날만큼은 건강에 가까워지는 것이다. 건강하지 않았던 삶에서 건강한 삶으로 무게 중심을 조금씩 옮겨 가는 것이 건강으로 가는 길이다.

언제 방법을 몰라서 건강하지 못한 적이 있었을까. 문제는 늘 실천에 있다. 꾸준히 행하는 것은 결코 쉬운 일이 아니다. 그러지 못하는 가장 큰 이유는 결과를 빨리 얻고 싶은 마음 때문이다.

실제 자연은 아날로그로 흐르지만 디지털에 익숙한 생활이 계속되다 보니 우리는 생명도 디지털인 듯 착각하며 살고 있다. 일기 예보로 날씨를 체감하고, 시계가 알려 주는 시간이 익숙하고, 달력의 숫자에 기준을 맞춘다. 우리는 어느새 쪼개고 분석하는 방식에 익숙해져 있다. 누구나 타고난 생명의 감수성과 직관은 잃어버리고 디지털화한 정보들이 판단 기준이 되어 버렸다. 명확하게 수치화되지 않으면 신뢰가 떨어지는 것 같은 착각에 빠져 있다.

며칠 운동했다고 체중계에 올라가서 몸무게를 재 보거나 식이 요법을 했다고 혈압이나 당 수치를 수시로 재 본다면 실망하고 쉽게 포기하게 될지도 모른다. 목표를 너무 멀리 잡지 말자. 정상에 오르기 위해 산을 탄다면 헬기나 케이블카를 이용하는 것이 더 빠르고 쉽다. 그러나 우리는 산을 타는 과정, 산을 오르고 내리면서 느끼는 즐거움 때문에 산을 타는 것 아닌가. 과정을 즐기지 못하면 꾸준히 하기 힘들다. 강요나 의무감에 해 볼 수는 있지만 계속하기 힘들다. 빨리 결과를 볼 생각에 급하게 몰아치거나 다그치면 제풀에 나가떨어지기 십상이다. 몸은 금방금방 변화가 오지 않는다. 시간과 공간의 노력이 필요하다. 물질인 몸의 변화는 들고 남이 있어야 한다. 생각으로 깨닫는 것은 어렵지 않다. 하지만 몸이 깨닫는 것은 다른 차원이다. 몸은 같은 것을 반복하면서 익숙해진다. 그러니 한두 번 해서는 되지 않는다. 반복하고 또 반복해 서서히 스며들게 하는 작업이 필요하다. 시간이 켜켜이 쌓여 밀착되는 힘, 그래서 습관으로 자연스럽게 나오게 해야 한다. 일단 습관이 만들어지면 힘들이지 않고 리듬을 타듯 흘러간다. 천천히 맛을 음미하며 먹기, 몸을 펴고 걷기, 코로 숨쉬기 등은 일상적으로 할 수 있는 행동이다. 경우에 따라 다르기는 하지만 습관을 바꾸려면 최소 100일, 석 달 정도의 시간이 필요하다. 그 시간은 곧 몸의 세포들이 바뀌는 시간이기도 하다. 무엇이든 석 달만 꾸준히 할 수 있으면 몸이 한 단계는 바뀐다. 그리고 세월을 낚는 심정으로 일 년을 꾸준히 하면 몸은 완전히 새로워진다. 몸으로 익힌 것은 쉽게 잊어버리지 않는다. 땅의 변화는 서서히 일어나지만 토질을 바꾸고 지형을 바꾸는 근본적인 변화이다. 습관을 바꾸는 것은 몸이 바뀌는 것, 결국 운명을 바꾸는 것이다.

건강, 궁극의 목표가 아닌 방향성

암 환자들의 완치 판정, 비염과 천식 증상이 완전히 없어지고 편안한 숨을 쉬는 순간, 아토피에 시달리던 사람이 맑은 피부를 되찾는 순간을 얼마나 기다렸을까? 그러나 감동은 잠시고 문제는 그다음부터다. 건강해서 뭐할까? 돈이나 성공을 위해 다른 많은 것을 유예하며 사는 사람들이 있듯이 완치 판정이나 건강을 바라보고 현재의 순간을 유예하며 사는 사람들이 있다. 건강해지면, 체질 개선만 되면, 병원에서 완치되었다는 말만 들으면 행복해질 수 있을 거라 생각하고 다른 것들은 뒤로 미룬다. 그러나 막상 그런 상태가 되도 꼭 행복하지만은 않다. 건강이 행복의 우선 조건이라는 것은 분명하지만 건강하다고 모두 행복한 것은 아니다.

건강은 궁극의 목표가 아니라 방향성이다. 정복해야 할 고지도, 도달해야 할 결과도 아닌 과정이다. 건강과 병은 균형과 불균형, 조화와 부조화를 의미한다. 건강은 건강법을 잘 따라 해서가 아니라 자신을 사랑하고 스스로를 행복하게 하는 삶의 결과로 나타난다. 건강하게 살려는 특별한 방법을 찾을 것이 아니라 자신의 생활을 돌아보고 균형을 잡아야 한다.

건강은 하루아침에 찾아지는 것도, 평생 유지되는 것도 아니다. 아픈 것도, 좋아지는 것도 모두 자연스러운 현상이다. 현대인의 병은 과거와 달리 만성적이다. 생활 자체가 건강을 깨는 방향이다 보니 서서히 좋아지거나 나빠진 것이 대부분이다. 당뇨, 암, 고혈압, 중풍, 관절염, 우울증 등이 모두 그렇다. 건강해질 때까지 기다리지 말고 이 순간부터 행복하자. 오늘 이만큼 좋아진 것에서 희망을 찾는다. 좋아지는 과정으로 가는 소소한 몸짓들에서 기쁨을 느낀다. 스스로 약을 줄인 것, 감정을 자연스럽게 드러낼 수 있는 것, 취미 활동을 시작한 것, 걷는 재미를 느낀 것, 두통 횟수가 줄어든 것에서부터 행복을 느낀다. 먹고 움직이고 쉬는 것 못지않게 중요한 것이 작은 것에서 행복을 찾는 습관이다. 몸이 있는 지금 여기에 몰입하고 현재를 사는 것이야말로 최고의 건강법이다. 건강을 찾으면 꼭 하고 싶었던 것들, 아니 어린 시절부터 꿈으로 간직해 왔던 것들을 지금 시작하자. 해도 세월은 가고, 하지 않아도 어차피 세월은 간다. 완치에 매달리기보다 현재의 나를 인정하고 과정에서 즐거움을 찾는 것이 행복하게 사는 길이다. 건강의 회복은 결국 삶을 회복하는 것이다.

자연스러운 흐름을 방해하지만 않는다면 내 안의 생명력은 스스로를 살려 낸다. 나를 살리는 것은 특별한 방법, 대단한 이론이 아니라 바로 내 안의 '생명력'이다.

생명의 균형

　건강을 잃은 사람들 중에는 의외로 성실하고 책임감이 강한 사람들이 많다. 담배나 술을 하지 않는데도 폐암에 걸리고 금욕적으로 살았는데 중풍이나 치매에 걸린다. 착하게 살았던 사람이 큰 병에 걸리면 주변에서는 하늘을 원망하고 어떻게 이럴 수가 있냐고 안타까워한다. 그러나 남에게 해를 끼치거나 불성실하고 부도덕하게 살아서 병에 걸리는 것이 아니다. 지나치게 열심히 일한 것, 너무 성실한 것, 실수를 용납하지 않는 것처럼 자신에게 너무 엄격한 것이 오히려 병을 만든다. 발병의 이유를 윤리적, 도덕적인 잣대로 바라보면 자신의 상황이 이해되지 않아 공황 상태에 빠질 수도 있다. 남에게 뭘 잘못해서가 아니라 오히려 자기 자신에게 잘못한 경우가 더 많다. 그 잘못은 균형이 깨진 생활을 오래한 것이다.

　몸은 자연이다. 선악, 옳고 그름, 좋고 나쁨을 뛰어넘는다. 밀물과 썰물, 혼돈과 질서, 낮과 밤처럼 끊임없이 순환한다. 달이 차면 기울듯이 한쪽으로 쏠리면 균형을 맞추려는 반대의 움직임이 일어날 수밖에 없다. '병' 역시 균형을 맞추기 위한 자연스러운 현상이다. 몸은 똑같은 패턴을 반복하는 기계가 아니라 스스로 끊임없이 균형을 잡아 가는 유기적인 생명체다. 자연스러운 흐름을 무시하고 너무 인위적으로 원칙을 세우고 그것에 철저하게 몸을 끼워 맞춘다면 언젠가는 탈이 날 수 밖에 없다. 양적(量的)이고 도식적인 균형은 생명의 입장에서 보면 오히려 심한 불균형 상태일 수도 있다. 비타민, 단백질은 섭취했는데 칼슘이 모자란 것 같아서 억지로 우유를 먹는 것은 균형 잡힌 식생활이 아니다. 우유가 먹고 싶어 마신다면 몰라도 칼슘 섭취를 위해 계속 마신다면 오히려 균형을 깨는 것이다. 계절과 날씨에 따라, 하는 일에 따라, 그날 몸 상태에 따라 먹고 싶은 것도 달라지고 먹는 양도 달라진다. 하루 몇 그램, 몇 숟가락 하는 식의 용량을 정해 놓고 항상 그 양을 고수하는 것은 이치에 맞지 않는다. 얼핏 규칙적이고 균형 잡힌 식생활인 듯 보여도 생명의 입장에서 보면 과하거나 부족한 불균형 상태가 된다.

하루 몇 시간 공부, 몇 시간 수면처럼 시계의 시간에 몸을 억지로 맞춰 계획을 지키려는 것도 문제지만, 반대로 몸을 혹사시키고 과로하며 어느 한쪽에만 에너지를 쏠리게 하는 생활이 계속돼도 균형이 깨질 수밖에 없다. 건강한 삶은 생명의 본성에 충실한 삶이다. 배고프면 먹고, 배부르면 그만 먹고, 먹었으면 일하고, 일했으면 쉰다. 유행하는 건강법, 사람들이 효과를 본 건강법이라고 해서 따라 하다 보면 내 몸과는 맞지 않는 경우가 발생한다. 내 안의 균형 감각은 지식을 쌓는 것으로 찾을 수 있는 차원이 아니다. 동물들이 학교나 병원에 가지 않듯이 지식과는 무관한 것들이다. 살아갈 수 있는 가장 중요하고 기본적인 능력들은 날 때부터 이미 지니고 태어난다. 생명력을 깨우면 몸은 스스로 살려 낸다. 지식이 아닌 직관이 나를 살린다.

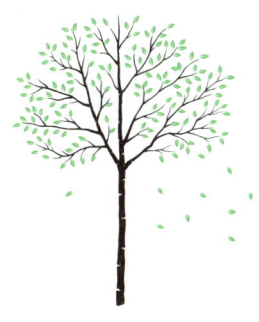

제1부

새들은 길을 묻지 않는다

병은 없습니다. 병명이 있는 것이지요.
병은 있다가도 없고 없다가도 생깁니다.
건강해지면 병은 저절로 없어집니다.
　　　　―현성(玄聖) 김춘식―

1장
병 고치기 전에 건강부터 찾자

건강 정보 쌓을 시간에 걷는다

지금 내가 가진 정보만으로도 충분하다. 지식이 모자라서, 정보가 없어서 내가 아프고 병드는 것은 아니다. 화학 기호, 의학 용어를 몰라서, 신종 질병 이름을 몰라서 병을 못 고치는 것도 아니다. 나는 실험실 데이터 속 누군가, 통계 속 성인 남녀가 아니다. 온 우주를 통틀어 단 하나뿐인 고유한 생명이다. 병이 난 이유도 나에게 있고 치유의 해법도 내가 찾아야 한다.

이번 생에 나를 태우고 여정을 함께하고 있는 나의 몸이 바로 현실인데 다른 무엇에서 어떻게 답을 얻을 수 있을까! 유일하게 알아야 할 것이 있다면 바로 나 자신이다. 세상에 가득한 정보들, 과학과 지식은 잠시 내려놓고 걷자. 몸에 좋다는 음식, 항암 식품, 발암 물질, 칼로리, 영양소, 노화 물질, 체질, 자연 건강법, 침·뜸, 유산소 운동, 면역력 강화 성분, 갖가지 명상법들, 버리고 살라는 책, 인터넷, 대중 매체, 모두 내려놓고 걷는다. 생각이 복잡할수록, 여기저기 아프고 결릴수록, 우울할수록, 자신 없고 막막할수록 온몸으로 걷자. 콘크리트면 어떻고 아스팔트면 어떤가? 굳이 산길이 아니어도 좋을 것이다. 피톤치드 나오는 숲길을 걷겠노라고 웅크리고 앉아 검색창을 훑고 있는 것보다 매연이 날리는 도시 한복판에서라도 걷는 것이 나를 깨어나게 하는 일이다.

가슴을 펴고 허리를 밀어 몸으로 무게 중심을 옮기면서 걷는다. 걷기 시작하면 오로지 걷는 것에 집중한다. 목적지를 미리 정해 두거나 돌아올 일을 걱정하지 말고 그냥 걸어 본다. 목표한 거리나 시간을 채우느라 급하게 걷지 말고 자세에 집중하면서 천천히 걷는다. 햇살도 받고 바람도 느끼며 걷고 있는 이 순간을 온전히 즐긴다. 나오기까지 쉽지 않았어도 막상 걷기 시작하면 다른 생각이 끼어들 틈이 없어진다. 앞도 보고, 옆도 보고, 발아래도 살펴야 하고, 장애물도 피해 가야 한다. 어디까지 왔는지 살피고 갈림길이 나오면 어디로 갈지 방향도 정한다. 앉거나 누워 있을 때는 온갖 잡념들이 떠돌아다녔어도 걷는 순간은 무수한 생각들이 걷히고 단순해진다. 머리로만 쏠렸던 기운들이 아래로 내려온다. 피가 가는 곳에 에너지가 실리는 법이다. 걸으면 다리만 쓰는 것이 아니라 저절로 온몸을 쓰게 된다. 기혈(氣血)이 심장, 폐, 콩팥으로, 어깨, 손끝, 발끝까지 전신을 돌고 있다.

안개가 걷히면 너머에 있던 사물의 형상이 드러나듯 머리로 떠 있던 기운들이 서서히 걷히는 순간이다. 어쩌면 집을 나설 때까지만 해도 떨치지 못했던 고민들의 해답을 스스로 얻게 될지도 모를 일이다. 비록 답을 얻지 못했다고 해도 오늘 걸은 만큼 '나'라는 발전기를 돌려 스스로 열을 만들어 냈다. 심장은 기분 좋은 펌프질을 했고, 혈액이 가지 않았던 구석구석까지 뜨거운 피를 보내 순환시켰다. 쏠려 있던 기가 골고루 나눠져 기분(氣分)이 좋아진다. 오늘 걸은 만큼 힘이 쌓였고 이것은 온전히 내 것이다. 거름이 땅을 비옥하게 바꾸듯이 매일 걷는 걸음이 거름이 되어 내 몸이 더 좋은 토양으로 바뀌고 꿈꾸던 열매가 열리게 될지 모를 일이다.

형체도 틀도 없는 생각은 시공간을 초월해 넘나들지만 몸은 언제나 시간과 공간의 제약 속에 있다. 몸을 지녔다는 것은 한계이기도 하지만 더없는 기회이기도 하다. 내 생각은 몸을 빌려 비로소 현실이 된다. 형태 없는 생각이 어린 시절로 돌아가거나, 미래를 꿈꾼다 해도 현재를 살고 있는 것은 지금 여기 있는 몸이다. 내 몸에서 출발하지 않는 지식이나 이론이 결국은 공허할 수밖에 없는 이유이다. 수많은 이론들과 학설들이 찬란해 보이고 전문가의 이야기는 그럴 듯해 보이지만 결국은 내 이야기가 아니다.

지난 십 수 년간 지식을 쌓아 왔고, 오늘도 인터넷에서 새로운 정보들을 검색하고 있지만 정작 나는 나에 대해 얼마나 알고 있을까? 그 지식과 정보들이 나를 자유롭게 하고 내 아픔을 스스로 치유하는 힘이 되었는지 반문해 본다. 오히려 지식과 정보들, 전문가들의 이야기에 묻혀 내 목소리를 들을 수 없었던 것은 아닐지 생각해 보자. 나는 누구이고 내 생각은 무엇일까? 살아 있는 모든 생명이 스스로 치유하며 살아가는데 인간만 유독 그렇지 못한 이유는 무엇일까? 능력이 없는 것이 아니라 내 안에 그 힘이 있다는 것을 잊고 있기 때문일 것이다.

질문부터 다시 하자

거두절미하고 방법부터 찾고, 답부터 알고 싶어 한다. 내 체질은 어떻고, 뭐가 좋은지, 당뇨에는 무엇을 먹어야 하는지, 자궁 근종을 없애려면 어떻게 하는지, 불임 클리닉은 어디가 좋은지, 수술은 언제 할지, 아토피 잘 고치는 병원이 어디인지 묻는다. 온통 '이렇게 저렇게' 방법을 이야기한다. 그러나 방법을 찾기 전에 먼저 물어야 한다. 물음 속에 이미 답이 있다. 질문만 제대로 할 수 있다면, 그것이 '무엇'이며 '왜' 그런지 알게 된다면 '어떻게'는 저절로 얻어진다.

병은 무엇이고, 왜 생겼을까? 우리는 언제부턴가 '병'이라고 하면 특정 '병명'을 떠올리게 되었다. 건강이 깨진 '상태', 균형이 무너진 '상태'로 이해하기보다 병명을 곧 병이라고 생각하는 것이다. 현대 의료 시스템은 이런 사고를 단적으로 보여 준다. 일단 무슨 병인지 진단하고, 드러난 증상을 없애고, 각종 수치들을 정상치로 만드는 것을 치료라고 한다. 병을 고치기 위해서는 일단 병명부터 명확히 알아야 하고 그 병명을 찾기 전까지는 그 어떤 것도 할 수 없다. 병명을 쉽게 찾아내는 경우도 있지만 대개 짧게는 며칠, 길게는 몇 달을 허비하기도 한다. 병명 찾으려 온몸을 쑤셔 대니 그 과정에서 힘이 빠지고 도리어 몸이 망가질 때도 있다. 병 고치려다 건강이 다 깨져도 그것은 어쩔 수 없다. 실체로 존재한다고 믿는 '병'을 없애는 것에 모든 초점이 맞춰져 있기 때문이다. 현대 서양 의학의 관심 분야가 애초부터 건강이 아닌 질병이다 보니 건강은 의학의 영역이 아닌 것으로 인식되었다.

어떤 것을 바라보는 관점은 그다음 행동 방식을 결정한다. 어떻게 보는지에 따라 전혀 다른 해법을 찾고 다른 길을 걷기 마련이다. 그간 우리는 주어진 보기에서만 정답을 고르는 교육을 오래 받아 온 탓에 근원부터 질문하는 법을 잊어버렸다. 명확하게 구분하고 이름 붙이는 방식에 익숙하다 보니 이것 아니면 저것, 정답을 찾아야 할 것처럼 생각한다. 병이 있고 없고, 정상 혹은 비정상, 완치냐 아니냐를 끊임없이 구분하고 확인하는 것이다. 병을 살아 있는 사람의 삶과 분리해서 이해할 수 없음에도 특정 조직만 떼서 구분하고 분석하면서 아주 잘 알고 있다고 착각한다. 이런 현실에서 질문부터 하는 일은 불필요한 과정으로 생략되고 심지어 비과학적, 비논리적인 것으로 매도되기도 한다.

반전보다 평화를 노래한다

우리말과 우리 전통 의학에는 증상을 표현하는 말은 많지만 특정 병을 나타내는 단어는 많지 않다. 옛사람들은 병, 탈이 나는 것은 기존의 질서와 균형 상태에서 벗어나는 것이라고 여겼다. 현대 서양 의학이 들어오면서 우리는 많은 병명들을 알게 되었다. 병명은 그것을 최초로 발견한 사람이나 발병한 사람의 이름, 원인이 되는 균의 이름을 붙이기도 하지만, 증상을 명사형으로 나타낸 것들도 많다. 갑자기 없던 병이 생겼다기보다는 원래 있어 왔던 증상들, 혹은 탈이 난 상태를 나누고 분류해서 병명을 정한다. 원인을 알 수 없는 것들은 신경성, 알레르기성이라 명명한다. 당뇨병, 고혈압도 사실은 증상을 그대로 한자로 옮긴 것이다. '잠을 잘 못 자는'과 '불면증', '얼굴이 잘 붉어지는'과 '안면 홍조증'은 같은 말이지만 전혀 다르게 다가온다. 그리고 이렇게 이름 붙여지면 일시적이라고 여겼던 상태는 고정불변의 병이 되어 버린다. '탈이 났어.' '탈이 나도 단단히 났네.' '큰 탈 났다.'에서 말하는 탈 난 상태는 제 몸의 질서를 다시 잡는 쪽으로 방향을 정하면 된다. 하지만 병명을 받고 나면 그것이 없어지는 그날까지 병을 몰아내느라 싸우게 된다. 이렇게 이름에 매이면 실재를 볼 수 없다.

세상에는 많은 병이 있고 앞으로도 새로운 병명들이 탄생할 것이다. 그 무수한 병명을 아는 것과 내가 건강해지는 것은 어떤 상관관계도 없는데 우리의 사고는 늘 병명에서 벗어나지 못하고 있다. 흔히 듣는 병에서부터 처음 들어 보는 희귀병까지, 오늘도 질병 분류 사전에는 어떤 새로운 병명들이 추가될지 모르겠다. 병명 진단은 아픈 사람들에게는 선고와 같다. 법정에서 내리는 어떤 판결보다 더 큰 무게를 갖는다. 그 순간부터 내 이름, 살아온 이력보다 '어떤 병 환자'라는 것이 더 큰 정체성이 된다. 뒷목이 당긴다면 '내가 고혈압이 있어서 그런가 봐.' 식욕 조절이 잘 안되면 '당뇨가 있잖아.' 좀 피곤하면 '내가 갑상선 저하증이잖아.' 기분이 안 좋으면 '우울증이 도졌어.'라고 생각한다. 암 환자가 암 진단을 받은 후에는 암세포가 더 빠른 속도로 퍼진다는 것은 익히 알려진 사실이다. 암에 대해 상식처럼 알려진 여러 가지 정보, 고정 관념들이 하루아침에 누군가를 불치의 암 환자로 만들어 버린다. 이것은 지우기 힘든 낙인이다. 이 시대, 진리에 버금가는 위상을 지닌 과학 용어로 무장한 현대 의학의 진단은 어떻게 감히 돌이킬 수 있는 성질의 것이 아니다.

그런데 과연, 정말 그럴까? 내가 아픈 이유가 바로 그 암 덩어리, 고혈압, 우울증 때문인가? 병으로 드러난 것은 내 아픔의 원인이 아니라 결과다. 남의 시선을 기준으로 살았고, 비교하고 경쟁하느라 나를 돌보지 못했고, 머리만 쓰고 몸을 쓰지 않았던 생활, 시도 때도 없이 마셔 댄 찬물, 너무 성실했고, 속 끓이며 밤잠을 설쳤던 시간들이 쌓여 바로 암, 고혈압, 우울증으로 나타난 것이다. 내 안의 생명력이 주인에게 '원하는 삶을 살라.'고 '정말 하고 싶은 것을 하라.'고 다른 사람 말이 아닌 '내 얘기를 들어 달라.'고 온몸으로 보내는 신호다.

60대 후반의 이명순 씨는 당뇨로 15년 이상 약을 먹어 왔다. 어디를 가나 약이 떨어질까 전전긍긍했고, 새로운 음식을 먹기 전에는 반드시 주치의와 상담해야 했다. 늘 혈당 검사를 했고 혈당이 떨어지면 온 식구들이 기뻐했다가 수치가 좀 올라갈 때는 침울한 분위기가 되었다. 당뇨 환자니까 단것도 안 먹고, 무염식을 하며 철저하게 음식을 가려 먹었다. 그런데 그렇게 식이 요법을 해도 시간이 갈수록 기력이 자꾸 떨어지고 합병증은 하나둘 늘어만 갔다. 먹을 것은 지천인데 먹고 싶은 것도 마음껏 못 먹고, 편히 놀러 가지도 못하니 사는 낙이 없고 늘 허무한 마음만 들어 차라리 죽는 게 낫지 않나 싶을 때도 있었다.
그러다 자연 섭생법을 접하면서 인생이 바뀌게 되었다. 처음에는 일반 상식과 다른 이야기에 혼란스럽기도 했지만 산을 오르던 어느 날, 나무들을 유심히 보다 깨달았다. 한쪽에 혹이 크게 있던 그 나무는 혹이 난 반대편으로는 무성하게 자라고 있었다. '아! 저렇게 혹이 있어도 잘 사는데 그간 10년 넘게 내가 왜 스스로 당뇨 환자라는 딱지를 붙이고 살았나.' 싶었다. 하늘로 날아오르는 새를 보고는 '그렇지, 새들은 병원에 가지 않지.' 했다. 모든 것이 달라 보이기 시작했다.

"나는 당뇨가 아니다!"라고 외치고 산을 내려오며 자유를 얻은 기분이었다.

"나 스스로 당뇨라는 짐을 내려놓으니까 너무나 홀가분하더라고. 혈당이 좀 높으면 어때. 건강하고 힘 있으면 되지. 당뇨 환자로 살아가느라 얼마나 우울하고 힘들었는지 몰라. 이제 병 고치는 데 힘 빼지 않고 즐겁게 살다 갈 거야. 먹고 싶은 것 먹고, 더 움직이고. 여행도 실컷 다닐 거야."

그 이후로 70대 후반을 넘긴 지금까지도 여전히 정정하게 산도 타고, 취미 활동도 하고 봉사 활동도 열심히 다닌다.

"혈당? 안 재 본 지 오래 되서 얼마인지도 몰라. 그게 뭐가 그리 중요해. 내가 이렇게 힘이 있고 즐겁게 사는데. 죽으려고 해도 힘이 필요해. 죽을힘을 다 빼 버리면 잘 죽기도 힘들어. 즐겁게 살다가 명이 다하면 안녕하고 가야지."

아토피로 오는 아이들이나 성인의 경우도 마찬가지다. 엄마들은 모두 아토피 전문가들이다. 유기농, 몸에 좋다는 것만을 가려 먹이고 보습, 공기 청정기, 심지어 공기 좋은 산골을 찾아가기도 하고 해외로 나가기도 한다. 우리가 이들에게 아토피에 대해 알려 줄 수 있는 지식은 많지 않다. 하지만 어떻게 하면 아이가 건강해질지에 대해서는 도움을 줄 수 있다. 아토피를 잠깐 내려놓고 건강부터 찾자고, 아토피 고치려다 영양실조 걸리는 일 없도록 하자고 말한다. 그렇게 환자라는 인식을 바꾸고 나면 다른 것들이 보인다. 피부만 보이는 것이 아니고 아이의 표정이, 자세가, 마른 몸이 보인다. 그리고 힘을 키우고 건강하게 만드는 길을 고민하고 실천한다. 금하고 못 먹게 하기보다 왜 먹고 싶어 하는지를 살펴서 먹고 싶다는 것을 먹인다. 마음대로 뛰놀게 하고 땀도 흘리게 한다. 처음에는 증상이 더 심해질지도 모르지만 어느새 아이가 건강을 찾고 힘이 생기기 시작하면 피부도 좋아진다. 이전에는 몸에서 미처 처리하지 못했던 것들이 피부로 드러났지만 부족한 것이 채워지고 간도 신장도 힘이 좋아지면 아이의 생명 입장에서는 피부로 진물을 내놓거나 건조해져 긁고 있을 이유가 없어지는 것이다.

병 고치려다 건강 깨진다

현대 의학의 관점에서 '병을 고치는 것'은 드러나는 증상이나 변이된 조직을 없애는 것이다. 고혈압이면 혈압을 정상치로 떨어뜨려야 할 것이고 당뇨라면 혈당 수치를 조절해야 할 것이다. 몸의 어떤 부위에 물질의 변형이나 이상이 왔다면 도려내거나 그 기관 자체를 들어내는 것이 치료다. 왜 이런 증상들이 나타났는지 원인을 찾아 바로잡기보다는 드러난 이상 증세를 조절하고 없애는 데 주력한다. 실제 우리가 치료라고 알고 있는 많은 것들이 사실은 증상을 없애거나 눌러 놓는 것에 지나지 않는다. 다한증은 손에 땀이 나지 않도록 신경을 자르고, 자궁에 혹이 생기면 수술이나 약물로 그것을 제거하거나 아예 자궁을 들어내 버리는 것이 치료이다. 땀이 나는 증상은 없어졌고 자궁의 혹도 사라졌으니 완치되었다고 한다. 그럼 병이 없어진 것인가?

완전히 치유되었다는 의미의 '완치'에서 치유는 어떤 것을 의미할까? 영어에서도 치료treatment와 치유healing는 다른 의미로 사용된다. 'heal'은 'whole전체, 온전함, 완전함'에서 나왔다. 치유는 온전한 상태로 돌아가는 것이다. 자궁에 있던 혹이 수술로, 약물로 사라졌다면 자궁은 본래의 건강한 상태가 된 것일까? 혈압과 혈당 수치가 정상이 되면 건강해졌다고 할 수 있을까? 신경이 잘려 손에 땀이 전혀 나지 않으면 완치된 것인가?

병은 건강하지 않은 상태다. 있다가도 없고, 없다가도 있다. 건강하면 없어지고 건강이 깨지면 다시 나타날지 모른다. 지금의 사고방식으로는 병을 고치기 더 어려워질 것이다. 증상을 없애려고 할수록 새로운 증상이 나오고, 병을 고치려고 하면 할수록 새로운 병명을 얻게 된다. 병은 고쳤다지만 건강이 깨지거나 심지어 죽음에 이를 수도 있다. 그래도 현대 의학은 제 할 일을 다 했다고 생각할지 모르겠다.

이미 서구의 많은 나라들은 이런 문제의식을 가지고 질병 치료에서 건강 증진으로 방향을 전환하고 있다. 세계 의학계는 기존 질병관의 한계를 인정하고 변화를 모색하고 있는 추세다. 그런데 우리나라는 아직도 의료비의 상당 부분을 치료비가 아닌 진단비로 쓰는 것이 현실이다. 무슨 병인지 찾아내느라 비용과 에너지를 다 쓰고 있다. 그렇게 해서 병명이 나왔다 해도 치료는 또 다른 문제이다. 내시경을 하고, CT와 MRI를 찍는다고 해서 건강해진다면 검사를 마다할 일이 없을 것이다.

유방암 수술을 한 40대의 지원 씨는 수술 이후 6개월이 넘도록 팔과 어깨에 붓기가 빠지지 않고 통증이 계속되어 고통스러웠다. 병원에서는 수술 이후 유방암 재발 가능성을 억제하는 약물을 처방했다. 지원 씨가 부작용에 대해 묻자 의사는 자궁암 유발 가능성이 있다고 답했다. 그럼 자궁암에 걸리면 어떻게 하냐고 하자 유능한 산부인과 의사를 알고 있으니 소견서를 써 주겠다고 했.
유방과 림프선을 들어내는 수술과 이어지는 항암 치료로 몸과 마음은 쇠약해질 대로 쇠약해졌는데 자궁암 유발 가능성이라니! 지원 씨는 몸속에 자라고 있을지 모를 암에 대한 생각보다는 몸을 건강하게 만드는 쪽으로 시선을 돌리기로 했다. 이뇨제를 써서 몸에 있는 수분을 억지로 밖으로 빼내는 것이 아니라 몸 전반과 수술 부위를 따듯하게 해서 피가 돌도록 했다. 열이 만들어져서 자연스럽게 굳어 있던 부분이 풀리고 부은 것이 가라앉도록 만들었다. 암이라는 병에 대해 공부하고 지식을 쌓기보다 왜 건강이 깨졌을까를 돌아보게 되었다. 병에 걸리지 않으려고 금하고 조심하며 사는 것이 아니라 건강을 찾기 위해 적극적으로 먹고 움직이며 마음이 원하는 방향을 따라 살기로 했다. 운동도 하고, 댄스 교실도 등록했다. 건강하고 즐겁게 사는 길을 택한 것이다. 그리고 올해로 11년째, 건강하게 직장 생활을 잘하고 있다.

병과 건강, 삶의 문제

질병 중심 건강관은 환자뿐 아니라 그렇지 않은 사람에게도 도움이 되지 않는다. 병원에서 환자라는 진단을 받은 사람보다 그렇지 않은 이들 중에 건강치 않은 사람이 더 많다. 이들은 환자로 인정받지 못한 환자들이다. 현대 의학에서 병으로 인정하는 것은 수치가 이상이 있거나 물질이 찌그러지거나 변형이 되었을 때다. 몸에서는 여러 가지 신호가 나타나고 있다고 해도 사진을 찍어서 별 이상이 없으면 병명으로 진단받지 못한다. 소화 불량, 두통, 복통이 있어도 검사 결과상 특이 사항이 없으면 그저 신경성, 스트레스성이라고 진단한다. 당사자는 괴롭고 힘들지만 병명이 없으니 달리 해 줄 것이 없다. 때로는 실제 문제는 없지만 심리적으로 예민해서 그런 것이니 심리 치료나 정신과 상담을 받아 볼 것을 권고받기도 한다. 사실은 아직 병명을 얻지 못한 것일 뿐 결코 건강한 상태가 아닌데도 달리 도움을 받을 수도 스스로 뭔가를 할 수도 없는 것이다.

아직은 환자가 아닌, 환자 대열에 끼지 못한 사람들은 자신도 병명이 나오기를 기대하면서 이 병원 저 병원으로 떠돈다. 건강을 위해, 미리 예방을 하기 위해 실천할 수 있는 것은 없다. 다만 더 찌그러질 때까지, 병이 더 깊어질 때까지 기다리는 수밖에 없다. 그때까지는 진통제, 신경 안정제를 먹으면서 몸에서 보내는 이런저런 신호들을 눌러 놓는 길밖에 없는 것이다.

그러나 세상에는 수치로 나타낼 수 없는 것들이 더 많다. 느낌, 감정, 통증, 생명력을 비롯해 명명할 수 없는 상태 들은 눈에 보이지 않지만 느낄 수는 있다. 어제까지는 겨울, 오늘부터 봄이라고 정확하게 구분할 수 있을까? 겨우내 꽁꽁 얼었던 얼음이 풀리고 서서히 눈이 녹으면서 조금씩 봄에 가까워진다. 건강과 병의 경계도 마찬가지다. 굳었던 몸, 얼었던 몸이 조금씩 풀리고, 균형이 깨졌던 몸이 조금씩 균형을 잡아 가면 어느새 건강에 가까워져 있다.

그간 참으로 다양한 병명을 받아 놓고 힘들어 하는 분들을 많이 만나 왔지만 그들을 환자라고 생각해 본 적은 없다. 그저 현재 건강한 상태를 유지하지 못하고 있는 벗님들이다. 혈압이 얼마, 혈당이 얼마, 혹이 얼마나 줄었느냐, 혈액 수치가 어떻게 되었느냐 같은 이야기들은 어느 순간부터 그다지 중요하지 않게 된다. 병에 관한 이야기보다는 사는 이야기를 많이 한다. 새로 배우기 시작한 기타, 주말농장, 운동하면서 느꼈던 것들, 잘 안 되던 동작이 되었을 때 느낀 기쁨, 같이 가보고 싶은 맛 집, 몸이 좋아지면서 성격도 바뀐 이야기, 새롭게 도전해 보고 싶은 것과 같은 각자의 이야기, 살면서 느끼고 경험한 나의 이야기들을 한다.

병만 보면 사람이 보이지 않는다. 내가 있으니 병도 나고 건강도 생기는 것이다. 그간 수많은 치유 사례를 봐 왔지만 기적처럼 좋아진 경우는 없다. '생식을 먹어서 좋아졌다.' '온열 요법으로 좋아졌다.' '특정 운동을 해서 나았다.'라고 생각하고, 그런 것처럼 보이기도 하지만 특별한 음식, 요법 때문에 좋아진 것만은 아니다. 질병 중심의 생각으로는 도저히 고칠 수 없는 것도 병을 내려놓고 바라보면 의외로 쉽게 해답을 찾을 수 있다. 병은 내 삶의 부조화가 드러난 것이다. 다시 균형을 잡고 힘을 키우면서 건강하게 살다 보면 어느새 좋아져 있다. 병을 몰아내고 싸우겠다는 생각보다는 건강하게 사는 것에, 스스로를 환자로 생각하기보다 어떻게 힘을 기르고 어떻게 즐겁게 살지에 관심을 갖자. 그 길이 때로는 자연으로 돌아가는 것일 수도, 습관을 바꾸는 것일 수도 있을 것이고, 열정을 쏟아부을 수 있는 어떤 활동이 될 수도 있을 것이다. 구체적인 방법들을 행하는 것은 각자의 몫이다. 그것이 무엇이든 병 고치는 데 인생을 허비하지 말고 내가 즐겁게 살 수 있는 길, 마음이 원하는 바를 따르자.

 어둠을 사르는 것은 한줄기 빛이다. 빛이 들어오는 만큼 어둠은 사라진다. 어떻게 빛으로 채워 갈지에 주목하면 서서히 여명이 밝아 오듯 매일 조금씩 건강한 에너지가 내 몸에 퍼질 것이다. 어둠을 몰아내려고 애쓸 것이 아니라 밝음으로 채울 수 있는 길을 가야 한다. 새벽녘 발갛게 시작한 하늘이 장관을 이루며 물들고 어느새 찬란한 아침이 되듯 나도 그렇게 빛으로 채워질 것이다.

2장
저절로 가는 자연, 스스로 사는 생명

이치로 생각하기

불과 20~30년 전만 해도 누구네 집 할 것 없이 우리 밥상에는 간장 종지가 있었다. 국이나 반찬이 싱거우면 얼마든지 더 간을 해서 먹을 자유가 있었던 것이다. 짜게 먹는다고 눈치 주는 사람도 없었고, 어차피 입맛이 다 다르니 각자 입에 맞게 간하는 것은 지극히 자연스러운 일이었다. 그런데 언제부턴가 밥상에서 간장 종지가 사라지기 시작했다. 식당에 늘 있던 소금 통, 고춧가루 통도 없어졌다. '자연'보다는 '과학'이라는 말을 더 신뢰하게 되었고, 어머니 손맛은 점점 빛을 잃어 가고 있다.

"맛있기는 한데 너무 짜.", "왜 이렇게 짜게 드세요? 짜게 드시면 안

돼요!" 하면서 과학적 잣대를 들이댄다. 항암 효과가 과학적으로 입증되지 않았을 때부터 이미 수백 년 이상 된장은 늘 우리 밥상의 기본이었다. 미생물을 현미경으로 들여다보지 않고도 된장, 김치처럼 놀라운 발효 문화를 만들어 냈다. 우리 어머니, 할머니들은 몇 티스푼, 몇 큰 술 하지 않아도 그 손맛은 비할 데가 없었다. 그저 슥슥 소금을 집어넣어도 간이 예술이었다. 원적외선, 열전도율, 온도, 습도를 따로 측정하지 않았어도 여름에 시원하고 겨울에 따뜻한 흙집, 구들방을 만들어 살았다. 자연을 살피고 생명이 사는 이치를 알았기에 삶에서 자연스레 나온 것들이다. 선조들의 이런 문화야말로 진짜 과학이다. 할머니 장맛을 재현한다고 물의 양, 소금의 농도를 계량해서 정확한 비율로 넣는다고 그 맛이 날까. 세월의 연륜은 못 따라가니 수치를 따져 정확히 넣으면서 세월을 보낸다고 그 솜씨가 녹아날지는 의문이다. 정확한 수치가 없는 할머니 장 담그는 법이 비과학적인 것처럼 보일지도 모르겠다. 물, 소금, 메주 상태, 날씨까지 살피며 그날의 변수를 고려해서 감으로 넣으니 그때그때 양이 달라질 수밖에 없다. 외워 담은 지식은 없어도 직관이 살아 있기에 기막힌 장맛이 살아나는 것이다.

염분도 마찬가지다. 필요한 만큼 적당히 섭취하면 된다. 누가 정해 줄 수 있는 문제가 아니다. 저울보다 더 정확한 감각이 이미 내 안에 존재한다. 스스로 알아 조절하며 살아가는 것이 생명의 이치다.

사람은 '과학적'으로 사는 것이 아니라 '자연적'으로 산다. 과학은 학문, 학설이다. 새로운 학설이 나오면 언제든지 뒤바뀔 수 있는 것이다. 학설은 사유의 수준으로 보면 낮은 단계, 진리가 아닌 상태다. 우리 선조들은 '지식'이 아니라 '이치'로 세상을 살아왔다. 외워서 주워 담는 지금의 지식은 쌓으면 쌓을수록 더 많은 한계와 두려움이 생긴다. 그것에 매여 한 치 앞도 내다볼 수 없고, 한 발짝도 뗄 수 없다. 이치로 생각하는 것은 지식으로부터 자유로워지는 것이다. 지식을 관통하는 원리를 꿰뚫는 것, 지혜와 직관을 깨우는 일이다.

이치(理)는 그것을 있게 한 근원, 원리, 섭리이다. 사리(事理), 도리(道理), 궁리(窮理), 이치(理致), 원리(原理)처럼 우리말에는 이치가 들어가는 말이 많다. 단군의 건국 이념인 홍익인간(弘益人間), 재세이화(在世理化)에서 알 수 있듯이 배달겨레는 이치로 세상을 다스린 사람들이었다. 과학이 합리주의를 내세우지만 그것은 물질의 틀에 한해서다. 지금까지의 과학으로는 사람의 도리, 마음, 아픔 같은 보이지 않는 영역까지 답할 수 없다. 생명을 이해하는 데 근본적인 한계를 가지고 있다.

이치에 맞는 생각은 근원, 원리를 생각하는 것이다. 자연이 흐르는 원리, 몸과 마음이 하나로 가는 것, 이것이 있어 저것이 존재하고, 겨울이 지나 봄이 오고, 낮이 있으므로 밤이 있고, 달이 차면 기울고 다시 차오르는 이치. 이치로 생각하는 것은 지식의 양과는 상관없다. 깨달음이 없는 지식이라면 도리어 이치를 보는 눈을 어둡게 만든다. 이치를 생명에 적용하며 사는 것이 바로 '사리'다. '사리' 판단을 잘 해야 한다는 것은 생명과 이치의 관계성을 고려하고, 사회적, 역사적 맥락을 이해한다는 말이다. 이치로 봐서는 맞는 이야기지만 사리에는 안 맞을 수 있다. 원자를 핵분열 시키면 엄청난 에너지가 나온다. 이치로는 맞는 이야기이지만 그것으로 핵 발전을 한다면 뭇 생명들이 희생당하고 땅과 바다는 죽음의 터전이 될 것이 뻔하다. 이치에 맞을지는 모르지만 사리에 맞지 않는 일이다. '경우'는 각자 입장을 고려한다는 것이다. 너와 나, 한국 사람과 미국 사람, 인간과 개의 경우가 다르다. 경우는 그 생명의 입장에서 각기 다르게 적용하는 것이다. 눈으로 보는 것만 인정하고 수치로 증거가 있는지를 따진다고 합리적이지 않다. 경우, 이치, 사리에 맞는지를 스스로에게 먼저 물어보는 것이 진정한 합리(合理)다.

자연을 전혀 다른 시각으로 바라본 우리 선조들은 모든 것을 순환하는 흐름으로 이해했다. 서양이 수세식 변기를 만들고 정화조와 하수 시설을 연구했다면 우리는 뒷간의 똥을 퇴비로 만들어 다시 땅으로 돌리는 문화를 만들어 왔다. 이치 속에서 사람 중심, 생명 중심으로 바라보고 그 모든 것이 서로 어떻게 관계 맺고 있는지를 알고 함께 살 수 있는 원리를 생각했다. 생명은 아무리 미물일지라도 다 귀하게 여겼다. 뜨거운 물을 함부로 마당에 버리지 않았고 감나무에 까치밥은 꼭 남겨 두었다. 자연을 모두 품었기에 내가 살 집은 작게 지었다. 편리하게 만들 줄 몰라서가 아니라 그것이 더불어 사는 이치에 맞지 않기 때문에 하지 않았다. 옳고 그름만 바라보는 이원론과는 의식의 차원이 사뭇 달랐던 것이다. 서양 문명이 편리주의라면 우리 선조들은 모든 것의 원리를 먼저 살폈다. 아파트와 같은 서양식 집이 문턱까지 없애 버리는 평면 구조라면 우리 선조들의 집은 문마다 턱을 만들어 오르고 내리며 끊임없이 몸을 쓰도록 했다. 과학 기술로 생활이 더 편리해진 것 같지만 몸은 도태되고 인간의 여러 가지 능력은 더 떨어지고 있다. 입맛도 잃어버리고 길도 못 찾고 집도 못 짓는다. 편리함이 선진 문명의 척도처럼 되어 버리는 사이 우리가 지닌 생명의 가치는 더 보잘것없어졌다.

생명보다 더 가치 있는 것은 없다

건강 자립 학교를 거친 많은 분들은 대개 아이를 조산원이나 집에서 낳는다. 이전까지 출산은 병원에서 하는 것으로 여겼던 사람들도 '자연의 원리'를 접하고는 생각이 바뀐다. 출산이 질병도 아니고 산모가 환자도 아닌데 병원 갈 이유가 없다는 것이다. 그런데 막상 아이 낳는 부부가 아닌 나이 드신 부모님들이 반대하고 걱정하신다는 경우도 있다.

"잘못되면 어쩌려고 그러냐? 시설 좋은 병원 놔두고 왜 그런 데서 낳으려고 하느냐?"

그러면 아이 엄마는 이렇게 반문한다.

"어머니도 집에서 저희들을 다 낳으셨잖아요. 저라고 못할 리가 있겠어요?"

"우리 때야 다 집에서 낳았지. 일하다 밭에서도 낳고, 길에서도 낳고. 예정일인들 알았겠어? 그냥 배 아프면 낳았지."

"그래서 저도 집에서 낳으려는 거죠."

"그래도 그때하고 지금이 같냐? 세상이 달라졌는데……."

세상이 바뀌긴 많이 바뀌었다. 고층 건물, 아파트, 자동차, 노동을 대신해 주는 기계들에, 손에는 '스마트' 하다는 기계까지 들고 있다. 덕분에 거의 몸을 안 쓰고도 살 수 있고, 직접 생각할 일도 줄었다. 하지만 제아무리 잘난 사람이라도 먹고 싸고 입어야 한다. 남녀가 만나 합을 이뤄야 아이가 만들어지고 아이는 엄마가 낳을 수밖에 없다. 생명을 잉태하고, 낳고, 기르고, 돌보며 살다 명이 다하면 다시 돌아가는 것까지, 물질문명이 아무리 발달한다 해도 우리가 살아가는 살림살이는 크게 변하지 않았다. 가장 크게 달라진 점이라면 외양이 아니라 오히려 그 속에 담긴 정신일지도 모른다. 수만 년 이상 생명은 스스로 자기 삶을 개척해 왔다. 스스로 서고, 가족과 마을을 이루며 더불어 살아왔다. 집도 직접 지었고, 그 집에서 아이를 낳고, 아픈 아이도 돌보았다. 자신과 가족이 먹을거리도 직접 농사지었다. 생을 다하고 돌아가는 그날도 익숙한 집에서 식구들이 지켜보는 가운데 마감했고, 마을에서는 며칠이고 돌아가는 길을 함께해 주었다.

현대를 사는 우리 생의 시작과 끝은 모두 병원에서 이루어진다. 끊임없이 관찰과 처치의 대상이 되어 삶과 죽음이 모두 불안과 두려움 속에 놓여 있다. 과연 우리가 더 편리하고, 깨끗하고, 스마트한 문명을 누리고 사는 것일까? 물질문명이 도리어 정신세계를 지배하고 있다. 물신(物神)에 눌려 생명의 존재는 더 작아져 버렸다. 주인이 아니라 들러리가 되어 스스로의 가치, 생명의 가치를 잃어버리고 있다. 티끌 속에서도 우주를 보았던 그 광활한 의식 세계, 나를 닦아 우주적인 존재로 확장시켜 갔던 원대한 모습, 보이지 않는 곳까지 마음으로 읽어 냈던 눈 맑은 사람들은 어디 있을까? 그 어떤 것도 생명의 가치를 넘어설 수 없다. 나보다 더 귀한 존재는 없다. 내 생명을 귀하게 여기지 않고서 다른 생명 귀한 줄 어찌 알 수 있을까.

나무는 하늘을 향해 가지를 뻗는다

공중에서 돌을 떨어뜨리면 중력에 의해 돌은 땅에 떨어진다. 그러나 새를 떨어뜨리면 새는 떨어지지 않고 날아가 버린다. 물질에서는 예외

없이 적용되는 법칙이 생명에는 적용되지 않는다. 애초 과학의 목적은 자연의 원리를 설명해 내려는 것이었다. 그러나 자연을 알고자 했던 서양의 사유 방식은 근대 과학으로 와서 철저하게 이분법과 삼단 논법을 통해 그 대상을 물질에 국한해서 보기 시작했다. '작용 반작용의 법칙', '중력의 법칙' 등이 모두 물질의 법칙에 해당한다. 근대 과학을 계승한 지금의 과학, 과학적 사고방식의 가장 큰 맹점은 바로 생명마저 물질의 틀로 본다는 것, 인간의 자유 의지와 생명력을 간과한다는 점이다.

    과학은 생명을 알지 못한다. 물질을 보는 눈으로, 기계적인 관점으로 생명을 보니 보이지 않는 생명력, 그 거대한 힘을 알 길이 없다. 시체를 해부해서 아무리 들여다보아도 살아 있는 사람의 힘을 이해할 수 없다. 관점의 전환이 필요하다. 정신과 물질은 분리될 수 없고 세포와 세포는 떼 놓고 볼 수 없다. 물질과학의 틀을 고집하면 생명의 본질을 이해할 수 없다. 유전자 지도만 그리면 생명의 신비가 풀릴 줄 알았는데 여전히 알 수 없는 것투성이다. 당뇨 환자가 좋아지는 것도, 고혈압 환자가 약을 끊을 수 있는 것도 아니다. 정말 건강하게 할 수 있다면 그 기관과 세포를 살려야지 도려내서는 안 될 것이다. 도려낸다는 것은 결국 좋게 만들 수 없다는 의미다.

    서양 과학은 세포를 낱낱이 분석해 놓고도 세포와 세포 사이의 관계는 알지 못한다. 세포와 세포가 어떻게 교류하는지는 알 수가 없는 것이다. 기계론적 세계관이 갖는 근본적인 한계다. 어떤 조직에 암세포가 생기면 그 부분에서만 발견되는 것이 아니다. 혈액 검사를 하면 온몸에서 암이라는 정보가 동시에 발견된다. 부분 속에는 이미 전체가 들어 있다. 동양의 관점으로 보자면 모든 세포는 경락으로 서로 연결되어 있다. 경락의 실체를 규명해 낸 북한 학자 김봉한은 경락을 인체의 골조 개념, 설계도와 같다고 했다. 눈으로 보이지 않는 미세한 그물망과 같은 조직으로 DNA, 아드레날린과 같은 생명의 정보들이 흘러 다닌다는 것이다.

동양에서는 모든 것이 유기적으로, 몸과 마음이 하나로 연결되어 있다고 보았다. 몸속 장부는 뿌리가 되어 외부 기관과 연결되어 있다. 눈에 문제가 있으면 간의 이상을 알았고, 귀울림이 있으면 신장이 허약한 것을 알았다. 화를 내고 소리를 지르면 간과 쓸개가 균형이 깨진 것이다. 입술이 부르트면 고민거리가 있느냐고 되물었다. 집안에 근심이 있는 어미의 젖을 먹고 자라면 아이도 아프다고 생각했다.

몸의 모든 기관은 유기적으로 서로 힘을 주고받는다. 서로 돕기도 하고 견제도 하면서 힘의 균형을 잡으며 산다. 힘이 약해질수록 균형 관계가 깨질수록 전체적으로 변이가 일어난다. 기계는 부품이 닳으면 갈아끼워야 한다. 재창조되지 않기 때문이다. 생명 아닌 것은 스스로 조절하며 재창조할 능력이 없다. 반면 사람의 세포는 창조할 수 있는 여건만 만들어 준다면 재창조가 일어난다. 상처 난 자리를 소독하느라 진물을 내보내고 자연스럽게 딱지가 앉는다. 딱지가 떨어지고 나면 새살이 돋는다. 누가 시켜서 하는 게 아니라 스스로 하는 것이다.

지구는 태양 주위를 돌고 싶다고 돌고, 쉬고 싶다 해서 쉬지 않는다. 그저 돈다. 봄이 지나면 여름이 온다. 여름을 건너뛰고 바로 가을로 가거나 거꾸로 돌아 겨울로 가지 않는다. 자연은 저절로 돌아간다. 생명도 그렇게 저절로 가는가? 생명이 자연의 일부이기는 하나 저절로 그렇게 가지만은 않는다. 생명은 '저절로' 흐르는 자연 속에서 '스스로' 산다. 먹고 싶을 때 먹고, 일어나고 싶을 때 일어난다. 걷다 힘들면 멈춰서 쉰다. 중력 방향으로 떨어지지 않고 하늘로 머리를 두고 서 있다. 생명은 모두 서 있다. 지렁이도 굼벵이도 누워 있는 것이 아니다. 중력을 이기고 서 있는 것이다.

죽은 시체를 정밀하게 뜯어보면 찾아낼 수 있는 것은 혈관, 근육, 장기들의 구조뿐이다. 기계적인 구조는 알 수 있지만 그것을 움직이게 하는 힘은 알 수 없다. 궁극적인 원리, 생명력은 밝혀낼 수가 없는 것이다. 죽은 시체와 살아 있는 생명은 같을 수 없다. 시체에도 장부가 있지만 더 이상 자율적으로 움직이지 않는다. 눈이 시려도 깜박이지 않고 추워도 열을 만들어 내려고 몸을 떨지 않는다. 배고프다고 먹거나 피곤하다 하여 쉴 수 없다. 일어나 걸을 수도 없다. 생명은 이 모든 것을 자유자재로 한다. 배우거나 시켜서 하는 것이 아니다. 인간뿐 아니라 모든 살아 있는 생명이라면 마찬가지다. 생명은 스스로 움직인다. 아무리 미물이라도 생명은 스스로 치유하며 살아간다. 어느 새도, 사슴도 병원에 찾아가지 않는다. 자연 치유력은 생명이면 누구나 타고나는 힘이다.

우주는 생명을 위해 존재한다

생명(生命)이란 어떤 존재일까? 내가 생명이다. 개미는 개미 입장, 개는 개의 입장이 있다. 나는 사람이니 사람의 입장에서 살펴본다. '사람답게', '사람 구실'이라는 말이 있다. 사람 형상으로 막연히 산다고 사람이라고 하지는 않는다. 살 속에 앎, 얼, 정신, 명(命)이 발현되는 것, 그것이 사람이다. 몸이 곧 명(命)이다. 일개미는 일개미대로 여왕개미는 여왕개미대로, 명은 어떤 몸속에 들어가느냐에 따라 서로 다르게 인식된다. 내

얼과 맞는 파장의 육신을 찾아 그곳에 깃들고, 그 육신을 타고 다시 파장이 만들어진다. 태어나면서부터 인식이라는 파장을 만든다. 세월이 흘러 육신은 늙어 가지만 정신세계는 더 많은 것을 함축할 것이다. 나이가 들어 이번 생에 몸으로서의 명은 다한다 해도 내가 만들었던 파장은 그대로 이어진다.

더러는 '썩어 없어질 육신'은 아무것도 아니라고 하는 사람들도 있다. 하지만 아직은 아니다. 몸이 있는 한 생명은 시간과 공간의 한계를 벗어날 수 없다. 몸을 통해야 현실을 인식하고, 더 큰 존재로 나를 확장시킬 수 있다. 정신은 육체 속에서 인식하는 것이다. 죽으면 그 에너지 파동을 이뤄 왔던 정신세계는 또 다른 물질의 형태를 찾게 될 것이다. 파동으로 존재할 때는 시간을 인식하지 못하지만 육신에 얼이 실리면 비로소 시간을 인식한다.

과연 인간은 한낱 미물, 우주에서 보면 백사장의 모래 한 알 정도의 가치밖에 없는 것일까? 모래알 하나의 가치도 없다는 것은 물질적, 형태적인 이야기다. 드넓은 우주에 지구라는 별이 있고 유독 많은 생명체가 살고 있다. 지구 주변, 태양, 달, 별 들이 모두 생명을 만드는 원천이다. 우주의 조건 없이 생명체가 살 수 없다. 생명이 없는 것처럼 보이는 우주가 생명을 위해 존재하고 생명체는 그들을 인식한다. 해와 달이 있어서 내가 있는 것이 아니라 내가 있어서 해와 달이 있다. 생명은 시간과 공간을 인식한다. 우주라는 원대한 공간, 크기에 눌려 생명을 하찮게 봐서는 안 된다. 아무리 드넓다 해도 결국 우주는 생명을 위해 존재한다.

내가 나의 생명 가치를 작게 여기기 시작하면 다른 모든 생명을 하찮게 여기게 된다. 나를 인정하고 나를 이해하고 나의 본바탕을 알아갈 때

다른 생명 귀한 것을 알게 되는 법이다. 나의 진면목을 보게 된다면 어디에 어떤 모습으로 있든 자유자재함을 느낄 수 있다. 우주는 거대한 생명의 보고이다. 생명은 무엇을 해야 드러나는 것이 아니라 이미 존재 자체로 드러나 있다.

생명은 길게 이어진다. 이번 생에 육신은 이런 모습을 띠고 인식하고 있지만 지난 생애는 다른 모습으로 인식하지 않았을까. 과거에서부터 이어져 온 것들이 모두 파장으로 쌓여 있다. 이번 생에 완성하지 못하면 다음 생에 그 파동이 이어질 것이다. 죽어도 여한이 없는 삶이다. 살다가 끝내 이루지 못해도 내가 이번 생, 몸으로 해 왔던 것이 사라지지 않는다. 파장으로 이어져 다음 생에 다시 어떤 식으로든 발현된다.

죽음도 삶의 일부분이다. 내일 당장 죽는다 해도 오늘 나의 인식 세계를 넓혀 가야 한다. 남의 인식 세계를 내 것으로 여기며 헤매다 보면 내 안에 답이 있음을 알지 못한다. 남이 얘기하는 잣대, 다른 사람의 가치관을 좇아 내 삶이 아닌 삶을 산다면 나의 인식 세계는 넓어질 수 없다. 육신으로서의 생명이 다한다 해도 근원으로서의 생명은 끊임없이 이어진다. 두렵지만 두려워할 필요가 없다. 끊임없이 선택하며 전진한다. 생명은 결국 스스로 깨달아 진리에 도달하는 존재다.

3장

체질, 분류는 없다

제발 나에게 딱지를 붙여 주세요

#1

"제 체질이 뭐예요? 어디서는 목양 체질이라고 하던데."

"목양 체질이 무슨 뜻인가요?"

"……그거야 뭐……. 자세한 것은 잘 모르죠. 전문가도 아닌데. 제 체질에는 생선을 먹으면 안 되고 소고기를 많이 먹어야 한다고 했어요."

"소고기 좋아하세요?"

"아니요. 저는 원래 육식은 별로고 나물 같은 채식 좋아해요."

"그럼 나물 드시면 되죠."

"먹어도 되나요? 체질 분류한 곳에서는 먹지 말라고 했는데……."

"꼭 먹어야 되고, 먹으면 안 되고 하는 것은 없어요. 더 먹고 덜 먹는 것은 있을 수 있겠지요."

"제 체질은 육식해야 하는 체질이라고 했어요. 채소는 뿌리채소만 먹어야 하고."

"절대적으로 좋고 나쁜 음식이 있을까요? 대신 상대적으로 더 필요하고 덜 필요한 것은 있습니다. 간이 크고 위장이 작다고 해도 위장이 없는 것이 아니죠. 체질을 분류해서 뭘 먹고 먹지 말라는 것은 이치에 맞지 않는 이야기입니다. 체질은 분류하려고 있는 게 아니라 나를 이해하기 위해 필요한 것입니다. 내가 어떤 음식을 좋아한다면 왜 그런 음식이 당겼던 것인지, 왜 그런 증상이 나왔는지, 그래서 그랬구나 하고 스스로 이해하기 위한 것입니다."

"그래요? 그러면…… 저는 무슨 체질이죠?"

#2

"저는 무슨 체질인가요?"

"얼굴이 둥근 편이고, 이목구비가 오밀조밀하게 몰려 있고 몸도 배도 동글동글 하신 걸 보니 다른 장부에 비해 위장이 큰 편입니다. 위장은 중앙, 토(土)로 몸통 가운데 배꼽 주위에 위치하고 있다 보니 몸통도 얼굴도 전체적으로 둥근 느낌이 납니다. 뭉치고 단단한 성향은 강한 반면 부드럽게 풀어 주는 기운은 약할 수 있습니다. 위장이 크면 간, 신장은 상대적으로 작게 마련입니다. 위장에서 나오는 기운이 다른 장부의 기운보다 강하게 나타나지요. 위장은 단순히 소화만 시키는 것이 아니라 믿음, 실천력, 신의(信義)와 같은 성정을 품고 있습니다. 실천력이 좋고 매사에 확실하고 철저한 편이며 일처리도 분명하게 하는 경향이 있습니다.

확실하게 하려니 반복해서 확인하는 버릇이 있을 수 있습니다. 한번 확신이 서면 적극적으로 밀어붙이지만 그렇게 하기까지는 생각도 많고 의심을 많이 하는 편입니다. 동그란 기운이 강하면 자꾸 뭉치려는 성질이 있어서 몸이 잘 굳고 유연성은 떨어질 수 있습니다. 어떤 장부가 크면 상대적으로 다른 장부는 작거나 약할 수 있습니다. 단단하게 뭉치는 기운인 위장 기운이 지나친 반면 상대적으로 부드러움의 저장고인 간이나 신장 기운이 약해질 수 있는 것이지요. 간담 경락이 지나가는 쪽으로 편두통이 생기거나 간이 다스리는 눈이 잘 피곤할 수 있습니다. 긴장이 잘 되니 한숨이 나오거나 답답하고, 신장이 약해서 허리가 아프고 등이나 뒷골이 뻐근하고 머리가 빠지거나 결이 안 좋아질 수 있습니다. 모두 간담, 신장·방광이 약해지면 올 수 있는 증상들입니다. 내 몸의 입장에서는 균형을 맞추려고 자연스럽게 부족한 기운을 보충하려고 합니다. 단단하게 뭉치는 것을 풀어 주는 기운인 부드러운 기운, 연한 기운의 음식들이 당길 수 있습니다. 쉬게 해 주는 신맛, 찌꺼기를 짜서 걸쭉한 기운을 연하게 하는 짠맛 나는 것들이 자연스럽게 좋아지는 것이죠. 신 김치, 동치미, 사과, 귤처럼 새콤한 것이 당기고 된장국, 김, 미역, 장아찌 같이 짭짤한 것들을 좋아할 수 있습니다. 몸이 잘 굳고 뻑뻑하니 기름칠을 해 주는 고소한 것들, 부침개, 밀가루 음식을 좋아하기도 합니다. 필요해서 당기는 것이니 적극적으로 드시면 좋습니다."

"어쩜! 제 성격, 증상하고 똑같네요. 요즘 어쩐지 새콤한 게 많이 먹고 싶었어요. 그러면 저는 무슨 체질인가요? 뭐 먹어야 되죠?"

"지금까지 말씀드렸습니다. 확실하고 철저한 성향이 강한 체질, 뭉치는 기질이 강한 체질, 신맛 나는 것을 좋아하는 체질, 직접 일해야 하는 체질, 유연성이 약한 체질……. 이 모든 것들을 종합한 것이 본인의 체질이라고 할 수 있습니다. 입맛 당기는 대로 드시면 됩니다."

체질과 관련해서 흔히 경험하는 사례들이다. 정답을 주입하는 교육의 영향으로 우리는 어느새 사물이나 대상을 쪼개고 분류하는 것에 익숙해져 있다. 자연의 동식물을 종(種), 속(屬), 과(科), 목(目) 등의 학명(學名)으로 분류하는 것부터 시작해서 일상적인 모든 것을 분류하고, 분석하는 방식에 젖어 있다 보니 어떤 것을 바라볼 때 명확하게 명명하는 것을 좋아한다. 식물명, 동물명, 체질 분류, 병명처럼 한 가지로 정리되면 답을 찾았다고, 그것을 알았다고 생각하는 것이다. 그런데 우리가 '안다'고 생각하는 것 중에는 사실은 그저 들어 봤거나 단어나 용어만 알고 있는 것들이 많다. 대중 매체에서도 단답형 퀴즈 프로그램이 인기고 퀴즈를 잘 맞히면 대단히 똑똑한 것처럼 평가받는다. 입사 시험을 위해 들여다봤던 상식 백과의 한두 줄짜리 용어 풀이에 지나지 않는 얄팍한 지식들을 가지고 마치 그 많은 것을 이해하고 있다고 착각하는 것이다. 소양인, 소음인이니 목형, 화형이니 하는 것은 무엇을 말하는 것인가? 그 용어를 알았다고 해서 내 체질을 안 것일까? 소양, 소음은 무엇을 말하고 화형, 목형이라면 어떤 기준으로 그렇게 이야기하는지 이치적으로 생각해 봐야 한다. 그래야 전문가가 내려 준 판단에 나를 맡기고 수동적으로 치료나 섭생을 하는 일 없이, 하나밖에 없는 소중한 내 몸을 내가 다스리고 돌볼 수 있게 된다.

몸은 언제나 현재를 산다

사상 체질, 팔상 체질, 오행 체질 등 다양한 체질 분류법이 있다. 모두 자연의 원리에 바탕을 두고 체계화한 것으로 음양관(陰陽觀)의 핵심인 상대적 관점을 근간으로 한다. 사람마다 타고난 바가 다를 수밖에 없으니 그에 맞춰 치료도 하고 섭생도 잘해서 미리 병도 예방하자는 것이 바로 체질을 살피는 이유이다.

체질을 고려한다는 것은 개인의 특성을 살펴서 섭생과 치료를 하는 것이니 굳이 체질이라는 용어를 쓰지 않더라도 전통 의학, 자연 의학에서는 바탕에 깔려 있는 중요한 전제라고 할 수 있다. 우리의 한의학, 인도의 아유르베다, 티베트의 전통 의학도 체질을 고려해서 약을 쓰고 섭생을 권한다. 자연을 깊이 이해하고 그것을 바탕으로 했던 각 나라의 전통 의학과 섭생법은 어느 민족을 막론하고 표현의 차이만 있을 뿐 개인의 특성을 이미 반영하고 있던 것이다. 하지만 분류와 분석으로 끊임없이 나누기를 하는 서양 지식 체계의 영향으로 체질도 '분류'에 초점이 맞춰지다 보니 애초 체질을 살피던 목적은 사라지고 '체질 분류'라는 형식만 남아 버렸다. 체질은 각자의 체질을 이해하고 보완하는 도구로 쓸 때 의미가 있는 것이지 분류하고 나눠서 도식화해 버리면 차라리 쓰지 않느니만 못할 수 있다.

체질을 '분류'하는 데 초점을 맞추면 무슨 무슨 체질이라는 고정 관념에 빠지기 쉽다. 전문가에게 분류를 받아 딱지를 붙이고 나면 마치 병원에서 특정 병명을 진단받고 환자가 되는 것처럼 '어떤 체질'이라는 고정 관념이 만들어진다. 체질은 남과는 다른 나의 특성을 이해하고 살펴서 부족한 점을 보완하기 위한 것인데 음식 종류를 나눠 구분 짓고 정답을 따르는 것은 체질의 핵심을 놓치는 것이며 자칫 위험해질 수 있다. 사지선다의 정답 고르기에서 보기가 하나 더 늘어 오지선다가 되었다 해도 핵심은 변하지 않은 것과 마찬가지다. 5체질, 8체질, 16체질 혹은 더 다양하게 체질을 나눈다 해도 명확하게 어느 한쪽으로 분류를 해서 정답을 얻어야 한다고 믿는 이상, 하나를 제외한 나머지는 틀린 것이 된다. 분류를 세밀하게 하면 과학적인 것처럼 보이고 실체와 가까워질 것 같지만 실상은 그렇지 않다. 이것은 먹어라, 저것은 먹지 말라를 분류 받아 끊임없이 생각으로 가려 먹다 보면 지금 내 몸에서 일어나고 있는 펄떡거리는 생명 현상은 오히려 놓칠 수 있다. 생명은 근본적으로 옳고 그름을 판단할 수 없는 존재다. 얼마나 정확하게 분류했느냐가 아니라 얼마나 깊이 있게 이해했느냐가 있을 뿐이다. 몸은 언제나 현재를 산다. 현재의 몸에는 살아온 과거가 담겨 있고 미래의 단서가 있다. 지금 서 있는 이곳에서 나를 바라봐야 한다.

체질은 분류가 아닌 종합과 이해

그렇다면 체질은 무시해도 좋은가? 그 대답을 하기 전에 체질이 무엇인지, 의미가 있다면 어떤 이유인지를 먼저 생각해 볼 필요가 있다. 체질(體質)이라 했다. 체격(體格)도 아니고 체력(體力)도 아니고 체질이다. 성질(性質)을 말한다. 지금 나를 바라보고 내 주변을 한번 둘러보자. 가족, 친구, 동료 등 누군가를 떠올리면 모두 그 사람만의 독특한 느낌이 있다. 깐깐하다, 순하다, 막무가내다, 실천력 참 좋다, 남의 부탁을 거절 못한다, 어둡고 우울하다, 무슨 생각하는지 속을 알 수 없다, 밝고 재미있다, 지기 싫어한다, 약속은 꼭 지킨다, 싱거운 소리 잘 한다 등등. "저는 참 평범한 사람이에요."라고 말하는 사람도 과연 평범하기만 한 걸까? 우리 주변에 평범한 사람은 한 명도 없다. 유명인이나 개성이 강한 연예인이 아니더라도 우리 이웃 누구도 평범한 사람은 한 명도 존재하지 않는다. 우리가 누군가를 떠올리거나 직접 만나면 그 사람만의 독특한 느낌을 읽고 이해할 수 있다. 그것이 바로 개성(個性)이다. 개성은 억지로 연출한다고 되는 것이 아니라 의도하지 않아도 얼굴 모습, 목소리, 표정, 말투, 몸짓, 체취, 습관, 기호 등을 통해 자연스럽게 드러날 수밖에 없다.

나는 온전히 나로서 가치가 있다. 강변의 무수한 돌멩이 그 어느 하나도 똑같은 것은 없다. 들풀 한 포기, 나무 한 그루도 같은 것이 없듯이 이 지구에 나와 똑같은 사람은 단 한 명도 없다. '다르다는 사실을 인정하는 것'이 체질에 대한 이해의 시작이다. 분류한다고 분석되는 것이 아니라 그 사람을 전반적이고 종합적으로 이해하는 것이다. 다친 것, 앓았던 것, 수술과 같은 병력도 쌓이고, 기쁘고 슬프고 마음이 힘들었던 것도 남아 있다. 그 모든 것이 종합되어 현재의 나를 이룬다.

어떤 사람은 귤을 좋아하고 어떤 사람은 감을 더 좋아한다. 귤 한 바구니를 다 먹는 사람이 있는가 하면 한 쪽 이상 못 먹겠다는 사람이 있다. 같은 오렌지 주스를 마셔도 달아서 못 먹겠다는 사람이 있고 너무 시니까 못 먹겠다는 사람이 있다. 커피를 한 잔만 마셔도 밤을 꼬박 새는 사람이 있고 대여섯 잔은 마셔 줘야 하루가 돌아가는 사람이 있다. 국어는 잘하는데 숫자만 보면 머리에 쥐가 나는 아이가 있고 뚝딱거리며 만들기는 좋아하지만 노래 부르라면 숨고 싶은 사람이 있다. 하루 종일 집에서 뒹굴며 책 보는 게 좋다는 사람이 있는가 하면 밖으로 돌아다니지 않으면 갑갑하다는 사람도 있다. 앞에서 구호를 외치는 사람이 있고 뒤에서 전략을 짜는 사람이 있고 조용히 묻어가는 사람이 있다. 같은 것을 두고도 전혀 다르게 반응하는 이유는 무엇일까? 내가 그것이 필요한지 그렇지 않은지에 따라 같은 음식이 맛있기도 하고 맛이 없기도 하다. 각자 식성, 기호, 성향이 다를 수밖에 없고 그 안에서 옳고 그름, 우등과 열등이 있을 수는 없다.

내 체질, 나는 이미 알고 있다

사람의 얼굴을 보면 같기도 하고 다르기도 하다. 같다는 것은 눈이 둘, 코 하나, 입이 하나이며 대략적인 위치도 정해져 있다는 점이고 다른 점은 구체적인 생김새와 크기, 길이가 다 다르다는 것이다. 코 밑에 입, 가운데 코, 눈 위에 눈썹. 귀의 위치도 정해져 있다. 코 옆쪽으로 해서 나란한 선으로 아래위 쪽에 걸쳐 붙어 있다. 몸 모양도 마찬가지이다. 얼굴이 길쭉하면 대체로 몸도 길쭉하고 손발도 긴 편이다. 장부 역시 이목구비처럼 위치는 정해져 있지만 크기와 비율은 다르다는 것을 생각해 볼 수 있다. 장부의 크기가 다르므로 거기서 나오는 힘도 다를 수밖에 없다. 자동차의 엔진이 크면 마력이 좋듯이 장부가 크면 거기서 나오는 힘도 더 크다. 장부가 상대적으로 작다면 연료통이 작으니 연료가 빨리 고갈된다. 키가 큰 사람과 작은 사람이 같이 걸으려면 보폭이 좁은 키 작은 사람이 더 빨리 움직여야 해서 더 빨리 지친다. 엔진이 잘 과열되고 에너지 소비가 많으니 연료를 빨리, 수시로 채워 넣어야 한다. 그래서 연료인 음식, 특정한 맛이 자주 당길 수 있다.

가령 간담이 크고 위장이 작은 체질이 있다고 하자. 장부가 일을 할 때는 같이 움직인다. 큰 장부는 작은 장부에 맞추어 움직인다. 빨리 과열되고 에너지가 자주 고갈되는 것은 연료통 자체가 작아서 그렇다. 규정

속도로 여유 있게 가면 연료가 빨리 닳지 않는다. 이런 체질은 위장의 용량이 작아서 쉽게 과열되고 힘이 금방 떨어진다. 그러다 보니 위장의 기운인 토기_{단단하게 뭉치는 기운}를 보충하는 단맛이 당기고, 위장 경락이 지나가는 무릎에 힘이 빠질 수 있다. 아침에 먹었는데 점심에 또 먹고 싶어질 수 있다. 하지만 위장이 약한 체질이라고 단 음식만 당기는 것은 아니다. 간담이 크다고 해서 에너지가 떨어지지 않는 것이 아니라 연료통이 크니 과열이 안 되고 힘이 좋다는 의미다. 그러니 간담을 영양하는 신맛은 아주 가끔 당기고 한 번 보충할 때 많은 양을 먹게 되는 것이다. 하지만 아이들처럼 한창 성장할 시기에는 크는 힘인 목 기운(木氣運), 즉 간담 기운이 많이 필요하므로 체질과 관계없이 신 음식이 많이 당길 수 있다. 직업이나 활동이 특정 장부의 기운을 쓰는 쪽으로 몰려 있고 그런 생활이 계속된다면 타고난 체질과 함께 현재 상태를 함께 고려해 봐야 한다.

체질은 종류를 나눠 계속 분류해 가는 것이 아니라 한 사람의 몸에서 그 균형 관계를 보는 것이 중요하다. 큰 장부가 있다면 다른 장부와는 어떤 연관이 있는지, 머리와 몸의 관계가 어떤지를 봐야 한다. 분류하는 것이 아니라 종합해서 그 연관성을 살피는 것이다.

꼴에 담긴 기운

꼴, 꼴값, 꼴에 얽힌 의미

우리말에는 '꼴좋다', '꼴값하다', '꼴값 떨다' 등 꼴에 얽힌 표현들이 많다. 꼴이 무엇이기에 이렇게 말할까? 꼴값이라 했으니 꼴은 단순히 모양, 형태만 뜻하는 게 아니라 그 속에 꼴에 해당하는 값, 가치, 기운이 있음을 알 수 있다. 생전 처음 보는 어떤 식물이나 동물이라 해도 그 꼴을 가만히 살펴보면 어떤 기운이 담겨 있는지 알 수 있다. 잎이 침처럼 뾰족하면 추운 지방에 사는 나무이고, 송곳니가 발달한 것을 보고 육식을 하는지 알 수 있다. 사람도 마찬가지다. 성격이 급한지 느긋한지, 깐깐해 보이는지, 고집이 있어 보이는지, 머리를 많이 쓸지 몸을 주로 쓸지 짐작해 볼 수 있다. 머릿속에 특정한 지식과 정보가 들어 있지 않다면 그것이 지닌 꼴을 그대로 살피고 그 성질을 직관적으로 읽어 낼 수 있다.

육체와 정신을 따로 보는 이원론적인 사고로는 꼴과 그것이 담고 있는 에너지가 어떤 연관성을 맺고 있는지 직관적으로 파악하기 힘들지도 모르겠다. 몸은 몸대로 엑스레이, MRI로 들여다봐야 하고 그것도 의심쩍어 조직을 떼서 전자 현미경으로 들여다본다. 정신의 문제는 그것대로 뇌에 어떤 이상이 있는지 살펴야 하고 성격을 알기 위해서는 무수한 설문지와 행동 실험을 통해 데이터를 얻어야 한다. 육체와 정신의 병을 따로 보면 꼴과 그것에 담긴 값, 기의 성질인 기질(氣質)을 이해하기란 쉽지 않다.

우리 선조들은 꼴에서 읽히는 기운으로 풀과 나무를 보고 약초도 쓰고 본초학, 집터도 정하고 풍수지리, 얼굴에서 나오는 기운을 살피고 관상(觀相), 손금으로 운명도 읽었다 수상(手相). 할머니들은 옆집 새색시 뒤꿈치만 보고도 성격을 점쳤다 하고 동네 어른들은 새 사람 얼굴을 보고 복덕(福德)이 있는지 알았다 한다. 꼴은 단순히 형태적인 것만을 얘기하는 것이 아니다. 꼴에서 나오는 느낌, 형(形)에서 나오는 상(象)을 보는 것이다. 꼴에는 이미 그것의 속성, 기운이 같이 담겨 있고 우리는 그것을 본능적으로 읽고 있다. 화끈해 보인다, 고집이 세 보인다, 순해 보인다, 찔러도 피 한

방울 안 나올 것 같다 등, 0.001초도 안 되는 짧은 순간에 온몸으로 느낌을 읽는다. 학습이나 과도한 지식 정보로 그 감각이 많이 무뎌졌다 해도 꼴을 직관하는 능력은 특별한 어떤 사람만 아는 비법이 아니라 누구나 가지고 있는 것이다.

우리가 흙으로 그릇을 빚는다고 하면 제일 먼저 생각하게 되는 것이 무엇일까? 바로 그릇의 쓰임이다. 대접인지, 밥그릇인지, 간장 종지인지, 접시인지, 무엇에 쓸 것인가를 생각할 것이다. 그 쓰임에 따라 디자인을 하고 만들어 내게 된다. 가장 훌륭한 디자인은 보기만 그럴듯한 것이 아니라 쓰임이 형태에 잘 녹아 있는 것, 체(體)와 용(用)이 하나가 된 것을 말한다. 우주의 조화, 조물주의 디자인으로 빚어진 삼라만상도 마찬가지다. 형태를 보면 그것이 담고 있는 기운과 함께 쓰임도 알 수 있다. 길짐승은 길짐승대로, 날짐승은 날짐승대로, 그 꼴을 보면 기운을 읽어 낼 수 있다. 새가 가슴이 부풀고 다리가 가는 이유는 날기 위해서일 것이다. 튼튼한 다리에 척추와 발이 발달했다면 분명 발을 주로 쓰는 녀석일 테다. 다리가 굵거나 하체가 발달했다면 하늘을 날기란 애초에 불가능한 구조니 땅에서 살 것이 틀림없다. 몸 어느 한 부분, 터럭 하나도 이유 없이 만들어진 것은 없다.

식물에 뿌리가 있듯이 인체의 뿌리는 몸통이라고 할 수 있다. '뱃심', '배포', '배짱이 두둑하다', '속이 넓다', '속이 편하다' 같은 말이 모두 뿌리를 두고 이르는 말이다. 팔다리는 다치거나 문제가 생기면 불편할 수는 있어도 생사를 결정할 정도는 아니다. 하지만 몸통, 장부에 문제가 생긴다면 이것은 생사를 가를 만큼 심각한 일이다. 병으로 죽음에 이를 때 위암이니 심장병이니 하는 것처럼 장기에 문제가 생겨서지 팔다리가 아프고 이목구비의 이상 때문에 죽는 경우는 거의 없다. 몸통에는 장부가 들어 있고 장부는 우리 몸의 뿌리이며 가지에 해당하는 팔, 다리를 다스린다. 눈, 코, 입의 크기와 모양이 다르듯이 뿌리가 들어 있는 몸통의 꼴을 보면 장부의 균형 관계를 살필 수 있다. 몸통 속에 들어있는 장부도 아무렇게나 들어 있을 리 없다. 저마다 위치가 정해져 있다. 장부에서 나오는 오행의 균형 관계가 이미 그 몸이 담고 있는 기의 질, 기질을 나타내고 있다. 사람의 몸통과 얼굴을 중심으로 꼴을 살피다 보면 그것이 담고 있는 기질을 이해할 수 있다.

길쭉한 꼴——세워서 균형을 잡으려는 힘, 성장, 상승, 발전 가능성

새싹이 땅에서 솟아오를 때 뻬죽이 올라온다. 나무는 땅에 뿌리를 두고 하늘로, 위로 자란다. 봄이 되어 날이 풀리면 아지랑이가 피어오른다. 새순은 하루가 다르게 자라고 어린 아이들도 부쩍부쩍 자란다. 어른들은 아기들에게 '쭉쭉이'도 해주고 '섬마섬마'도 하고 등도 쓸어 주면서 세우는 힘을 길러 준다. 위로 곧게 상승하는 에너지 형태인 길쭉한 꼴은 성장하는 기운, 세우는 힘이 담겨 있다. 오행에서는 이런 기운을 가리켜 목기(木氣)라고 한다. 나무는 겉은 부드럽고 속에는 심지가 있어서 곧게 성장하려는 힘이 강하다. 성장을 계속하려면 형태가 고정되어 있지 않고 조직이 부드러워야 한다. 새순, 새싹, 어린아이, 동물의 새끼들은 모두 부드럽다. 위로 길쭉한 형상의 얼굴과 몸에는 이런 기질이 담겨 있다. 몸통이 긴 모양으로 보아 갈비뼈 아래, 간이 위치한 부분이 길게 자리한 것을 알 수 있다. 이런 기운은 유하고 어진 성정으로 나타난다. 아이처럼 천진하고 부드럽고 따뜻한 기운이 있다. 희망적이고 긍정적인 말을 잘한다. 계획을 잘 세우고 진취적이다. 시적인 표현을 즐겨하고 이상적인 생각을 많이 한다. 베풀기 좋아하고 조건 없이 주기를 좋아한다.

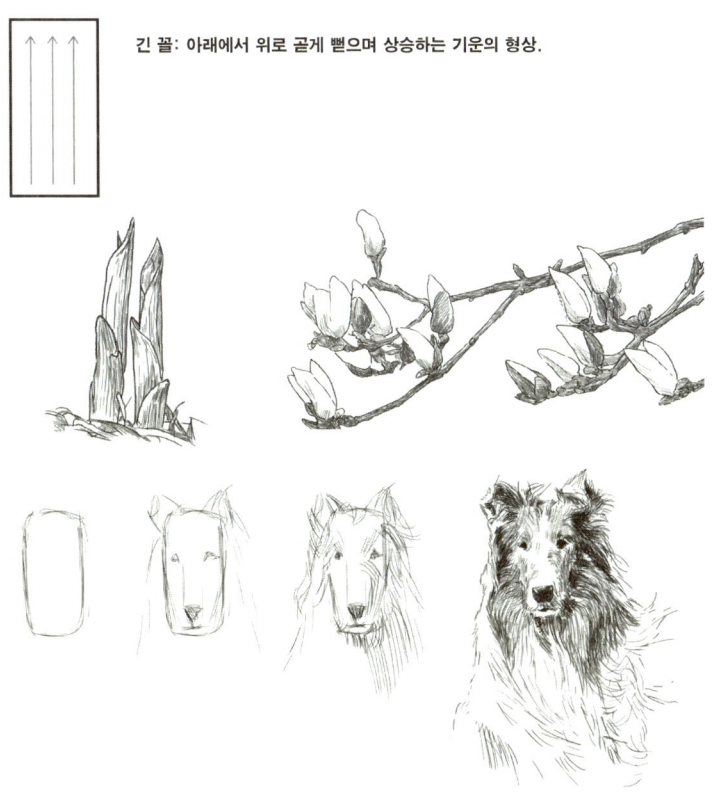

긴 꼴: 아래에서 위로 곧게 뻗으며 상승하는 기운의 형상.

뾰족한 삼각 꼴―부딪쳐서 산화하는 힘, 흩어짐, 확산, 화려함

모여 있던 꽃봉오리가 활짝 꽃으로 피어난다. 새들이 날갯짓하며 비상하는 모양, 화산이 폭발하는 모양은 역삼각형이다. 아래가 좁고 위가 넓은 모양을 보면 자연스럽게 하늘로 떠오를 것 같은 느낌이 든다. 공기의 저항을 받아서 위로 솟구쳐 떠오르는 형상, 폭탄이 터지는 모양, 불꽃이 타오르는 모양은 모두 위로 가면서 퍼지고 흩어지는 형태다. 확산하는 에너지, 뜨겁고 화려한 기운을 느낄 수 있다. 오행에서는 이런 기운을 화기(火氣)라고 한다. 아이들의 밋밋하던 몸이 청소년기가 되면 어깨가 벌어지고 가슴이 봉긋해진다. 위가 넓고 아래가 좁은 얼굴과 몸에서는 이런 기질이 드러난다. 역삼각형인 몸을 보면 가슴 부위, 심장이 위치한 부분이 넓고 두텁게 발달했다는 것을 알 수 있다. 심장 기운이 강하면 용감하고 희생정신이 강하다. 순간적으로 폭발하는 힘이 강해서 순발력이 좋고 표현력이 좋다. 이마가 넓고 턱이 좁은 얼굴은 발랄하고 화려해 보인다. 청소년들이 브이V 라인을 선호하는 이유도 바로 그런 밝고 화려한 기운 때문이다. 확산하는 기운이 있어 공감 능력이 뛰어나고 감각적이고 예의 바르다. 환상적인 생각을 잘하고 꿈이 많고 구속받는 것을 싫어한다. 칭찬을 잘하고, 칭찬받는 것도 좋아한다.

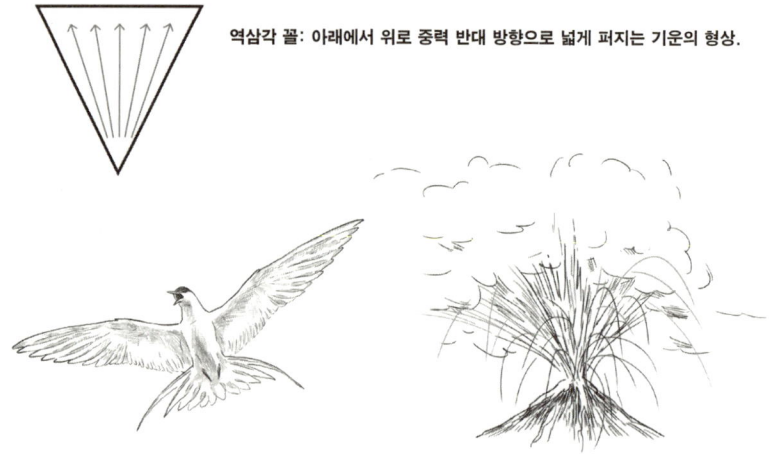

역삼각 꼴: 아래에서 위로 중력 반대 방향으로 넓게 퍼지는 기운의 형상.

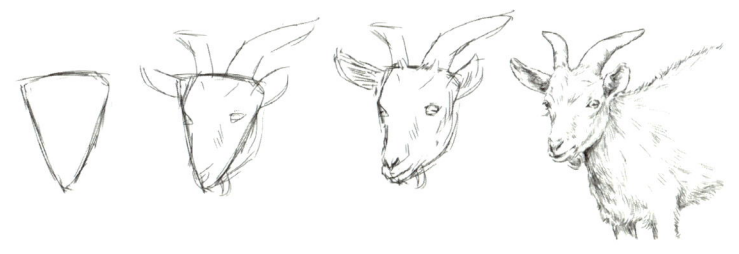

동그란 꼴 — 하나로 모아 뭉치게 하는 힘, 단단함, 다부짐, 안정감

흙덩이를 뭉쳐 계속 굴리면 동그랗게 된다. 실 뭉치를 계속 감으면 동그랗고 단단한 공이 된다. 동그란 모양을 보면 원만함, 안정감이 느껴진다. 원심력으로 하나로 모이는 힘, 뭉치고 단단한 기운을 느낄 수 있다. 오행에서는 토기(土氣)다. 젊은 시절 갸름했던 얼굴, 날씬했던 몸도 결혼 후 아이를 낳고 나면 어느 순간부터는 둥글둥글해진다. 불같은 성격도 누그러지고 성격도 원만해진다. 이상적인 것보다는 현실적인 부분들에 관심이 가고 경제관념이 명확해진다. 배꼽 부근에 위치한 위장이 크게 자리하면 몸통의 느낌도 둥글다. 둥글다는 것은 에너지가 밖으로 흩어지지 않고 안으로 모이는 성향이 강하다는 것이다. 화합하고 응집하는 기운이 강하고 다부진 느낌이 있다. 하나로 뭉치는 성향은 생각을 단순화해서 행동으로 옮기고 실천하는 것으로 연결된다. 언행일치가 이루어지니 믿음을 준다. 변화보다는 안정을 추구하고 겉치레보다 실속을 중시한다. 입바른 소리를 못하고 매사에 확실하게 하려고 확인하는 버릇이 있다.

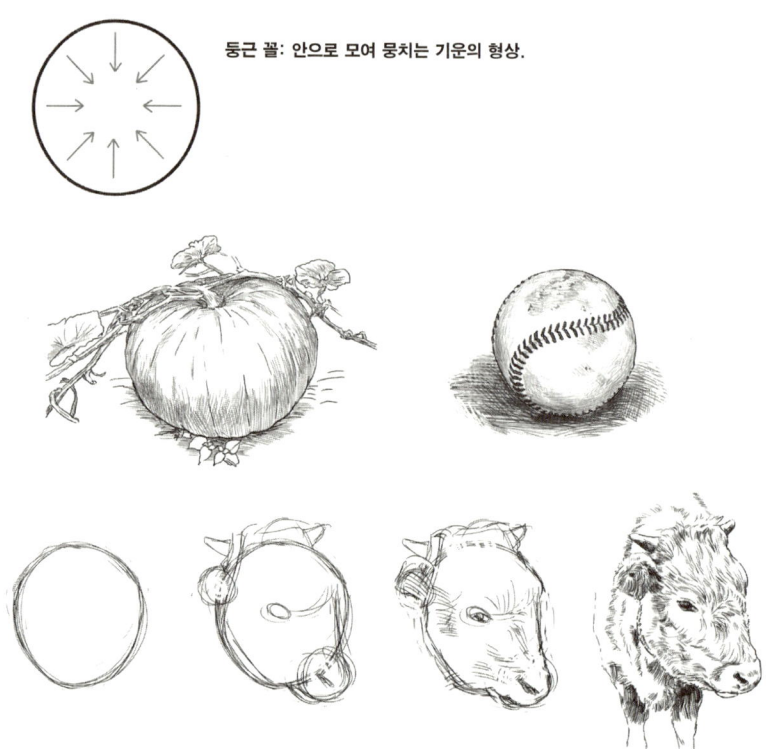

둥근 꼴: 안으로 모여 뭉치는 기운의 형상.

각진 모양, 네모꼴—눌러서 가두는 힘, 통제, 긴장감, 무게감

땅이 퇴적이 되면서 계속 다져지면 돌과 바위가 된다. 사방에서 누르는 기운이 심해져 각이 생기고 결정이 생긴다. 각이 생기면 긴장되고 딱딱한 느낌이 난다. 조직이 조밀해서 형태가 고정되어 있기 때문에 변화가 어렵다. 오행에서는 금기(金氣)다. 중년의 얼굴은 무겁고 중후한 느낌이 난다. 살면서 다져진 신념과 사고의 틀이 확고해진다. 몸에 쌓인 습관은 쉽게 바뀌지 않는다. 몸통으로 보면 사각 형태로 옆으로 폐가 자리하는 위치가 크다. 각진 얼굴과 몸에서는 반듯함, 절제가 느껴진다. 이런 성향은 옳고 그른 것을 가리는 비판 의식, 잘못된 것을 도려내는 의로움으로 나타난다. 매사에 통제하려는 기운이 강하고 사람과 물건을 적재적소에 배치하는 능력이 있다. 시작한 일은 끝까지 결과를 얻어 내고 마무리를 깔끔하게 잘한다. 의지력, 책임감이 강하다. 틀, 규칙을 만들어 규칙적인 생활을 하면서 스스로 솔선수범한다. 지도력, 카리스마가 있고 대의를 중시하고 공과 사를 구분한다.

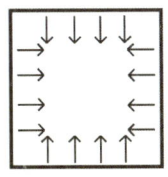
각진 꼴: 사방으로 눌려 틀이 생기고 조직화되는 기운의 형상.

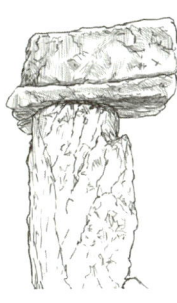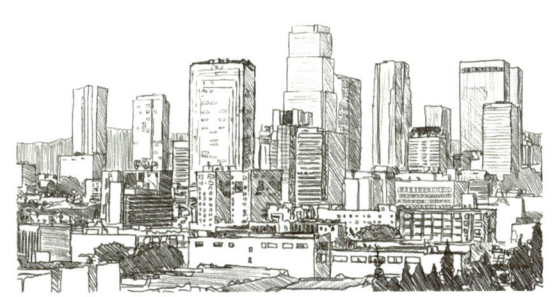

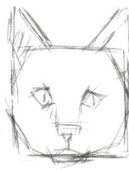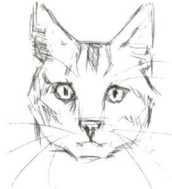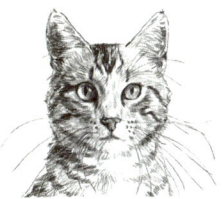

아래가 넓은 꼴──가라앉혀 정화시키는 힘, 유연함, 환원하는 힘

바위에 맺힌 이슬이 땅으로 스며들어 개울이 되고 강이 된다. 무게 중심이 아래로 쏠려 있으니 밑으로 계속 가라앉는다. 뜨거운 열기는 가벼워 위로 떠서 흩어지지만 차가운 냉기는 무거워서 아래로 가라앉게 된다. 물방울 모양, 물이 아래로 흐르는 모양도 모두 아래로 가면서 넓어진다. 가라앉으니 차분하고 안정감이 있다. 무게 중심이 아래에 있어 쉽게 드러나지 않는다. 발산하기보다 수렴하는 하는 기운이 강하다. 오행에서 수기(水氣)다. 성장기에는 기운이 위쪽으로 솟구쳐 머리도 뻗치고 눈꼬리도 올라가지만 시간이 흘러 노년으로 갈수록 얼굴은 탄력을 잃고 아래로 처진다. 눈, 입, 귓불도 처지고 살, 엉덩이도 늘어진다. 몸통으로 보면 아래가 넓은 형태로 신장이 크게 자리 잡고 있다. 아래가 넓은 얼굴과 몸에서는 신중함, 유순함, 지혜로움이 느껴진다. 담는 그릇에 따라 모양이 달라지는 물처럼 유연하다. 포용하고 융합하는 힘이 좋다. 말하기보다 듣기를 좋아하여 생각이 깊고 속내가 잘 드러나지 않는다. 가라앉히는 에너지는 참고 견디는 인내력, 지속할 수 있는 지구력으로 연결된다.

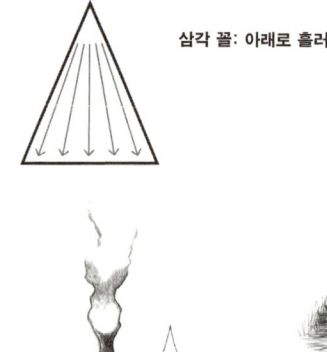

삼각 꼴: 아래로 흘러내리고, 가라앉는 기운의 형상.

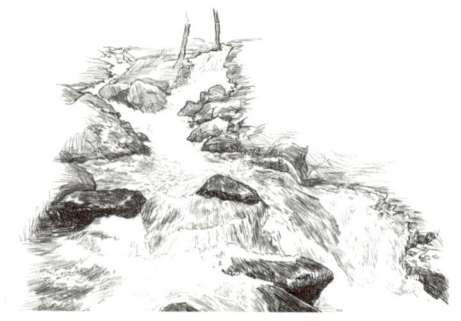

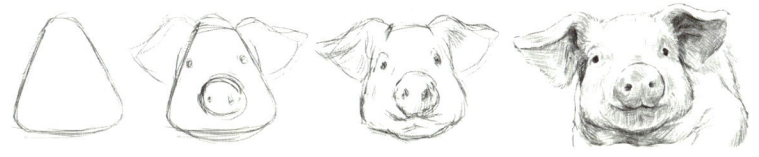

앞에서 살펴본 것처럼 꼴에는 이미 기운, 에너지의 작용이 담겨 있다. 도식적으로 이해해서 삼각형, 사각형 하는 형태만 가지고 따지는 것이 아니라 형태 너머의 기운을 읽는 것이 중요하다. 우리는 누구나 사람이나 사물을 보면 전체적인 느낌을 먼저 보게 된다. 형태뿐 아니라 안색, 목소리, 몸짓, 체취 같은 것이 종합적으로 다가오기 마련이다. 얼굴이 길어도 좁고 길면서 각이 져 있으면 부드럽고 인자한 느낌보다는 깐깐한 느낌이 많이 난다. 이마가 넓고 턱이 갸름한 얼굴이지만 창백한 안색이라면 화기(火氣)가 느껴지는 것이 아니라 불이 꺼진 느낌이 나고 예민하고 차가워 보인다. 심장의 밝고 화려한 기운이 현재는 잘 나오지 않는 것이다. 각이 진 얼굴이라고 모두 긴장감과 카리스마가 느껴지는 것은 아니다. 입꼬리가 내려가 있고 주름이 깊고 피부도 늘어져 푸석하면 슬프고 고독해 보인다.

건강이 깨지면 좋은 본성이 잘 나오지 않고 균형이 깨졌을 때의 성격이 주로 나온다. 그런 상태가 계속되면 그 모습이 마치 자신의 본모습인 것처럼 착각하며 살기도 한다. 원래는 부드럽고 긍정적인 사람인데 균형이 깨지면 매사에 못마땅한 것이 많아지고 남을 비꼬고 무시하고 가슴 아픈 말을 쏟아내 남에게 상처를 주게 된다. 실천력이 좋던 사람도 건강이 깨지면 생각만 많아지고 일을 자꾸 미루게 되어 믿음을 주지 못하는 경우가 생긴다. 몸 상태에 따라 똑같은 사람이 전혀 다른 사람이 되기도 한다. 건강을 찾으면 타고난 좋은 본성과 능력들이 잘 발현되어 그 사람만의 독특한 개성이 잘 살아난다. 자신의 기질을 이해하면 남과 비교할 수 없는 자기만의 가치를 찾게 된다. 각자의 개성, 다양성이 살아 있어야 더불어 살아가는 우리 세상도 더 아름답고 조화로워질 수 있다.

형에서 오는 인상은 특별한 사람, 전문가만 읽을 수 있는 것이 아니라 누구나 느끼고 알 수 있다. 그 사람의 지위, 배경 같은 고정 관념, 선입견을 내려놓고 있는 그대로 마주하다 보면 꼴에 매이지 않고 그 너머의 기운을 종합적으로 읽어 낼 수 있다. 사람뿐 아니라 사물, 동식물을 봐도 그 기운이 직관적으로 다가온다.

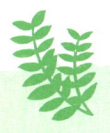

4장

사람은 '과학적'으로 사는 것이 아니라 '자연적'으로 산다

과학 앞에서 왜 작아지는가?

우리는 보통 식구 중 누가 아프다고 하면 어떤 반응을 보이나? 먼저 하는 말이 "빨리 병원 가 봐." "약 먹었어?" "검사 받았어?"인 경우가 대부분이다. 그런데 집에서 키우는 화초가 시들하다면 어떻게 할까? 당연히 먼저 살펴본다. '물이 부족한가, 영양분이 모자라나, 햇빛을 못 본 게 아닌가, 관심이 부족했나.' 이리 보고 저리 살펴보고 물도 주고 볕도 쪼여 보고 자리도 옮겨 준다. 그리고 또 지켜보지 않을까. 그런데 머리 아프다는 아내에게 남편이 건네는 첫마디가 "약 먹었어? 병원 갔다 왔어? 병원에서 뭐래?"이다. 어떻게 아픈지 먼저 살펴보고 물어보기보다는 병원에 가라는 말이 먼저 나오는 사람들이 많을 것이다. 아이는 말할 것도 없이 배 아프다고 해도, 열이 나도, 염증이 생겨도 병원으로 데려간다. 책이나 인터넷에서 살펴본 육아 정보들이 머릿속에서 튀어나오면 열이 나는 아이를 업고 한밤중에 응급실로 달려가는 부모들이 많을 것이다.

일단은 병원의 검증을 받아 봐야 마음이 놓이는 사람들이 많다. 사실 건강 자립을 하기 전 우리 모습도 그랬다. 병원 자주 가시고 약 꼭 챙겨 드시라고 어머니를 채근했던 때가 있었다. 병원에 먼저 가 보는 것이 당연하다는 생각, 첨단 기계로 아픈 곳을 잘 살펴보고 전문가인 의사가 정확한 판단을 내려 고쳐 줄 것이라는 믿음. 그것은 지금껏 내가 학습해 온 지식 체계, 그것을 바탕으로 굴러가는 이 문명에 대한 믿음이었는지도 모른다. 과학으로 무장한 아주 합리적인 의료진과 사람의 감각 따위로는 쫓아갈 수 없는 아주 정확하고 정밀한 기계를 믿었고, 사명감을 가지고 만들어 낸 치료약과 숙련된 수술법이 있을 것이라고 믿었다. 자식으로서 할 수 있는 것이라고는 정기 검진을 받게 하고 약을 꼬박꼬박 챙겨 드실 수 있도록 상기시켜드리는 것, 그것이 효도이자 최선이라 생각했던 적이 있다. 시부모님 모시고 자식들 뒷바라지하며 일 년에 몇 번이나 되는 제사와 경조사를 치르느라 허리가 휘는 어머니의 삶은 살피지 못하고 할 수 있는 말이라고는 '왜 큰 병원 안 가시냐고, 약은 왜 안 챙겨드시냐고' 채근하는 것이었다.

"내 병은 내가 안다."는 어머니의 말을 고집으로만 여기며 그 말에 담긴 깊고 깊은 의미를 헤아리지 못했던 적이 있었다. 병원 가시라고 습관적으로 말하기 전에, 인터넷을 뒤지기 전에, 내 앞에 계신 어머니를 먼저 살펴봐야 하지 않을까? 안색도 살피고 아픈 부분을 만져도 보고 어디가 어떻게 아프신가 여쭤 보면서 어머니의 이야기를 먼저 들어 봐야 하지 않겠나. 잠은 잘 주무시는지, 입맛은 어떠신지, 속상할 일은 없으셨는지……. 물어보면 답을 얻을 수 있을 때가 많다. 집에 있는 화초를 선입견 없이 먼저 살펴보고 정말 필요한 것을 해 주어 살려 낸 것처럼 우리 어머니에게도, 우리 아이들에게도 그 생명의 입장에서 헤아리는 것이 먼저 필요하지 않을까?

보려고 해야 보이고 들으려 해야 들린다. 언제부턴가 우리는 상대방을 살피고 있는 그대로 이해하기보다 머릿속에 있는 지식들을 가지고 먼저 판단하는 일이 많아졌다. 인터넷을 통해 다양한 정보를 손쉽게 얻을 수 있게 되면서 그런 경향은 더 심해졌는지도 모른다. 눈에 끼어 있는 필터를 통해서는 한 치 앞도 내다볼 수 없다. 지식, 선입견이라는 필터는 칠흑 같은 어둠, 천 길 깊이를 알 수 없는 깊은 바다를 들여다보는 것과 같다. 필터를 하나씩 하나씩 걷어 보자. '누가 뭐라 하더라.'는 필터를 걷자. 그러면 세상이 제 모습을 드러낸다. '뭐가 좋다더라. 어떤 박사가 이렇게 얘기 하더라.' '전문가들이 다 그렇게 얘기하는데.' 이 모든 것은 나의 생각이 아니라 남의 생각이다. 질병이 학문의 영역, 의학의 영역일까? 오히려 삶의 문제이다. 지식을 걷어 버리고 보면 보인다. 지식이 아닌 다른 눈을 뜨면 보이는 것이다. 그것은 입체적이고 전체적인 눈, 관계와 맥락을 이해하는 눈이다. 지식이 없는 자리에 직관이 살아난다.

화초가 시들했을 때 화초 전문가에게 찾아가 진단부터 받으려 하지는 않는다. 화초에 대한 별다른 지식이 없다 보니 먼저 살펴볼 수 있는 것이다. 비록 잎사귀가 누렇게 되었어도 문제가 잎사귀에 있지 않다는 것, 뿌리가 건강치 않은 것이라는 것을 잘 알고 있다. 뿌리를 다스려야 하기에 물도 주고 거름도 준다. 화초가 처해 있는 환경이 중요한 줄 알고 바람도 햇빛도 적당히 쬐여 준다. 잎사귀에 문제 있다고 그 잎만 뜯어 현미경으로 들여다보지는 않는다. 병이 난 그 부분을 도려내서 정밀한 기계로 분석하는 일이 어리석다는 것은 더 말해야 무엇할까.

두통이 생기면 아픈 이유가 뇌에 있는 것일까? 얼굴에 뾰루지가 나면 정말 피부에 문제가 있어서 그런 것인가? 잘 모른다고 두려워할 일이 아니다. 내가 아플 때 나 자신에게 물어보는 것이 먼저이듯, 묻고 살피고 듣다 보면 원인이 나올 것이고 그러면 함께 답을 찾을 수 있을 것이다. 목마른 사람에게는 물 한 모금이, 과로한 사람에게는 휴식이, 관심이 필요한 사람에게는 진심 어린 따뜻한 대화가 더 필요하다. 현대 의학의 도움이 정말 필요하다면 그것은 뒤에 해도 늦지 않을 것이다.

지방에 사는 사람들이 서울 대형 병원으로 몰리고, 종합 검진을 효도 상품으로 여기고, 아이가 조금만 이상해도 손을 잡고 병원으로 향하는 부모들은 여전하다. 원리 없는 단편적인 지식을 넣다 보니 아는 것이 힘이 되는 것이 아니라 오히려 병이 되기도 한다. 응급한 외과적 문제 상황을 제외하고 현대인들이 병원을 그렇게 다급히 찾아야 할 일은 많지 않다. 고혈압, 당뇨, 암, 관절염, 아토피와 같은 현대인들의 병 대부분이 생활에서 만들어진 만성병들이다. 만성적이라는 것은 그만큼 시간이 걸려 병으로 드러난 것이고 좋아지는 데도 시간이 필요하다는 뜻이다.

아프면 병원 가서 검사 받아 보고 병명을 알아내 조치를 해야 한다는 것이 현재 우리 사회의 상식이다. 병을 고치는 것은 지극히 전문적인 영역이므로 자격증 있는 의사가 할 일이고 내가 어떻게 할 수 없는 것이다. 병원, 그것도 큰 병원의 저명한 의사를 찾아가야 더 믿을 만하다고 생각한다. 인터넷을 찾아 검색하는 것도 병에 대한 지식과 정보들이다. 어떤 병에 뭘 먹어야 좋은지, 잘 본다는 의사가 누군지, 수술 잘한다는 병원은 어딘지, 전문가를 찾아보는 것이다. 아픈 사람이 서양 의학을 택하는 것은 많은 방법 중 하나여야 할 텐데 현실은 그렇지 않다. 병인지 아닌지, 무슨 병인지를 규정하는 것에서부터 이후 치료하는 문제까지 오로지 병원에서 하는 것이 합리적이고 객관적이라는 인식이 팽배하다. 그 외의 다른 모든 관점이나 치료법은 검증되지 않은 것, 비과학적인 것으로 취급받는다. 아픈 사람이 자기 병의 원인을 삶에서 찾아 좋아질 수 있는 길을 스스로 선택하는 것은 자연스러운 일인데 우리가 사는 사회에서는 엄청나게 용기를 내야만 하는 일이 되어 버렸다.

우리는 어떻게 하다가 이렇게 되었을까? 이치에 맞게 생각해 보면 억지스럽기까지 한 일들이 합리와 상식이라는 이름 아래 일어나고 있는 이유가 과연 무엇 때문일까? 사람을 기계 대하듯 이해하고 문제가 생기면 부속 갈아 끼우듯 하면서 '이성적', '합리적'이라고 생각하고 있는 이유는 무엇일까? 생각 이상으로 그 고정 관념의 뿌리는 견고하다. 단순히 질병과 건강의 문제에만 국한된 것이 아니다. 우리 사고와 생활 전반에 모두 영향을 끼치고 있다. 누구도 쉽게 그 영역을 건드릴 수 없는 신성하기까지 한 과학. 그리고 과학을 기반으로 하고 있는 서양 현대 의학은 절대적인 진리의 위치에 올라 있는 듯하다. 반박했다가는 비과학적이고 비합리적인 인간으로 몰리고 그 권위에 조금이라도 흠집을 낸다면 그 어떤 사회적 불이익을 당하게 될지 모를 일이다. 교육과 대중 매체는 그런 과학과 의학에 대한 환상을 부추기고 통찰 없는 믿음을 가지게 만들었다.

그간 아픈 사람들이 스스로 '건강 자립'할 수 있도록 돕는 일을 해 오면서 부딪친 가장 큰 어려움도 다른 것이 아니라 사람들이 가진 견고한 '생각의 틀'이었다. 생각이 바뀌지 않고서는 그 어떤 실천도 수동적이 될 수밖에 없다. 현대 물질문명의 폐해가 우리를 병들게 했지만 그것보다 더 심각한 문제가 있다. 과학적 합리주의로 포장된 무한 경쟁, 모든 것을 상품화하고 경제 가치로만 평가하는 물신주의, 결과만 바라보는 성과주의 속에서 생명의 가치는 더없이 쪼그라들 수밖에 없다. 우리는 이미 자신의 눈, 생명의 눈으로 세상을 바라보는 힘을 잃어버렸다. 우리 스스로가 생명이기를 포기하는 것, 우리 안에 있는 생명의 힘을 잊어버리고 살고 있는 '의식'의 위기다.

과학은 보수·진보도, 성별도, 빈부, 학력 고하도 심지어 종교마저 뛰어넘는 절대 권능의 위치에 있다. 평소에 아주 논리적이고 합리적이라는 사람도 과학 앞에서는 이치대로 생각하기를 포기하는 듯하다. 너 나 할 것 없이 빠져 있는 과학에 대한 믿음, 과학 기술에 대한 의존은 우리의 생각과 생활 전반을 지배하고 있다. 질병과 건강을 바라보는 관점을 완전히 바꿔 버렸고 몸과 마음, 사람과 사람, 인간과 자연을 모두 분리시켰다. 서양 문명과 함께 들어온 물질론적, 기계론적 이원론이 과학적 합리주의라는 이름 아래 우리가 바라보는 세상을 완전히 다른 눈으로 보게 만든 것이다. 수천 년 넘게 이어 온 우주관, 생명관이 채 100년도 안 되는 짧은 시간 동안 완전히 바뀌게 되었다.

우리가 열광한 것은 '과학'이 아니라 '기술'이다

현대 서양 의학이 곧 선(善)이요, 진리가 되고 사람들이 그 앞에서 무기력해지는 이유는 무엇일까? 서양 의학이 바로 '과학'을 가져왔기 때문이다. 서양 현대 의학의 방법론은 서구 근대 과학의 틀을 따르고 있다. 인체를 정교한 기계로 바라보는 관점은 쪼개고 분석해서 보면 본질을 알 수 있을 거라는 생각을 하게 만들었다. 부분이 모이면 전체가 된다는 기계적인 사고로 끊임없이 쪼개서 분석하다 보니 물질을 보는 기술이 급격히 발달해서 아주 작은 부분까지 볼 수 있게 되었다. 첨단 기기로 장기에 생긴 물질의 이상을 찾을 수 있고 세포의 구조, 염색체의 모양까지 볼 수 있다. 육안으로 볼 수 없었던 것까지 기계로 보여 주니 감탄하지 않을 수 없다. 세균의 존재를 발견하고 항생제를 만들었고 인체의 여러 기관, 부분들을 떼어 내서 모양과 구조를 분석해 놓은 해부학은 바로 서양 의학을 세계 의학의 수위에 올려놓았다. 서양 의학이 바로 과학적 접근법이 되었다. 보는 것만이 곧 실체, 객관이 되고 그 외의 모든 것은 상상, 주관적인 것이 되어 버렸다.

지금의 현대 의학의 모습을 봐서는 믿기 어렵지만 데카르트 이전까지는 서양 의학도 전일적인 관점을 유지했다. 섭생을 이야기했고, 질병 치료보다는 조화와 균형 같은 건강의 개념을 이야기했다고 한다. 그런데 근대를 거쳐 이원론이라는 틀 속에 갇히면서 유기적인 시각을 잃어버리게 되었다. 데카르트 이후, 볼 수 없는 정신의 영역은 신학, 철학으로 보내고 육체는 과학의 영역으로 철저히 나누기 시작하면서 서양에서는 인간을 '몸 따로, 마음 따로' 분석하게 되었다. 애초 떼놓고 볼 수 없는 몸과 마음을 분리시키기 시작한 데서부터 근현대 물질문명의 모순이 생기게 된 것이다. 이런 관점은 인간이 몸을 이해하는 방식 자체를 바꿨고 가치관과 생활도 완전히 바꿔 버렸다. 사람의 몸은 복잡하고 정교한 기계장치, 몸의 여러 기관들은 기계의 부품과 동일하게 여겨진다. 고장 나면 그 부분만 수리하면 다시 정상적인 기능을 할 것이라고 생각한다. 물질을 더 자세히 보려고 현미경을 만들고 전자 현미경으로 세포, 분자 구조까지 들여다본다. 가설을 세우고 실험하고 수치화된 데이터를 뽑아내면 어떤 이론, 학설이 검증되는 것이다. 과학적 검증을 거친 학설은 지식이 되고 그것은 곧 '과학'이라는 틀을 거쳤기에 의심의 여지없는 사실, 진실이 되는 것이다.

과학이 정말 발달했는가? 더 많이 분석하고 알게 되었다고 해서 발달했다고 할 수 있을까? 200~300년 전의 사람들보다 자연과 생명에 대한 이해가 더 깊어졌을까? 과학자들이 스스로 밝혔듯이 우주에는 인간이 알 수 있는 물질이 4퍼센트밖에 되지 않는다고 한다. 나머지 96퍼센트는 23퍼센트의 암흑 물질dark matter과 73퍼센트의 암흑 에너지dark energy이다. 아인슈타인은 인간이 과학적으로 우주를 밝혀낸다는 것을 원에 빗대어 설명했다. 원이 커지면 내부가 커진 만큼 외부도 더 확장된다. 알면 알수록, 밝혀내면 낼수록 모르는 것이 더 많이 나온다는 의미다. 물질을 개별적으로 아주 미세한 단위까지 분석해 내는 기술은 비약적으로 발달했을지 모르지만 그것들 간의 관계는 이해하지 못하고 있다. 천문학적인 비용을 쏟아부어 인간 게놈 프로젝트를 완성했지만 생명의 본질은 찾지 못했다. 살아 있는 사람과 시체가 어떻게 다른지, 살아 있는 사람을 움직이게 하는 힘과 원리가 무엇인지는 여전히 의문인 것이다.

과학이 발달했다고 하지만 결국은 기술의 발달이다. 과학의 발달은 곧 과학 '기술'의 발달이고 서양 의학의 발달은 곧 과학 '기술'의 발달과도 같다. 조금만 생각해 보면 현대 의학이 눈부신 발달을 했다고는 하지만 실제는 기술, 기계의 발달에 지나지 않는다는 것을 알 수 있다. 항생제의 발명으로 세균성 전염병의 확산은 막을 수 있었지만 항생제에 내성이 생긴 강력한 슈퍼 박테리아들이 생겨나 위험은 더 커졌다. 양약의 대부분이 치료제가 아니라 증상 억제제들이라는 것은 잘 알려진 사실이다. 물질의 이상을 들여다볼 수 있는 진단 기술, 흉터 없이 자르고 꿰매는 기술, 응급 환자를 처치할 수 있는 장비와 기술, 장기를 이식하는 기술이 발달한 것이다. 결국 과학에 기반을 둔 '기술'이 발달한 것이지 병의 원인을 찾고 치유하는 능력이 깊어진 것이 아니다.

많은 사람들이 온기가 사라진 현대 의학의 문제점을 알면서도 다른 대안을 쉽게 찾지 못하는 이유 중 하나가 바로 첨단 장비와 정교해진 의료 기술에 대한 신뢰가 아닌가 싶기도 하다. 긴 예약 기간을 기다려 먼 걸음을 마다 않고 큰 병원을 찾아갔을 때 그곳에서 감동받는 것은 의료진들이 보여 주는 태도, 따뜻함, 희망 같은 것이 아니다. 아주 미세한 것까지 찍어 낸다는 첨단 의료 장비, 우리나라에 몇 대 없다는 고가의 기계, 기술 들이다. 신기술을 탑재한 자동차, 새로운 기능의 전자 제품을 보고 그 놀라운 기술력에 감탄하듯이 대형 병원에 다녀오고 두세 시간을 기다려 의사와 단 몇 분도 안 되는 면담을 하고 나왔어도 그것을 당연하게 받아들인다. 큰 병원을 찾는 이유도 더 정밀한 진단 장비, 수술 기기, 기술이 좋은 숙련된 의사들이 있을 거라는 생각 때문이다. 아픈 부위를 정확히 찾아서 깨끗이 도려내고 흉터를 최소화할 기술, 암세포만 추적해서 죽인다는 기계가 그곳에 있기에 큰 병원으로 달려간다. 우리가 정말 열광하는 것은 과학이 아니라 기술이라는 사실을 깨달아야 한다.

과학은 정말 진리인가

"그거 과학적 근거 있어?"

사람들이 흔히 하는 이야기이다. "과학적으로 입증된 거야?"라고 묻는 것은 '그게 이치에 맞는 이야기야?'라고 하는 것과는 다르다. 이치에 맞느냐를 판단하는 것은 나 자신이다. 스스로 이치에 맞는지 그렇지 않은지 생각하는 것이다. '과학적 근거'의 근거는 데이터, 수치를 믿겠다는 것이다. 당신의 이야기는 주관적일 수 있으니 과학적으로 입증이 된 객관적인 근거를 대 보라는 말이다. '뉴스에 나왔어.' '다큐 프로에서 어떤 박사가 말했어.' '인터넷에서 보니 무슨 연구소에서 연구했다던데.'와 같은 말은 과학적으로 증명할 수 있는 사람들, 혹은 단체, 그 권위를 믿겠다는 것 아닌가?

과학적으로 증명되었다면 그것은 확실한 것으로 생각하는 경향이 있다. 얼핏 들으면 대단히 합리적인 듯 보인다. 하지만 과학적 근거라는 함정을 잘 들여다본 적이 있는가? 여기서 말하는 과학은 우리가 일상적으로 쓰고 있는 그 과학을 말한다. 진리 탐구를 목적으로 자연의 이치를 밝히는 본래 의미의 과학과는 다르다. 물리학처럼 자연의 이치를 밝혀내는 과학을 말하는 것이 아니라 '과학적 입증'의 근거로 쓰이는 실험실의 과학을 말한다. 우리가 흔히 얘기하는 과학적 근거라는 것은 지극히 제한된 조건의 가정 하에 그 가설을 증명해 내는 것이다.

커피에 대한 연구 결과를 예로 들어 보자. 우리 사회에서 '과학적 입증'이라는 말이 어떤 것인지 알 수 있다. 1980~90년대에는 커피가 건강에는 안 좋은 것으로 알려져 있었다. 불면증, 고혈압을 유발하며 암 발생률도 높인다는 것이다. 그래서 사람들은 의도적으로 녹차나 다른 건강음료를 마시려고 했고 커피를 마시면서도 늘 '줄여야 하는데', '마시면 몸에 안 좋은데'와 같은 생각들을 많이 했다. 그런데 최근에는 커피가 암을 예방하고 심장병 예방 효과도 있다는 등 커피의 장점들을 다룬 연구 결과가 쏟아지고 있다. 커피가 유방암 발생률도 줄이고 전립샘암 발생 위험율도 낮춘다는 것이다. 스웨덴 의대, 일본의 국립 암 연구 센터 같은 유수한 기관에서 발표했고 저명한 논문집에도 실린 연구들이다.

커피가 안 좋다는 연구 결과도 그에 만만치 않게 발표되고 있다. 골다공증, 비만, 고혈압 같은 것을 유발하기도 하며 심장병 위험을 높인다고 하기도 한다. 실험실에서 동물 실험을 거친 것도 있고 몇 개월 혹은 십 년이 넘는 기간 동안 상당수의 사람들을 대상으로 역학 조사를 해서 얻은 연구 결과도 있다. 도표와 수치로 나타난 구체적 자료들이다.

커피가 건강에 좋은 것인가? 나쁜 것인가? 커피 관계되는 일을 하는 사람이라면 아마 커피가 건강에 좋다는 연구 결과들을 활용할 것이다. 커피로 수익을 내는 어떤 기업이 있다면 자체 연구소를 두고 커피의 좋은 점에 대한 연구를 할 것이다. 혹은 특정 연구 기관에 연구를 의뢰할 때도 '커피가 기억력 증대에 미치는 영향' 같은 긍정적인 연구 주제를 의뢰할 것이 뻔하다. 커피 산업에 관계한 사람들은 다시 언론 보도를 인용해서 커피가 몸에 좋으니 많이 마시라고 이렇게 과학적으로도 입증된 것이라고, 마음 놓고 더 많이 소비해도 좋다고 할지 모르겠다. 커피 회사와는 이익 관계가 상반된 녹차 같은 건강 음료를 출시하는 기업에서는 '커피의 카페인이 골다공증을 생기게 하고 비만 발생률도 높인다.'와 같은 연구 결과를 보도 자료로 제공하고 언론에 로비를 할 수도 있다.

이런 보도를 바라보고 우리는 어떤 생각을 할 수 있을까? 커피는 건강에 좋은 면도 있고 다른 한편 나쁜 면도 있다고 결론 내릴 수 있다. 그러니까 너무 많이 마시면 안 되고 하루 한두 잔 정도는 적당할 것이라고 애매한 결론을 내릴지도 모르겠다. 얼핏 객관적인 결론처럼 보이지만 전혀 그렇지 않다. 정말 하루 한두 잔이 적당한가? 누구에게나 적당한 만큼이라는 양의 기준 있을까? 사람이 모두 다른데 도대체 어떻게 그런 것을 정할 수 있을까?

커피를 두고 이러저런 가설을 세워 과학적으로 입증해 냈다는 연구 결과들을 가만히 들여다보자. 이 연구는 누구를 대상으로 어떤 목적으로 했으며, 어떤 방식으로 했는가, 누가 했는가에 따라 결과는 다르게 나올 수밖에 없다. 인종, 사는 곳, 체질, 직업, 병력에 따라서도 다를 것이다. 또 어떤 커피를 가지고 실험했는지, 인스턴트, 블랙인지, 믹스인지, 원두인지, 원두커피라면 생산지가 어딘지, 설탕은 어느 정도 넣었는지, 냉커피인지 뜨거운 것인지 등 생각해 보면 고려해야 할 것이 한두 가지가 아니다. 아무리 긴 시간을 지켜봤다고 하지만 암 발생률을 커피 하나만 가지고 결론지을 수 있을까? 그것 자체가 신빙성이 떨어지는 것인지도 모른다. 여러 가지 변수를 고려한 것이라고 하겠지만 커피 하나만 가지고 암 발생률을 높이고 혹은 낮춘다는 것은 억지스러운 면이 있다. 오히려 커피 마신 사람들이 카페인을 신경 쓰지 않고 즐기며 마셨던 긍정적인 태도가 암 발생률을 낮춘 건 아닐는지.

어마어마한 비용을 쏟아부어 알아냈다는 과학적인 결론은 그래서 무엇인가? 커피는 '좋은 점도 있고 나쁜 점도 있으니 알아서 마시면 된다.'가 아닌가. 이런 연구 결과를 가지고 서로 유리한 자료를 내세워 보도하고 인용하면서 과학적 입증이라고 할 것 아닌가? 그런 보도를 보며 사람들은 안마시던 커피를 마시게 되기도 하고 좋아하던 커피를 줄일 수도 있다. 과학적으로 입증되었다니까.

어떤 정보나 지식이 권위를 얻었다고 해서 그 내용의 진실성을 담보하지는 않는다. 그 이면에는 힘과 권력이 함께 작용하고 있는 경우가 많다. 다른 학문과 달리 과학은 아주 객관적, 중립적일 것이라고 착각하지만 그렇지 않다. 과거의 과학이 종교나 권력의 힘에 의해 좌우되었다면 지금의 과학은 정치, 자본의 힘으로 움직인다. 상업 자본이 뒷받침된다면 어떤 이론이나 학설은 얼마든지 과학이라는 이름을 빌려 권위를 얻을 수 있게 되는 것이다. 세계적인 학회를 열고 후원하는 세력이 거대 제약 회사들이고 학회에서 내놓는 연구 결과에 따라 새로운 기준들이 생긴다. 정상 혈압 수치, 혈당 수치 같은 것도 정해진다. 정상 혈압을 120으로 정한 것과 100으로 정했을 때 과연 어떤 변화가 있을까? 얼마나 더 많은 사람들이 고혈압 환자의 반열에 들어갈 것이며, 약을 먹어야 하는 관리 대상이 될까! 과학 용어는 전문적이고 특수한 것들이 많다. 일반인들이 잘 알아들을 수 없다는 그런 특수성을 이용해 언론에서는 특정 연구 성과를 턱없이 부풀려 보도하기도 한다. 우리는 지난 세기 동안 나라 안팎의 여러 사례들을 봐 오면서 과학이 결코 순수한 학문의 영역이 아니라는 것을 이미 눈치채고 있다.

과학적 입증은 모르고 있던 사실을 밝히는 것이라기보다는 어떤 사실을 뒷받침해 줄 데이터를 얻는 것이라고 할 수 있다. 과학적 입증을 거치지 않았다고 해서 근거 없거나 비합리적이지 않다는 뜻이다. 과학적 입증을 거칠 이유가 없거나 경제적인 효용이 없든지 아니면 입증하기에는 연구 대상과 시간이 너무 많이 들기 때문일 수도 있다. 전자파의 유해성이 끊임없이 제기되고 있지만 그렇다할 연구 발표가 없는 것도 바로 거대 자본과 무관하지 않을 것이다. 과학적으로 입증하는 데 드는 비용을 감당할 수 있는 집단, 혹은 그런 입증의 여부를 결정할 수 있는 집단은 경제적, 정치적으로 힘이 있어야 하는 세력이다. 우리가 대단한 과학적 성과라고 열광했던 일들이 내용을 알고 보면 그렇지 않은 것들이 많이 있지 않았나. 그래서 과학적으로 입증된 정보는 새로운 학설이 나오면 바로 뒤집어 질 수 있는 유통 기한이 짧은 정보다. 그런 과학에 기반한 서양 현대 의학에 내 생명을 맡기는 것이 정말 합리적인가 생각해 봐야 하지 않을까?

눈으로만 보는 것은 아니다

우리말에 '보다'는 여러 가지 의미로 쓰인다. 눈으로 보다, 먹어 보다, 들어 보다, 느껴 보다, 맥을 보다, 냄새 맡아 보다. 생각해 보다……. 수많은 '보다'가 있다. 눈으로 보는 것만 본다고 하지 않았다. 오감을 열어 놓고 육감까지 모두 동원해 보았다. 입체적으로 봤고 총체적으로 이해했다. 보이는 이면에 보이지 않는 세계가 존재한다는 것을 알았다. 부분을 보고도 전체를 이해했고 물질이 변하기 전에 기운이 먼저 간다는 것을 알았다. 우리말이나 글, 정신문화와 생활 문화 곳곳에 그런 정신이 녹아 있다. 배추를 소금에 절여 김치를 만들고 똥으로 거름을 만들어 땅으로 되돌렸다. '하나를 보면 열을 안다.'고 했다. 음식의 간을 할 때도 정확한 용량이 아니라 '적당히', '넉넉히', '간간하게'처럼 수치가 아닌 감으로 판단하는 것들이 많다. 음식의 빛깔과 맛 속에 실린 기운을 알고 음식을 약으로 썼다. 아이가 태어나면 뱃속의 열 달을 더해 한 살로 나이를 인정했다. 분위기, 화기애애, 원기, 활기와 같이 눈으로 보이지 않지만 기운으로 느끼고 있었던 말들이 많다.

입에 병이 나면 무슨 걱정거리라도 있느냐고 하면서 위장이 탈 난 것을 함께 봤다. 눈을 보고 간의 상태를 헤아렸다. 변덕이 심하면 쓸개 빠진 놈이라 했다. '비위 상하네.' '허파에 바람 들었네.'라고 했다. 장부를 열어 보지도 않았건만 이미 아는 것이다. 감각을 열고 느껴 직관으로 보았다. 정확한 수치보다는 감(感)을 믿었고 지식보다 직관에 의지했다. 수치를 객관화하고 사진으로 드러내 보여 준다고 해서 그것이 전부가 아니라고 생각하는 것이 동양적, 전통적 사고이다. 드러난 것 이면에 있는 것, 그것을 있게 한 것, 그것을 둘러싼 것을 동시에 살필 수 있는 통찰력이 있었다. 보이는 세계 이면에 보이지 않는 세계가 있고 표면적으로 드러난 의식 뒤에는 그 깊이를 알 수 없는 잠재의식이 있다는 것을 알고 있었다. '벼룩 잡으려다 초간삼간 태우지 말라.'했다. 엉뚱한 데 생명 에너지를 뺄 것이 아니라 면역력, 치유력을 키우는 데 힘쓰는 것이 중요하다는 것을 알았다. 병이 난 후 고치려 하기보다 그 뿌리를 튼튼히 하는 것, 몸을 튼튼히 만드는 양생법, 섭생법을 더 중시했다.

이분법을 넘어서

동양은 우주가 기(氣)로 가득 차 있다고 했고 서양은 물질로 이루어져 있다고 했다. 서양에서는 눈에 보이는 세계만을 인정했고 동양은 보이는 세계 이면에 더 큰 보이지 않는 세계가 있음을 직관했다. 서양의 과학도 신과학에 들어서면 관점의 전환이 일어난다. 물질과 비물질의 경계를 나눴던 근대 과학의 한계를 벗어나 그 사이의 관계를 찾기 시작했다. 존재하는 모든 물질은 고유의 파장이 있으며 그 응집력이 강해지면 입자의 형태로 물질화되고 느슨해지면 파동 에너지로 존재하게 된다. 입자와 파동이 둘이 아니라는 것을 밝혀낸 것이다. 그러나 서양의 사고 구조는 여전히 보이는 것에 머물러 있다. 최첨단 장비로 들여다보는 것도 결국은 세포, 더 쪼개서 분자 구조다. 쪼개서 들여다보면 본질이 보일 것이라고 믿는 데는 변함이 없다. 책상을 쪼개고 쪼개 보면 탄소와 질소 등의 원소로 밝혀지겠지만 이미 그것은 책상이 아니다. 인체의 세부 단위까지 속속들이 분석해 놓아도 생명의 본질을 알지 못하는 것도 마찬가지이다.

서구의 과학적 합리주의는 그것 자체로 우수했다기보다는 당시의 시대적 흐름이 그것을 필요로 했던 측면이 강하다. 산업화 시대, 물질문명의 시대에는 수치화, 계량화해서 오차를 줄여 반복해서 대량 생산하는 것이 필요했다. 서구의 분석하고 쪼개는 틀은 물질, 기계를 이해하고 다루는 데는 더없이 유용했던 것이다. 경제 발전이라는 이름으로 세계 각국에서 쫓았던 것이 바로 서구의 물질문명이었고 그것을 가능하게 한 과학 기술과 과학자들은 그 자체로 존경과 열광의 대상이었다. 더 많이 생산하고 더 소비하게 만들어 줄 미래, 공상 과학 영화에서 보던 것을 현실로 만들어 줄 놀라운 과학 기술들. 그 과정에서 파헤쳐지는 산과 들, 그 속에 무수히 죽어 가는 생명을 이야기하는 목소리는 전근대적인 것으로 몰려야 했고 집에서 아이를 낳고 아픈 아이를 보살피던 우리 어머니와 할머니들의 손길은 비과학적인 것이 되어 버렸다. 마음으로 보고 직관으로 통찰했던 눈은 근거 없는 이야기가 되었다. 새로운 지식을 받아들이기 바빴기에 어머니의 살림살이 지혜도 아버지의 삶의 철학도 모두 낡고 진부한 것이 될 수밖에 없었다. 자동차를 처음 보고 암울한 미래를 함께 예견했던 인디언 추장들처럼 이 땅에 깨어 있던 사람들도 다가올 물질문명으로 황폐해질 세상을 걱정했을 것이다. 신형 자동차의 멋진 디자인과 성능에 놀라워할 때 그 자동차가 다니기 위해 만들어질 도로와 터널 때문에 얼마나 많은 생명이 죽어 나갈지, 차를 타면서 걷지 않게 될 인간들이 건강을 잃어버리고 병들어 갈지를 걱정했을 것이다.

달이 차면 기우는 법이다. 언제까지고 번영이 계속될 것 같았던 서구 문명이 한계를 드러내고 있다. 물질문명의 극단에서 마주한 환경 오염, 식량 문제, 에너지 문제, 만성 질환, 부의 양극화는 이제 특정 지역의 문제가 아닌 전 지구적인 문제다. 선진국도 후진국도 함께 처해 있는 생명의 위기, 생존의 위기다. 문명의 위기를 해결하기 위해서는 우주관과 세계관의 전환이 필요하다. 몸과 마음을 바라보는 관점, 생명을 보는 관점의 전환이 필요하다.

변화는 이미 시작되었다

변화의 바람은 서구 사회에서 먼저 불어오고 있다. 물질문명의 극단을 경험한 서구 문명은 이미 오래전부터 동양의 정신문화에서 그 해답을 찾고 있었다. 그들이 신과학에서 새롭게 밝혀낸 많은 성과의 단초들은 사실 동양의 전일적이고 유기적인 우주관에서 비롯된 것이다. 가이아 이론, 생태 환경론, 홀로그램 같은 것은 우주 만물이 살아 움직이는 유기체이며 서로 연결되어 있다고 결론 내린다. 모든 것은 서로 연결되어 존재한다는 유기적 관점, 자기 조직하는 생명체적 관점, 카오스 이론, 프랙털 이론, 초끈 이론, 양자 역학 같은 것이 모두 부분 속에 전체가 있다는 전일적 관점을 확인하는 이론들이다. 생명을 바라보는 시각도 질병 자체보다는 환자의 건강 증진과 삶의 질을 높이는 방향으로 바뀌고 있다. 경제 개발보다는 지속 가능한 사회에 주목하고 있다.

서양은 오히려 동양에서 해답을 찾고 있는데 정작 우리는 그들조차 낡은 것으로 용도 처분한 기계적 이원론에 빠져 그것을 합리적, 과학적이라고 하고 있다. 아직은 파이를 더 키워야 할 때라는 쪽과 파이를 나누자는 쪽이 양자로 나눠 싸움을 하고 있지만 그것 또한 성장을 전제로 한 이분법을 벗어나지 못하고 있는 것이다. 파이라는 가치 자체가 이미 낡은 시대의 것이 되고 있다. 성장과 분배의 양자택일에서 벗어난 새로운 생각이 필요하다. 수술이냐 약물 치료냐 사이에서 갈등하는 것이 아니라 제3의 길, 내 몸의 생명력을 높이는 길을 택하는 것처럼 이분법을 넘어서면 수없이 많은 길, 다양한 가치들이 보인다.

오랜 세월 동안 이어져 내려오던 우리 정신, 문화, 생활 방식이 채 100년도 안 되는 짧은 시간에 사라질 위기에 처했지만 우리 피와 살 속에 희망이 있다. 우리에게는 태곳적부터 내려오는 수준 높은 정신세계, 자연과 하나였던 생활 문화가 있지 않은가. 이분법을 넘어서는 것은 다시 우리 것에서 답을 구하는 것이다. 우리가 낡은 것이라고 버렸던 우리의 자연관, 우주관, 생명관, 그것이 담겨 있는 문화, 생활 방식에 위기를 극복할 지혜가 녹아 있다. 몸 따로 마음 따로 보지 않았고, 사람 따로 자연 따로 있다고 생각지 않았다. 보이는 것 너머, 보이지 않는 것을 먼저 느꼈다. 눈이 아닌 마음으로 보았다.

사람은 과학적으로 사는 것이 아니라 자연적으로 산다. 지식으로 사는 것이 아니라 이치로 산다. 단군 시대부터 내려온 재세이화, 홍익인간의 정신을 되살리자. 밖에서 구할 것이 아니라 우리 안에서 찾으면 된다. 누구에게 의지하고 물어볼 것이 아니라 자신에게 먼저 물어야 한다. 생명은 스스로 깨달아 가는 존재다. 그 생명의 가치를 최고로 여겼던 것이 우리 문명의 핵심이다. 이치로 깨치고 사리에 맞춰 판단하고 경우에 맞게 행하다 보면 어느새 삶으로 풀려나올 것이다. 그 밝은 기운이 주변을 밝히고 세상을 밝힌다. 그 시작이 바로 '스스로 살리는 것'이다.

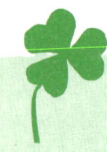

5장

건강 자립,
경제 자립보다 중요한

건강한 사람, 곁에 있기만 해도 좋다

아파 본 사람은 안다. 아프면 아무리 좋은 것도 부질없다는 사실을. 당장 두통으로 시달리고 생리통에 허리가 끊어질 것 같은데 지금 진지한 이야기가 들릴 리 없다. 맛있는 음식도 좋은 옷도 소용이 없다. 꿈도 이상도 그 순간은 부질없다. 아프면 그 통증에 온 신경이 갈 수밖에 없다. 아프지만 않다면 정말 살 것 같다. 왜 많은 사람들이 건강을 최고의 소원으로 비는지 절절히 와 닿는다. 아파 보지 않으면 건강의 소중함을 깨닫기 쉽지 않다.

건강하지 않으면 공연한 일에 짜증이 나고 수시로 분노가 치민다. 간이 약해지면 작은 일에도 화가 나고 소리 지르고 싶어진다. 못마땅한 것도 많아지고 거슬리는 것도 많아진다. 나도 모르게 주위 사람들에게 상처 주는 말도 하게 되고 작은 말에도 쉽게 상처를 받는다. 위장이 약해지면 생각이 너무 많아 실천이 잘 안 된다. 실천력이 떨어지니 약속도 잘 못 지키고 나도 모르게 게을러진다. 계획만 세우는 내가 싫어지고 후회하고 자책하는 일이 많아진다. 공부도 일도 다 행복하게 잘 살아 보자고 하는 것 아닌가. 그런데 건강을 잃으면 행복하지가 않다. 분노, 불안, 짜증, 의심, 공포, 비애……. 몸과 마음은 하나로 연결되어 몸이 아프면 마음도 아프다. 마음이 아프면 몸도 아프다. 육체의 힘이 빠지면 정신의 힘도 약해질 수밖에 없다. 정신력으로 버티는 것은 한계가 있다.

집에 아픈 사람이 있으면 온 집안에 다 먹구름이 낀다. 집에서나 밖에서나 마음이 편치 않다. 뭘 해도 가슴 한쪽에 돌이 얹힌 것처럼 무겁다. 같이 일하는 동료, 친구들이 아픈데 다른 사람들이 즐거울 리 없다. 내가 아픈 것은 나 혼자만의 문제가 아니다. 나를 둘러싼 주변을 다 같이 아프게 하고 무겁게 하는 것이다. 내가 불행하면 내 주변이 같이 불행하다. 밝고 건강한 에너지를 지닌 사람이 옆에 있다면 주변이 환해진다. 대단한 무얼 해서 좋은 것이 아니라 그저 같이 있는 것만으로 즐겁다. 물이 높은 곳에서 낮은 곳으로 흐르듯이 기운은 힘이 센 곳에서 낮은 곳으로 흐른다. 사랑이라면 내리사랑이다. 내가 건강하고 밝은 에너지로 가득해야 그 좋은 기운을 나눠 줄 수 있다. 진정 가족을 사랑한다면 이웃을 생각한다면 나부터 건강해져야 한다.

나이 드신 부모님이 본인의 건강도 못 챙기며 여전히 희생하시는 모습을 볼 때 자식들은 마음이 아프다. 하지만 당신들의 인생을 즐기며 건강하게 사는 모습을 보여 주실 때 자식에게는 큰 힘이 된다. 인생, 살 만한 것이구나, 살아 볼 만한 가치가 있는 것이구나 싶어 나도 내 삶을 살고 사랑하게 된다. 자식 위해 희생하느라 정작 본인은 돌보지 못한 그 회한은 자식의 입장에서는 삶의 무게로 얹힐 수밖에 없다. 아이를 키우다 보면 조바심에 자꾸 뭘 해 줘야 할 것 같은 생각이 들 때가 있다. 하지만 어린아이들이 정작 원하는 것은 사실 값비싼 물건들이 아니라 안고 보듬어 주는 것이다. 아이들이 좀 더 자라서는 자신을 있는 그대로 지켜봐 주는 것, 그리고 부모가 삶으로 보여 주는 것 아닐까.

인간(人間), 시간(時間), 공간(空間)에는 모두 간(間)이 있다. 모두 적당한 거리가 존재한다. 존재들 사이에는 거리가 있다. 거리가 있지만 분리되어 있는 것은 아니다. 에너지가 미치는 영역인 장(場)이 존재한다. 파장, 입장은 눈에 보이지 않지만 우리를 둘러싸고 서로 영향을 주고받는다. 밝은 것은 밝은 파장을, 어두운 것은 어두운 파장을, 비슷한 파장끼리 끌어당기고 모인다. 내 안에 있는 좋은 파장들이 나올 때 다른 존재도 거기에 응한다. 내가 건강하고 밝고 긍정적이라면 나를 둘러싼 에너지도 그렇게 반응할 것이다.

내가 건강해야 놓을 수 있다. 건강하지 않으면 조급해진다. 있는 그대로 바라볼 수 있는 힘, 다른 존재를 인정할 수 있으려면 힘이 있어야 한다. 포용력(力), 지구력(力), 문제 해결 능력(力). 모두 힘이 있어야 가능하다. 힘이 빠지면 다른 생명과 더불어 살 수 있는 능력(能力)이 떨어진다. 힘이 달리다 보니 방어적이고 수동적이 될 수밖에 없다. 내가 건강치 않으면 불안해진다. 호흡이 짧아져 눈앞만 바라보게 되고 오직 나만 보게 된다. 주변을 살필 힘이 없어지는 것이다. 이기적이 될 수밖에 없다.

마음을 다잡아 봐도 명상을 해 봐도 그때뿐이다. 몸을 다스리지 못하면 몸에 끌려가게 된다. 쓸개가 약해져 수시로 변덕을 부리는 것을 성격 탓 하고만 있을 수는 없다. 허리가 약해 지구력이 안 나오는 것을 정신력 문제로 자책하고 있을 수도 없다.

내가 나를 살려 봐야 남도 살릴 수 있다

내가 나를 스스로 건강하게 해 봐야 다른 사람도 살릴 수 있다. 성격이 병을 만들고 몸이 성격을 만든다. 그 몸은 생각이 만든다. 성격 탓이 아니다. 몸이 그런 것이다. 성격이 이상하고 원래 타고나길 그렇다기보다 지금 몸이 그래서 그렇다. 생각으로는 잘 하고 싶고 따뜻하게 대하고 싶지만 몸이 안 되니 정작 만나면 그렇게 대하지 못한다. 마음으로는 일도 공부도 인간관계도 잘하고 싶지만 능력이 안 나오는 것도 결국 몸의 힘이 부족해서다. 삶의 문제들을 나로부터 풀어내고 스스로를 건강하게 해보면 다른 사람도 달리 보인다. 다른 사람들을 진정으로 이해하게 된다. 내가 건강할 때와 그렇지 않을 때 달라지는 것처럼 다른 사람도 그럴 수 있음을 이해하게 된다.

내가 나를 잘 이해 못 하는데 다른 사람을 어떻게 마음 깊이 이해할 수 있을까? 내가 지금 상대방을 위한다고 하는 행동이 그 사람 입장(立場)에서도 선(善)인지, 내가 나를 살려 봐야 알 수 있다. 인간이 하는 개발이 다른 생명의 입장에서도 그런지 인간이 스스로 자신을 살려 봐야 알 수 있다. 관념으로, 추상적으로 되는 것이 아니다. 관념으로 세상이 바뀌지 않듯이 몸을 통해 구체적으로 해야 이뤄질 수 있다.

내 몸과 마음에서 나오는 여러 가지 반응들, 증상들의 의미를 스스로 이해한다. 그리고 그것의 뿌리와 근원을 살핀다. 감기 몸살에 걸려 목이 붓고 기침이 나고 열이 난다면 증상을 눌러 놓는 약을 쓸 것이 아니라 목이 왜 부을 수밖에 없는지, 내 몸이 왜 열을 만들어 내는지를 먼저 살펴본다. 그즈음의 생활도 돌아보고 잘못한 것은 없었는지 생각해 본다. 쉬면서 몸도 따뜻하게 하고 땀도 내 주면서 몸을 살려 내는 것은 결국 마음의 소리를 듣는 것이다. 소리도 못 내게 눌러 놓는 것은 몸에 대한 폭력이자 마음의 소리를 무시하는 일이다. 내 몸을 내가 살리지 못하고 남에게 갖다 맡기는 것도 마음이 보내는 더 큰 메시지를 이해하지 못하는 것이다. 내가 나와 불화하면서 어떻게 남과 합을 이룰 수 있을까? 나를 살려 내는 작은 경험들이 쌓이면 그것이 깨달음이 된다. 쉽게 집어넣은 지식 따위와는 차원이 다른 깊은 깨달음이다. 아무리 작은 것이라도 그저 아는 것과 깨닫는 것은 다르다. 깨달음은 그것 자체로 에너지가 나온다. 나의 인식의 파장이 바뀌어 있기에 나를 둘러싼 입장도 달라진다.

건강 자립은 대안적 삶의 바탕

지난 세기의 문명은 개인이 깨어나서는 안 되는 구조였다. 전 세계를 휩쓴 물질문명은 개인이 전체 구조의 부속품이 되어 일사분란하게 움직여 줘야 가능했다. 경제 발전의 기치 아래 빠른 속도로 산업화해야 했던 우리나라는 그런 경향이 더 심했는지 모른다. 같은 가치 아래서 수직적으로, 획일적으로 움직였고 정답을 하나라도 더 많이 집어넣어야 했기에 질문은 생략했다. 이치에 맞지 않는 것, 경우에 맞지 않고 상식적으로 말이 안 되는 것들도 '먹고사니즘' 앞에서는 당연한 일이 되어야 했다. 돈만 된다면 돈 잘 번다면 웬만한 건 다 용서되었다. 질문하는 사람, 이건 아니라고 외치는 사람, 다른 길을 가겠다는 사람, 깨어 있다가는 현실도 모르는 이상주의자로 몰릴 수밖에 없었던 시절이다.

인간의 문명도 크게 보면 자연 흐름의 일부다. 지난 세기는 틀, 규율, 규칙, 지식, 권위 같은 것이 지배한 시대였다. 특정 집단에서 지식을 독점했고 지식이 곧 돈과 권력이 될 수 있었다. 학벌, 자격증, 스펙이 먹혀 들어갔던 시절에는 실력은 없어도 간판이 중요했고, 내용은 없어도 학연·지연만 잘 활용하면 살아남았다. 하지만 이제 많은 것이 달라지고 있다. 지식은 독점의 대상이 아니라 공유의 대상이 되었다. 구슬을 누가 많이 가지고 있느냐가 아니라 그 구슬을 꿰는 능력이 중요한 시대다. 지식의 양보다 중요한 것은 활용할 수 있는 능력이다. 학벌, 학위, 자격증보다 중요한 것은 '실제 무슨 능력이 있는가?' 하는 것이다. 비교하고 경쟁해서 우열을 가리는 시대는 지났다. 더불어 협력할 수 있는 힘이 필요한 시대다. 주어진 정답을 외우고 답습하는 것이 아니라 각자 자신의 정답을 스스로 찾아가야 할 때가 온 것이다.

지난 세기를 큰 자연의 흐름에서 틀의 시대, 이원론, 옳고 그름이 지배했던 시대라고 한다면 이제 열리는 세상은 틀이 없는 시대, 관계 중심, 유기적으로 융합하는 시대라고 할 수 있다. 낡은 생각에 묶여 있고 여전히 틀 속에 빠져 있다면 변화의 파도에 휩쓸려 갈지도 모른다. 경계를 두고 틀 속에 들어온 사람들이 살아남는 것이 아니라 틀을 깨고 넘나드는 사람이 살아남는다. 담는 그릇에 따라 모양이 달라지듯 물처럼 유연해야 한다. 대학은 나와야 하고, 연봉이 많은 곳에 취직해야 하고, 좋은 집을 사야 한다는 생각은 낡은 것으로 여기게 될 것이다. 자격증으로 전문가가 되고 인정받는 것이 아닌 묵묵히 그 분야에 몸담아 일가를 이룬 사람이 인정받는 세상이다. 이때는 권위 있는 사람의 말을 무조건 따르는 것이 아니라 그 일이 좋아서 즐기며 하는 사람의 이야기에 귀를 기울이도록 변화할 것이다. 더 많은 사람들이 다른 삶의 방식을 찾는데 동참하게 될 것이다. 남들이 매겨 준 가치가 아니라 내가 스스로 가치를 매기고 그것을 구현하는 삶을 사는 것이다. 이제는 깨어나지 않으면 안 된다. 이미 여기저기 깨어나는 사람들이 많아지고 있다.

틀 속에 있던 사람들이 보호받고 그 밖에 있던 사람들은 억압받던 시절도 지났다. 더 이상 권력으로 안전을 보장받았던 시절이 아니다. 이 나라 산하 어디도 안전한 곳이 없고 이 지구 어디도 안전지대는 없다. 빙하가 녹고, 아마존의 숲이 없어지고 중국이 사막화되는 것이 어찌 그 나라만의 문제일까. 물과 땅, 공기가 오염되면서 건강한 먹을거리를 얻는 게 쉽지 않다. 유전자 조작을 끝낸 많은 종자들이 전 세계에 퍼지고 있고 우리 집 식탁에 오르는 음식이 어떤 과정을 거쳤는지 알 길이 없다. 선진국이라 해서 안전할 리 없고, 돈이 많다고 해서 혼자 살아남을 방도가 있지도 않다. 무한정 퍼내 쓸 수 있을 거라 생각했던 석유가 이제 바닥을 드러내고 있다. 에너지원이 끊기면 문명 전체가 모두 정지되는 날이 올지도 모른다. 어찌 보면 비극적인 것 같은 이런 상황, 백척간두와 같은 상황이다.

브레이크 없이 달리는 폭주 기관차 같기만 했던 현대 문명은 스스로 멈추지 못하고 연료가 바닥나야 멈추게 될지 모르겠다. 자연은 끊임없이 순환한다. 직선이 아닌, 시작과 끝이 없는 원이다. 겨울이 아무리 길다고 해도 봄은 반드시 오기 마련이다. 밤이 깊어 간다는 것은 새벽이 가까이 있다는 의미다. 위기는 기회라고 했다. 바위산 꼭대기에 바람을 맞으며 서 있는 소나무, 콘크리트 틈으로 삐져나온 풀꽃 한 송이를 볼 때 우리는 숙연해진다. 그간 물질문명의 힘에 눌려 작아지고 쪼그라들었던 생명의 가치가 빛을 발할 때가 올 것이다.

새로운 파도를 맞으려면 지금 몸의 한계를 뛰어넘어야 한다. 두렵지만 두렵지 않다. 두려움을 떨치려면 깨어나지 않으면 안 된다. 내가 먼저 깨어나 주변을 같이 깨워야 한다. 눈에 붙은 비늘들을 떼어 내고 내 생명의 가치부터 다시 보자. 밀려오는 새로운 파도를 함께 타넘을 준비를 하자.

평천하(平天下)는 수신(修身)부터

살아왔고 살아 내는 것은 몸이 있기 때문이다. 꿈이 있다면 내 삶을 살고 싶다면 건강 자립부터 하자. 낡은 가치에 매달려 하나밖에 없는 내 생명을 담보로 인생을 낭비하는 일 없도록. 내가 스스로 나를 살리면 같이 살아난다. 내가 누구인지 알고 내가 무엇인지 알고 실현해 간다. 때로는 자만심에 우쭐했다가 열등감에 시달리기도 하고, 화도 내고, 게으르고 부끄럽기도 한 모습도 모두 나다. 한없이 커졌다가 한없이 쪼그라드는 현재 내 모습, 어딘가는 모자라고 어딘가는 넘치는 내 모습이지만 그것이 전부가 아니다. 나의 참모습이 아니다. 해가 구름에 잠시 가려져 있을 뿐이다.

나의 아픔, 감정, 느낌, 생각, 입맛…… 그것부터 바라보자. 나를 살피는 것이 바로 천지 기운을 응시하는 일이다. 사소하고 하찮은 것이 아니라 그것이 자연을 이해하는 것, 생명을 깨닫는 것이다. 거창한 이론, 전문가의 그럴 듯한 말보다 더 귀하다. 제대로 살필 수 있다면 방편을 찾을 수 있다. 물음과 답이 따로 있지 않듯이 스스로에게 묻다 보면 답을 구할 수 있다. 참나를 만나려면 건강부터 찾자. 이는 몸을 지배하려는 것도, 몸에 끌려가는 것도 아니다. 바라보고 이해하고 다스리는 것이다.

뜻이 있는 곳에 길이 생긴다. 자연은 항상 기운이 먼저 있고 형태가 뒤따른다. 입춘이 와도 날은 여전히 춥지만 우리는 봄을 느낀다. 아직 꽃이 피지 않아도 싹이 올라오지 않아도 봄이 온 것을 안다. 의식이 먼저 깨어나면 몸도 서서히 바뀐다. 내 몸을 내가 다스릴 수 있다면 내 마음의 소리에 귀를 기울이고 실현하는 것이다. 건강 자립은 내 안의 생명의 힘을 확인하는 일이다. 저마다 몸에 깃든 하늘을 확인하는 길이다.

새로운 시대, 땅 힘부터 북돋우자. 거름도 주고 밭갈이도 해서 땅 힘을 기르자. 씨를 뿌려 놓는다. 때가 되면 싹이 트고 때가 되면 꽃이 필 것이다.

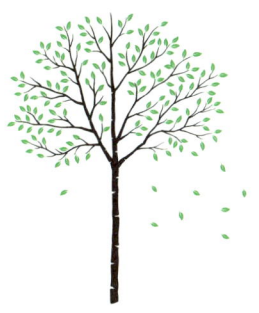

제2부

직관이 나를 살린다

학문하지 마세요.

이것은 자연과 생명이 살아가는 원리, 자연 법(法)입니다.

학(學)이나 설(說)하고 다릅니다.

생명으로 살아가는 이치가 바로 자연 섭생입니다.

— 현성 김춘식 —

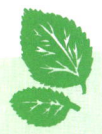

1장
내 몸을 통(通)하는 자연의 이치

소우주 인간 ― 음양(陰陽)·오행(五行)·육기(六氣)

'인간은 소우주, 우리는 하나, 세상은 모두 하나로 연결되어 있다.' 머리로는 수긍하는 이 말이 공허하게 들리지 않으려면 구체적인 몸의 경험이 필요하다. 몸을 통하지 않으면 그저 관념에 그칠 뿐, 아무리 아름다운 말씀도 내 것이 되지 못한다. 몸이 바뀌어야 정말 바뀐다. 내 몸은 머리와 몸통, 사지가 있고 그 몸통 안에 장부가 있다. 손끝, 발끝까지 연결된 혈관 속을 혈액이 쉴 새 없이 돌고 돈다. 눈, 코, 입, 몸의 구멍들은 몸의 안과 밖을 연결하고 있다. 우주가 너무 멀게 느껴지는가? 자연은 산과 바다에 가야만 만날 수 있을까? 내가 곧 자연이다. 살아 있는 나의 몸이 한순간도 천지 기운과 호흡하지 않은 적이 없다. 들숨 날숨으로 하늘 기운과 교류하고 먹고 마시는 동안 땅의 지기를 섭취한다. 나고 자라고 다시 돌아가는 인간의 삶은 봄·여름·가을·겨울 사계절이 순환하는 이치 그대로이다. 일어나 움직이고 잠자리에 드는 과정, 새벽부터 밤까지 이어지는 하루는 우리 일생이 흐르는 이치와 같다. 내 안에는 이미 자연의 순환 이치가 고스란히 담겨 있다. 천지가 만나 사람이 태어났다 천지인(天地人). 사람은 우주 자연을 본 따 몸통은 땅을 닮아 네모지고 머리는 하늘 닮아 둥글다. 천지가 음양이요 그 작용이 오행이다.

이어질 이야기는 음양오행을 '논(論)'하기 위한 것이 아니다. 써먹기 위함이다. 동양의 철학, 의학, 역학, 과학, 사상 그 어떤 분야를 찾아 들어가도 결국은 음양오행과 만나게 된다. 서양의 이원론식 교육 탓에 음양오행을 한때 성행했던 학설 정도로 여기거나 현실과 동떨어진 관념 철학 정도로 오해하는 사람이 있을지도 모르겠다. 음양오행은 자연의 변화, 순환하는 원리를 가리킨다. 형이상학이면서 형이하학, 우주 만물이 변화하는 이치면서 내 몸이 운행하는 원리이기도 하다. 자연의 이치와 내 몸의 변화 원리가 다르지 않으니, 실제 삶의 문제를 풀어낼 구체적이고 실천적인 방편이다.

동양의 철학은 애초부터 관념과 실체, 현실과 이상 세계를 분리해서 보지 않았다. 현상과 본질은 둘이 아니다. 몸과 마음, 인간과 자연, 삶과 죽음이 분리되어 있지 않다. 이편과 저편, 이승과 저승이 공존한다. 입자와 파동, 물질과 비물질도 결국은 하나의 기(氣)의 모임과 흩어짐이다. 모든 것은 관계 속에 있고 그 안에서 생성, 변화, 소멸하고 다시 순환한다. 자연의 변화 원리는 몸의 이치로 풀려 나오고 사람과 사람이 관계 맺고 사는 세상을 이해하는 바탕이 된다. 학문하는 것이 곧 자신을 닦는 것이고, 공부(工夫)하는 것은 결국 참 사람이 되기 위한 것이었다. 음양오행의 틀을 빌어 결국은 내 삶의 문제를 풀고자 함이다. 내 몸은 음양이 어우러지고 오행의 생(生)과 극(克)이 이뤄지는 역동적인 장(場), 소우주다. 그 안에서 '생명'을 보고자 함이다. 나를 관찰하고 그것을 텍스트 삼아 성찰하자. 어떤 감정이 일어나고, 어떤 증상이 나오며, 어떤 생각을 하고 있는지, 언제 기쁘고 슬픈지, 언제 편안한지 그리고 그 모든 것을 어떻게 조절하고 있는지도.

음양(陰陽), 그리고 작용

몸은 어디서 와서 어디로 가는 것일까? 존재하는 그 어떤 것도 결국은 기(氣) 아닌 것이 없다. 천기, 지기, 공기, 온기, 열기, 곡기, 거름기처럼 사람의 몸도 자연의 기운이 모여 있는 모음, 그래서 몸이다. 사람의 몸은 자연의 기운이 쉴 새 없이 흐르고 드나드는 곳이다. 그 몸살을 아는 것앎이 결국 술앎, 사람이고 삶이다. 몸을 바꾼다는 것은 몸을 흐르는 기운을 바꾼다는 것이다. 먼저 내 안에 흐르는 기운을 이해하고 그 기운들의 운행 원리를 알아야 할 필요가 있다.

땅에 발을 딛고ㅁ 하늘을 이고ㅇ 사는 사람△. 천지의 작용으로 생명이 탄생한다. 땅이 없이 하늘이 있을까? 밤이 없는데 낮이 있을까? 몸 없이 마음이 있을까? 음양은 '있고 없고'가 아니다. 이것이 있어야 저것이 있고 저것이 있어야 이것이 있는 것이다. 함께 있을 때만 의미 있다. A에 비해 B가 어떤지, 어느 쪽이 보다 음적(陰的)인지 양적(陽的)인지, 적극적인지 수동적인지 이해하는 상대적인 개념이다. 남자 없이 여자 없고, 여자 없이 남자가 있을 수 없다. 옳고 그름이 없다. 음양을 나누고 쪼개서 고정시켜 버리면 이미 음양이 아니다. 음 따로, 양 따로 분석해서 좋고 나쁨을 따지면 음양의 본질을 놓치게 된다.

토끼와 거북이가 경주를 하면 누가 이길까? 토끼? 거북이? 이것이냐 저것이냐 답을 하기 전에 되묻는다. 어디서 경주를 하는가? 육지인가, 바다인가? 낮과 밤은 어느 것이 양이고 어느 것이 음인가? 나는 사람이니 내 입장에서 보면 낮이 양(陽)이고 밤이 음(陰)이다. 밤에 움직이는 야행성 올빼미에게는 낮이 음이고 밤이 양이다. 남반구와 북반구는 계절이 다르다. 적도와 극지방은 시간의 흐름이 다르다. 똑같은 실험을 해도 다른 결과가 나온다. 절대 시간이란 존재하지 않는다. 생명이 각자 자신의 위치에서 인식하는 것일 뿐이다.

언제나 '남자는 양, 여자는 음'이 아니다. 어떤 관계 속에 있느냐에 따라 달라진다. 부부 관계라면 남자가 양, 여자는 음이다. 같은 두 사람이 직장 동료로 만났을 때 여자가 직장 상사라면 음양의 관계는 바뀐다. 같은 사람이 누군가의 자식이었다가 어머니도 되고 동생도 되고 아내도 된다. 학생도 되고 선생도 된다. 시간과 공간, 흐름과 맥락을 떼놓고 이해할 수 있는 것은 없다. 음양을 이해하면 고정불변의 실체로 명명할 수 있는 것이 없다. 모든 것이 관계 속에서 다른 입장(立場)을 취하는 것일 뿐, 서 있는 장(場)에 따라 다른 역할을 한다. 그러나 결국은 한 사람이다. 기가 모이면 입자가 되고 흩어지면 파장으로 남지만, 궁극은 하나의 기, 하나의 에너지인 것처럼.

'음(陰)'을 발음해 본다. 어떤 느낌인가? 음미한다. 가라앉는다. 무겁다. '양(陽)'을 소리 내 본다. 사뭇 느낌이 다르다. 입모양부터 다르다. 입을 크게 벌려야 소리가 난다. 밝다. 밖으로 나가는 느낌이다. 가볍다. 음양은 고정된 상태가 아니라 변화요, 흐름이다. 동양에서는 우주 변화의 이치를 그래서 역(易)으로 표현한다. 음양의 흐름, 작용의 변화 양상을 일러 소양(小陽), 태양(太陽), 양명(陽明), 궐음(厥陰), 소음(小陰), 태음(太陰)으로 표현했다. 음의 변화는 서서히 일어나 눈에 잘 띄지 않는다. 양은 변화가 빠른 것이다. 태초에 하나였던 일기(一氣), 무극(無極)에서 갈라져 태극(太極)으로 휘돌아 나오고 음과 양의 조화로 삼라만상이 만들어졌다. 무거운 것은 가라앉고 가벼운 것은 올라간다. 차가워 무거워지면 비가 되어 땅으로 내려와 강이 되고 바다가 된다. 뜨거워 가벼워지면 수증기가 되어 하늘로 올라가고 이슬이 된다. 바다가 이슬이 되고 이슬이 바다가 된다. 하늘과 땅이 만나는 기울기로 계절이 생겨나고 만물은 생장소멸을 반복한다.

 땅이 존재하는 만큼 하늘이 생긴다. 지구만큼의 하늘을 이고 있는 이치다. 지구 밖 우주에서는 더 이상 하늘, 땅의 의미는 없다. 하늘과 땅은 그 변화가 서로 다르다. 하늘은 한순간도 머무름 없이 끊임없이 변화한다. 구름이 모였다 흩어지고 바람은 불어오고 간다. 맑았던 하늘에 어느새 먹구름이 몰려와 비를 뿌리는가 하면 다시 구름이 걷히고 태양이 얼굴을 내밀기도 한다. 형태를 지니지 않는 양(陽)의 변화는 상대적으로 빠르다.

 우리가 발 딛고 서 있는 땅은 하늘과 달리 그 변화가 느리다. 서서히 가라앉고 어떤 곳은 서서히 올라오기도 한다. 아주 더디게 일어나서 거의 알아챌 수가 없다. 짧게는 몇 백 년, 길게는 몇 만 년 이상에 걸쳐 조금씩 진행된다. 땅이 하늘처럼 그렇게 빨리 움직인다면 이토록 무수한 생명들이 땅에 뿌리내리고 살 수 있을까. 땅은 그래서 생명이 살아가는 토대, 터전이 된다. 땅의 변화는 더디지만 근본적인 변화를 가져온다. 어떤 섬은 가라앉아 사라지기도 하고 어떤 바다는 솟아올라 산이 되기도 한다. 없던 땅이 올라오기도 하고 한 문명이 통째로 사라지기도 한다.

해와 달, 남자와 여자, 낮과 밤처럼 서로 다른 두 기운이 작용을 일으켜 우주 자연의 질서를 만든다. '남자는 하늘, 여자는 땅'이라는 표현은 여성을 낮춰 보는 말이 아니다. 자연의 이치로 봤을 때 남녀의 역할이 서로 다름을 나타낸 말이다. 남자의 몸은 해의 영향을 많이 받는다. 해 뜨면 일어나 일을 하러 간다. 해가 있을 때 사냥도 하고 농사도 짓고 땔감도 구한다. 몸의 구조 또한 그렇다. 남자는 성기도 밖으로 드러나 있고 매일(每日) 새로운 정자를 무수히 만들어 낸다. 남자는 양적이라 기가 잘 흩어진다. 남자아이들이 활동적이고, 지나치면 산만해 보이기까지 하는 이유도 양적인 기운이 여자아이들보다 강하기 때문이다.

여자의 몸은 해보다 달의 영향을 많이 받는다. 달의 주기에 맞춰 달거리월경를 하고 매월(每月) 난자를 만들어 낸다. 빨리 움직이는 정자에 비하면 난자의 움직임은 아주 느리다. 정자와 난자가 수정을 할 때 수많은 정자들이 난자를 향해 돌진하고 그중 가장 빠른 정자가 난자를 뚫고 들어가는 것 같지만 실상은 그 무수한 정자들 중에 하나를 택해 문을 열어 주는 것은 난자다. 몸속에 있는 자궁, 난소, 나팔관을 비롯한 성기는 보이지 않는 곳에 깊숙이 자리하고 있다. 여자의 몸은 음적이라 냉기가 가라앉으면 쉽게 밖으로 빠지지 않는다. 그래서 몸이 차서 생기는 병이 많다. 몸으로 비춰 보면 남자는 양, 여자는 음에 가깝다. 그래서 하늘, 땅이

다. 땅이 있어야 하늘이 있다. 하늘 없는 땅 또한 없다. 그 안에서 높고 낮음, 천하고 귀한 것이 있을 이유가 없다.

내 안의 음양 — 정(精)·기(氣)·신(神)

하늘과 땅, 천지는 고스란히 사람 안에 들어와 있다. 사람은 천지자연의 기운에 응해 만들어졌다. 사람 안에서 음양은 육체와 정신이다. 형태가 없는 생각신(神)은 양이요, 물질로 존재하는 몸정(精)은 바로 음이다. 생각은 물결이고 몸은 모음이다. 파장이 조밀하게 모이면 입자화한다. 파장이 물질이 된다. 태양 빛은 자외선, 적외선, 가시광선으로 이루어져 있다. 잡을 수 없고, 만질 수 없는 파장이다. 돋보기로 빛을 한곳에 모으면 종이가 탄다. 흩어지면 파장이었다가 모이면 입자, 물질로 작용한다. 빛은 입자이면서 동시에 파장이다. 세상 모든 것이 입자이면서 파장이다. 형태를 띠고 있다가 흩어지기도 하고 다시 모여 형태가 드러나고 또 흩어진다. 핵분열과 핵융합, 색(色)이 공(空)이요, 공(空)이 즉 색(色)이다. 입자와 파동도 하나의 기운에서 비롯한다. 몸이 그 명을 다한다면 깃들어 있던 영혼도 다시 온 곳으로 돌아가고 우주적인 에너지로 흩어질 것이다.

몸은 모여 있어 형태를 지니고 있다. 시간과 공간 속에 매여 있다. 몸은 지금 여기 있는데 생각은 어디를 유영하고 있을지. 생각이 빛의 속도보다 빠르게 움직여도 몸은 그렇지 못하다. 우리가 살면서 느끼는 괴로움의 대부분이 생각과 몸이 하나되지 못해서 오는 것들이다. 생각대로 몸이 따라가 주지 않으면 그 사이에서 마음이 흔들린다. 화도 나고 짜증도 난다. 생각으로는 쿨하고 싶고 생각으로는 대범하고 싶은데 잘 되지 않는다. 불안하고 싶지 않은데 자꾸 불안해지는 이유는 생각 때문이 아니라 몸 때문이다. 등골이 오싹하고 오금이 저리고 식은땀이 나고 눈빛이 떨리는 것은 생각이 아니라 몸이 그렇기 때문이다. 게을러지고 늘어지고 실천은 못하고 생각만 많아지는 것은 몸에 힘이 빠져 있어서다. 그릇이 부실한데 내용물이 제대로 담길 리가 없다. 생각은 저만치 앞서 있어도 몸은 지금 여기, 딱 이만큼이라는 현실. 몸이 바뀌지 않고서는 원대한 이상도 평온한 마음도 공염불에 지나지 않는다.

몸이 변하는 데는 시간이 필요하다. 좋아지는 것도 나빠지는 것도 하루아침에 일어난 것이 아니다. 몸의 변화는 땅의 변화와 같아 눈에 띄지 않게 서서히 일어난다. 생각으로는 우주의 이치를 다 깨달아도 몸이 깨달아 습(習)이 바뀌는 데까지는 시간이 걸린다. 매일 밥을 먹고 잠을 자듯이 영양도 하고 움직여야 한다. 필요한 것이 모자라거나 지나치면 생각과 몸 사이 간극이 벌어지면서 마음이 신호를 보낸다. 짜증나는 마음, 불안한 마음, 허무하고 서글픈 마음, 두려운 마음……. 나도 모르게 감정에 휘둘리고 휩싸인다. 마음이 어디 있는가? 내 몸 아닌 다른 곳에 있는 것이 아니다. 바로 몸속에 있다. 생각과 몸이 작용을 일으킬 때 마음이 나온다. 생각과 몸이 하나 될 때는 마음이 흔들리지 않는다. 몸이 있는 곳에 생각이 늘 함께 있는 것, '지금 여기'에 완전히 몰입하는 상태다. 어린아이일수록 그런 하나됨의 순간이 길다. 기쁨도 슬픔도 괴로움도 아닌 무아지경(無我之境), 순간의 몰입, 시간과 공간을 잊어버리는 상태, 참나를 만나는 순간이다.

생각신(神)이 몸정(精)에 강하게 모일수록 기(氣)가 살아난다. 기(氣)가 강할수록 내 생각과 몸이 하나가 된다. 간절하게 염원(念願)하면 그것이 현실이 되듯이 생각이 창조를 일으킨다. 그러나 생각만 한다고 창조가 일어나는 것은 아니다. 생각이 확고하면 몸이 실현하는 방도를 찾아 그런 삶을 살게 된다. 씨앗만 가지고 싹이 트지 않는 법이다. 품을 대지가 필요하고, 씨를 뿌리고 물 주고 거름 주는, 가꾸는 과정이 필요하다. 공간에 뿌리내리고 시간을 사는 과정이 있어야 한다. 몸으로 실천하지 못하면, 행하지 않으면 씨앗은 대지를 뚫고 싹트지 못한다. 몸을 다스리지 않으면 생각이 현실이 되지 않는 까닭이다. 같은 씨앗이라 해도 어떤 땅에 뿌리느냐에 따라 다른 결과가 나온다. 아무리 좋은 씨앗이라 해도 땅이 부실하면 좋은 싹이 트기 힘들다. 마찬가지로 몸의 힘이 약해지면 정신의 힘도 약해지는 것이다.

좋은 땅이 있다 해도 올곧은 씨앗이 뿌려지지 않으면 거둘 것이 없다. 공허하다. 생각 너머의 생각, 올곧은 나의 생각, 온전한 뜻이 몸에 깃들어야 싹이 튼다. 씨앗 속에는 이미 비바람, 추위와 더위를 이겨 낼 모든 정보, 에너지가 잠재되어 있다. 제대로 된 씨앗을 뿌려야 생(生)의 파고를 넘을 수 있다. 아무리 토양이 비옥하다 해도 씨앗의 기운이 약하면 힘겨운 과정을 넘기기 어렵다. 싹이 트고 꽃이야 필지 모르지만 알곡이 될 수는 없다. 남의 정신, 남의 사상으로 진리에 이를 수 없음이다.

수없이 많은 생각이 오고 가고 나타났다 사라진다. 이것이 내 생각인지, 정말 내가 그렇게 생각하는 것인지 어떻게 알 수 있는가? 신(神)을 밝히는 것 신명(神明)은 마음이다. 자신의 마음 자락을 살피다 보면 알게 된다. 그 생각을 하면 마음이 즐겁거나 편안하고, 신명 난다면 내 생각이다. 이성적, 논리적으로 뭐라 설명하기는 힘들지만 왠지 꺼려지고 불편하고 괴롭다면 그것은 내 생각이 아니다. 생각 너머의 생각과 대화하고,

겹겹이 가려져 있는 마음을 자주 들여다볼 일이다. 이런저런 생각이 오고 가는 나를 보고 있는 나, 온갖 감정이 일어나고 사라지는 것을 보는 내가 있다. 참 생각(生覺), 참나가 원하는 것을 몸이 따르고 행하고 있다면 마음은 즐겁고 평화롭다. 반면 내 것이 아닌 생각, 원치 않는 것을 따르고 있다면 마음이 흔들리고 심기(心氣)가 불편해진다. 신명이 나지 않는다.

음(陰)	밤	지(地)	달	정(精) 육체	어머니	하체	바다	밀물	핵융합	음전자	환원	입자	-
중(中)	일출· 일몰	인(人)	지구	기(氣) 마음	자녀 (子女)	허리	갯벌	조수 간만	작용	중성자	작용	플랑크 상수	0
양(陽)	낮	천(天)	해	신(神) 정신	아버지	상체	육지	썰물	핵분열	양전자	산화	파동	+
완(完)	하루	우주	태양계	사람	가정	몸	지구	갯벌	물질	핵	화학 반응	빛	수리

음양중 비교표

마음은 생각도 몸도 아니다. 음도 양도 아닌 작용의 중(中)이다. 생각이 몸에 잘 깃들어 있으려면 힘이 있어야 한다. 정신과 육신을 묶어 주는 힘인 기(氣)가 필요하다. 정(精)·기(氣)·신(神)이 하나되면 완전한 사람이다. 하늘과 땅 사이에 생명천인지(天人地)은 셋이면서 하나, 하나이면서 셋이다. 하늘과 땅의 작용으로 생명이 태어나듯이 육신과 정신의 작용으로 마음이 움직인다. 육체도 정신도 아닌 느낌, 감정, 기분, 기(氣), 감(感), 직관, 생명력은 음도 양도 아닌 경계에 있다. 음양의 작용을 조절하는 힘이다. 중(中)은 기계적 중간, 평균, 절충이 아니다. 상황과 맥락에 따라 자유자재로 달라지는 자리매김과 중심의 이동이다.

  하늘의 뜻을 몸으로 실현하는 것, 생각과 몸이 하나되는 것이 내 안에서 일어나는 음양의 합일(合一)이다.『황제내경(黃帝內經)』에서부터 내려오는 완전한 인간상, 곧 음양화평지인(陰陽和平之人)이다.

오행이 드러나는 삶

  지구는 태양을 끊임없이 돌고 있지만 단 한 번도 같은 궤도를 돌지 않는다. 비슷한 것 같지만 조금씩 다른 궤도를 돈다. 해마다 겨울이 가면 봄이 또 오지만 한 번도 같은 봄이 아니다. 어제처럼 오늘이 오지만 오늘은 더 이상 어제와 같은 하루가 아니다. 우주 자연에서는 고정되어 머물러 있는 실체는 존재하지 않는다. 잡았다고 하는 순간, 어느새 빠져 나간다. 이름을 알았다고 해서 실체를 아는 것이 아닌 것처럼.

  해와 달의 작용으로 밀물과 썰물이 생기고 하늘과 땅의 기울기로 계절이 생긴다. 음양이 만나 작용하는 것을 크게 다섯 단계로 나눠 오행(五行)이라 했다. 오행을 잘못 이해하면 명사나 물질로 알기도 한다. 목(木)·화(火)·토(土)·금(金)·수(水)는 나무, 불, 흙, 쇠, 물이 아니라 그것이 상징하는 기운을 일컫는다. 명사였다면 굳이 행(行)을 붙이지 않았을 것이다. 행(行)은 변화, 우주 자연의 흐름을 의미한다. 미세한 분자의 활동, 우주의 팽창과 수축, 생명의 생장과 소멸이 모두 같은 흐름 속에 있다. 음양의 변화와 질서인 오행은 음양(陰陽)과 떼놓고 볼 수 없는 원리이다. 오행을 분류하기 시작하면 오행의 핵심인 변화의 과정을 놓치게 된다. 오행을 빌려오는 것은 결국 오행을 조절하고 있는 힘, 생명력을 보고자 함이다.

구별	목(木)	화(火)	토(土)	금(金)	수(水)	상화(相火)
계절	봄(春)	여름(夏)	한여름(長夏)	가을(秋)	겨울(冬)	환절기
방위	동(東)	남(南)	중앙	서(西)	북(北)	-
기후	바람(風)	열기(熱)	습기(濕)	건조함(燥)	냉기(寒)	-
색깔	푸른색(靑, 綠)	붉은색(赤)	누런색(黃)	흰색(白)	검은색(黑)	빛(光)
소리 1	각(角)	치(徵)	궁(宮)	상(商)	우(羽)	반음(半音)
소리 2	미	솔	도	레	라	반음(半音)
힘의 작용	완(緩)	산(散)	고(固)	긴(緊)	연(軟)	힘(力)
형태	길쭉한 모양	역삼각형	동그란 모양	각진 모양	삼각형	무형(無形)
냄새	쉰내, 노린내	쓴 내, 불 내	단내, 곯은 냄새	비린내, 매운 냄새	짠 내, 꼬랑내	생 내

자연과 육기(六氣)

하루

새벽 해가 아직 떠오르기 전, 희뿌옇게 밝아 온다. 바람은 아직 차다. 하루를 살려고 예열하는 시간이다. 준비하고 계획한다. 희망으로 가득한 시간이다 목기(木氣). 이내 해가 떠오르고 주변이 환해진다. 집 밖을 나선다. 하루가 시작된다. 일을 시작한다. 계획한 일을 열정적으로 한다 화기(火氣). 해가 가운데 걸리면 점심을 먹고 잠시 쉬었다가 부지런히 움직여 오후 일을 한다. 다른 생각을 할 겨를도 없이 부지런해지는 시간이다 토기(土氣). 어느덧 해가 기울기 시작하면 저녁, 마음이 바빠진다. 마무리할 시간, 아쉬움이 남지만 하루 일을 마무리하고 집으로 돌아온다 금기(金氣). 땅거미가 내려앉고 주변은 캄캄해진다. 고단한 하루를 내려놓고 쉰다. 오늘 하루를 돌아보며 성찰한다. 깊은 잠에 빠진다 수기(水氣). 어제가 가고 또 오늘이 온다. 땅과 하늘이 만나 하루가 생긴다. 음양이 작용하여 오행으로 돌아가는 것이다.

한 해

꽁꽁 얼어붙은 춥고 긴 겨울, 주변은 온통 잿빛이다. 동물들은 겨울잠을 자고 잎을 다 떨어뜨린 나무들은 물밑 작업만 하고 있다. 죽은 듯이 고요하지만 죽은 것이 아니다. 땅속의 씨앗, 추위를 피해 숨은 동물들이 모두 때를 기다리고 있다 수기(水氣). 얼음이 풀리고 언 땅이 녹으면 삐죽하게 솟는 것이 있다. 땅속에서 준비하고 있었던 씨앗이 때가 되면 땅 위로 솟는다. 싹이 움트고 올라온다. 생명 현상이 보이기 시작한다. 보이니까 봄이다 목기(木氣). 따뜻하고 부드럽다. 개구리도, 뱀도 튀어 나온다. 눌려 있던 에너지들이 용수철처럼 솟아오른다 spring. 산과 들은 초록빛으로 바뀐다. 한낮이 조금씩 길어지고 해가 떠 있는 시간이 길어지니 날이 더워진다. 열리는 계절, 여름이 온다. 싹이 꽃으로 핀다. 꽃다운 청년기, 암술과 수술이 만나는 시기다. 자연은 꽃들의 향연이다. 불꽃처럼 환하게 피어난다. 부딪치고 열이 나고 열기는 흩어진다 화기(火氣). 남녀가 만나 몸도 부딪치고 입술도 부딪친다. 가슴이 뜨거워진다.

꽃이 지면 그 자리에 열매가 맺힌다. 열매는 실하게 뭉친다. 장마 뒤

삼복더위, 찌는 무더위를 온몸으로 산다. 둥글둥글해지고 안으로 실해지고 단단해진다^{토기(土氣)}. 사랑하던 남녀가 가정을 이뤄 하나가 된다. 현실에 발을 붙이고 자식을 낳아 기른다. 자식은 열매다. 열매가 제대로 알곡이 될지 아직 알 수 없다. 가을이 되어 결실을 맺고 씨앗을 얻어 봐야 안다. 가을은 수확하고 씨앗을 얻는 계절이다. 알곡과 쭉정이를 구분하는 때, 탈곡해서 버릴 것은 버리고 저장할 것은 저장한다. 풍성한 가을 들판, 추수 뒤에 오는 냉혹한 기운이 함께 있다^{금기(金氣)}. 다시 추운 겨울이다. 참고 견디고 인내하면서 겨울을 나야 봄에 다시 싹이 튼다. 씨앗은 겨울을 거쳐야 저장하는 힘이 생기고 생명력이 강해진다^{수기(水氣)}. 추운 겨울을 이겨 낸 씨앗만이 봄에 싹을 틔운다. 지구가 해를 한 바퀴, 한 해를 돌았다.

 음양이 어떻게 작용하느냐에 따라 서로 다른 오행의 기운이 펼쳐진다. 부드럽게 교류하는지, 부딪치는지, 뭉치고 달라붙는지, 밀어내는지, 긴장시키는지가 다르다. 오행은 명사라기보다 오히려 형용사와 동사에 더 가깝다. 머리가 아니라 몸으로 체감(體感)하는 것이다. 온도계 속 온도가 아니라 체감 온도가 더 중요하다. 느끼고 저절로 이해되고 알게 된다. 달력에 봄이 와도 세상은 꽁꽁 얼어붙어 있을 수 있다. 억압되고 짓눌려 우스갯소리 한마디 제대로 할 수 없는 세상이라면 봄이 봄일까? 날이 풀리고 싹이 나고 꽃이 핀다 해도 온통 비교와 경쟁인 세상에서 억눌려 산다면 목기(木氣)를 제대로 체감할 수 있을까? 오행은 관계와 흐름 속에서 풀려나온다. 시계, 달력, 수치만으로 알 수 없는, 생명이 온몸으로 느끼는 것이다.

내 몸은 어느 계절을 살고 있나

봄, 목기(木氣)

대기가 움직인다. 동쪽에서 바람이 불어온다. 메마르고 앙상한 겨울나무에 아기 손톱만 한 새순이 올라온다. 죽은 줄로만 알았던 나무가 살아 있다. 긴 겨울을 견디지 못했다면 싹을 틔울 수 없었을 텐데 나무는 겨우내 숨죽이고 견디면서 날이 풀리기를 기다렸다. 땅속에서 물밑 작업을 하고 있었던 것이다. 봄이 되면 나무는 중력을 이기고 위쪽으로 물을 밀어 올린다. 어린 싹은 푸르다. 잿빛 산하가 풀빛으로 바뀐다. 어린 생명들은 다 여리고 보드랍다. 솜털이 나 있다. 만지면 따듯하다. 물기가 많다. 새싹은 하루가 다르게 자라고 아이들은 며칠 안 본 사이 쑥쑥 커져 있다. 봄은 성장, 상승, 솟구치는 기운으로 가득하다. 아이들의 몸은 두루뭉술하다. 형태가 분명하게 고정되어 틀이 생겨 버리면 더 자랄 수 없다. 몸도 생각도 고정된 틀이 없으니 자라고 또 자란다. 꿈도 많고 계획도 많다. 희망으로 가득 찬 봄의 기운, 목기(木氣)다. 간담이 좋으면 봄과 같은 기운이 적당하니 부드럽고 유하다. 솔직하고 꾸밈없다. 지조 있고 용감하며 겁이 없다. 봄의 성장시키는 기운이 담겨 희망적인 말을 잘 하고 조건 없이 나눠 주기를 좋아한다.

봄 날씨는 변덕이 심하다. 바람이 함께하기 때문이다. 봄바람은 따듯하게 부는 듯하다가 황사를 몰고 오고, 회오리바람이 되어 꽃이 피는 것을 시샘하기도 한다. 유년기 아이들은 따뜻하고 천진하지만 몸이 안 좋을 때는 물건을 던지고 떼를 쓰는 등 하고 싶은 대로 하려는 속성이 있다. 목기가 좋으면 부드럽고 온화하지만 균형이 깨지면 남에게 가슴 아픈 말을 내뱉고 폭력적이 되는 등 막무가내의 면모를 보이기도 한다. 추진력이 약해지고 변덕이 심해지기도 한다.

땅을 뚫고 위로 솟는 길쭉한 형상, 기운은 부드러울 완(緩), 푸른색, 동쪽, 바람(風), 인(仁)의 성정을 가진다.

여름, 화기(火氣)

봄이 지나 날이 활짝 풀리고 싹은 꽃이 된다. 봉오리로 모여 있던 꽃은 활짝 벌어진다. 불꽃처럼 환하게 피어나 주변을 밝힌다. 빛깔과 향을 마음껏 발산한다. 꽃으로 피어나면 열매를 맺을 준비가 되는 것이다. 남자는 남자다워지고 여자는 여자다워진다. 남자는 정자를 만들고 여자는 월경을 시작, 생명을 잉태할 수 있는 몸으로 바뀐다. 청소년기는 눈부시게 아름다운 시기, 사랑하고 사랑받는 시기, 가슴이 뜨거워지는 시기다. 사랑, 용기, 열정, 희생, 환상, 화기(火氣)다. 청소년기는 표현하고 싶고 드러내고 싶은 마음이 가득한 때다. 외모, 재능 모두 돋보이고 싶다. 어른들은 그냥 있어도 예쁜 때라고 하지만 그것을 알 리가 없고 꽃으로 활짝 피고 싶다. 누군가를 동경하고 환상적인 생각에 빠져 있다. 틀을 싫어하고 구속받는 것을 싫어한다. 자신을 태워 세상을 밝히는 불의 속성처럼 희생정신이 강하다. 불의를 보면 기꺼이 횃불을 든다.

청소년기는 환상적이고 화려하고 자기표현도 잘 한다. 용감하고 희생적인 면이 있지만 한편으로 매사에 반항적이고 짜증내는 일이 잦다. 드러나는 것을 좋아하니 '폼생폼사'다. 불의 기운은 뜨거움, 모든 열기는 위로 뜨고 형체 없이 확산되어 퍼지지 않는 곳이 없다. 화기가 좋으면 육감이 예민하고 다른 사람의 기분을 잘 파악한다. 그러니 자연스럽게 예를 갖추게 된다. 하지만 균형이 깨지면 너무 들떠 있어 주체가 안 되고 한번 올라가면 내려오지 않는 공주병, 왕자병이 생길 수 있다. 화기가 돌출되어 예의도 없는 안하무인이 되고, 짜증을 많이 내며 사소한 일에도 사생결단하려는 듯한 모습을 보이기도 한다.

위로 확산하는 역삼각형 형상, 기운은 흩어질 산(散), 붉은색, 남쪽, 열기(熱), 예(禮)의 성정을 지닌다.

장하(長夏), 토기(土氣)

꽃이 지고 그 자리에 열매가 맺힌다. 둘이 하나가 된다. 가정을 이루고 자식을 얻는 힘이다. 인생의 파고를 함께 넘으며 하나가 되는 힘, 화합하는 힘, 발 딛고 서 있는 현실을 보는 힘이 토기(土氣)다. 열매를 맺고 속으로 여물기 위해서는 견뎌야 할 것들이 많다. 장마의 지난함과 장마 뒤에 오는 습하고 끈적한 무더위, 다 녹아내릴 것 같은 뜨거운 햇볕도 고스란히 견딘다. 열매는 찌는 듯한 더위와 습기를 두려워하지 않는다. 그것이 바로 열매를 단단하고 속이 차게 해 줄 것을 알기 때문이다. 토(土)는 그냥 땅(地)과는 다르다. 땅이 그저 부드럽기만 하다면 뿌리를 단단하게 박지 못해 서 있을 수 없다. 건조한 사막 같은 땅은 바람만 불어오고 생명이 깃들어 살기 힘든 곳이다. 토 기운(土氣運)을 잃어버린 땅, 황무지는 더 이상 토(土)가 아니다. 밟아도 길이 만들어지지 않고, 집을 지을 수도, 농사도 지을 수 없는 땅이 된다. 삶의 터전이 될 수 없는 땅은 그저 땅(地)이지 토(土)가 아니다.

결혼하여 가정을 이루면 방황을 끝내고 정착하게 된다. 경제적인 부분에 관심이 생기고 돈도 꼭 필요한 곳에 쓰려하고 매사에 현실적인 부분을 고려한다. 적절한 습기는 만물을 생장시키고 안으로 열매를 영글게 한다. 밥에 뜸을 잘 들이면 밥맛이 더 차지는 것도 같은 이치다.

우리 몸에서는 비장, 위장이 바로 그런 토기운의 저장고다. 비·위장은 실천하는 힘, 다부진 힘이요, 반복해서 습관으로 만드는 힘을 말한다. 말이 아닌 행동으로 보여 주니 굳건한 믿음을 준다. 비·위장이 약해지면 실천력이 떨어져 생각만 많아진다. 지나치게 근심하면 다시 비·위장이 상한다. 토기가 강한 사람은 기운이 동그랗게 안으로 모여 자기 응집력이 강하다. 옳다고 믿으면 주변 시선을 의식하지 않고 실행한다. 현실적이고 생활력이 강하다. 습기가 지나치면 곰팡이가 슬고 좀이 생기듯 토기가 균형을 잃으면 게을러진다. 망상이 심해지고 의심도 많아진다. 주변 사람을 고려하지 않고 자기 자신만 생각하게 된다. 지나치게 집착하고 고착되어 고지식한 고집불통이 되기도 한다.

응집력이 강한 둥근 형상, 기운은 단단할 고(固), 누런색, 방위는 중앙, 습기(濕), 성정은 신(信)이다.

가을, 금기(金氣)

한여름 열기가 조금씩 사라지고 서늘한 바람이 분다. 대기는 건조해진다. 나뭇잎들은 추운 계절을 대비하느라 몸에 있는 물기를 빼고 잎사귀들을 땅으로 떨어뜨린다. 여름내 속으로 찼던 열매를 수확하는 시기가되었다. 열매가 알곡으로 자라려면 가꾸는 작업이 필요하다. 거름도 주고 가지치기도 해 주고 벌레도 잡는다. 음으로 양으로 가꾼다. 그러나 가꾼다는 것은 목적을 두고 하는 것이 아니다. 기대는 하지만 몰아치지 않는다. 정성을 다해 기르지만 이 열매들이 다 알곡이 되리라고는 생각하지 않는다. 그중 몇 개라도 되면 행복하다. 곡식이 익으면 속이 차고 무거워지며 처진다. 나락을 베서 탈곡기에 턴다. 털어서 모아서 키에다 얹어 키질을 한다. 가을 해질 무렵 들녘에서 서풍(西風)을 등지고 켠다. 툭툭 치며 '까부르면' 쭉정이는 날아가고 키에는 알곡이 남는다. 쭉정이는 버리고 알곡만 추스른다. 쭉정이와 알곡이 섞여 있으면 알곡까지 같이 썩어 버리기에 쭉정이는 거름으로 되돌리고 알곡만 거둔다. 쭉정이라고 쓸모없는 것이 아니라 불쏘시개나 거름으로 다르게 쓰일 뿐이다. 사회에서도 가정에서도 역할이 확연해지고 자리가 잡히고 틀이 생긴다. 지금까지 공들여 온 것의 결실을 얻는 시기다. 중년기, 마음이 아프지만 다 가져갈 수는 없다. 버릴 것은 버리고 취할 것은 취한다. 숙살(肅殺)하는 기운은 죽일 것은 죽이고 살릴 것은 살리는 기운이다. 한편으로 풍성하지만 수확한 이후 들판처럼 공허하기도 한 시기다. 금기(金氣)다.

 가을은 건조하다. 삶에서 드러나는 금기는 긴장감이다. 과정을 정리하고 결과를 얻는 힘이다. 자신을 다스리는 힘이 강하고 다른 사람을 통제하는 기운이 있다. 틀을 만들고 틀을 준수하려는 성향이 강하다. 자존심이 세고 지도력이 있고 솔선수범한다. 공과 사를 구분하며 대의를 중시하고 조직이나 전체의 틀에서 사고하게 된다. 균형이 깨지면 옳고 그른 것을 너무 구분해서 매사에 지나치게 진지하고 건조해지기도 한다. 자기 틀에 다 집어넣으려 하고 과정보다는 결과를 중시하여 독재를 하기도 한다. 겉으로 보이는 강한 모습과 달리 속으로 고독해하고 눈물이 많아지기도 한다. 쉽게 좌절하고 비관적, 염세적으로 변하기도 한다.

결정을 이루는 각이 진 형태. 기운은 긴장할 긴(緊), 흰색, 서쪽, 건조함(燥), 성정은 의(義)다.

겨울, 수기(水氣)

알곡을 추려서 이듬해 쓸 종자로 저장한다. 하지만 그것으로 끝이 아니다. 그다음에 모두 싹이 트는 것은 아니다. 봄이 오면 꽁꽁 얼어붙었던 땅이 녹는다. 얼 때는 모른다. 추위에 모두 얼어 있으니 잠재되어 있기만 한 상태다. 언 땅이 녹았을 때 싹트지 못한 씨앗은 썩고 만다. 생명력이 약하면 풀 수 없다. 수많은 개구리가 겨울잠을 자러 들어가도 봄이 되면 뛰쳐나오는 개구리는 일부다. 다 살아남을 수 없다. 미처 봄이 오지 않았는데 성급하게 뛰쳐나온 개구리는 매서운 겨울 추위에 얼어 죽을지도 모른다. 혹독한 겨울을 이겨 낸 생명체만이 올곧은 싹이 되고 알을 낳고 싹을 틔워 생명을 이어 낼 수 있다. 견디고 기다리는 기운인 수기(水氣)가 갈무리되어야 봄을 맞을 수 있다. 대청소의 시간, 걸러 내는 시기, 정화하고 새롭게 태어나는 시간이다. 노년기와 이어지는 육체의 죽음은 다음 생을 준비하는 시기다. 인간의 두려움 중 죽음에 대한 두려움과 공포가 가장 크다. 수기가 약해지면 지혜로움이 나오지 않고 어리석어진다. 겨울이 저장과 정화의 시기, 거듭나는 시기라는 것을 알고 기꺼이 인내할 수 있는 힘은 다시 봄이 온다는 것을 알기 때문이다. 자연의 순환 이치를 아는 것, 이것이 바로 지혜이다.

겨울은 춥고 길다. 꽁꽁 얼어붙어 밖으로 드러난 활동을 할 수 없으니 밑에서 작업한다. 밤이 있어야 낮이 있듯이 새롭게 하고 다시 태어나기 위해 준비하는 시간이다. 다시 태어나려면 성찰이 필요하다. 신장·방광은 바로 이런 수 기운(水氣運)을 담고 있다. 수 기운이 좋으면 다른 사람의 말을 잘 수용하고 거기에 새로운 의견을 더해서 지혜롭게 대처한다. 지구력, 인내력이 좋다. 수기는 가라앉히는 속성이다. 자신의 생각을 드러내지 않으니 오래 사귀고도 속내를 알 수 없는 경우가 있다. 균형이 깨지면 유연함을 잃어버리고 매사에 부정적이고 반대하며 속으로 두려움이 많아질 수 있다.

아래가 넓은 형상, 미끄럽게 밀어내는 연할 연(軟), 검은색, 북쪽, 추위(寒), 지(智)의 성정을 지닌다.

구별	목(木)	화(火)	토(土)	금(金)	수(水)	상화(相火)
장부	간담	심·소장	비·위장	폐·대장	신·방광	심포·삼초
조직	근육	피(혈액)	살(지방)	피부	뼈, 힘줄	신경
관절	고관절	팔꿈치	무릎	손목	발목	어깨
팔다리	발	위쪽 팔뚝	허벅지	아래쪽 팔뚝	정강이	손
분비물	눈물	땀	개기름	콧물	침	한열
증상	한숨	딸꾹질	트림	재채기	하품	진저리
눈	검은자	핏줄	눈꺼풀	흰자위	조리개	시력
코	콧등	눈 사이	코끝	눈썹 사이	코밑	후각 능력
음성	부르짖음	웃음	흥얼거림	울음	신음 소리	흐느낌
감정	노여움(怒)	기쁨(喜)	생각(思)	슬픔(悲)	공포(恐)	불안

성정	인자함(仁)	예의 바름(禮)	믿음(信)	의로움(義)	지혜(智)	조절력
얼굴	눈	혀	입술	코	귀	표정
기능	색 분별	촉감(觸感)	맛	냄새	음률	힘(力)
정경	간·담 경락	심·소장 경락	비·위장 경락	폐·대장 경락	신·방광 경락	심포·삼초 경락
기경	대맥	독맥	충맥	임맥	교맥	유맥
일생	유년	청년	장년	중년	노년·죽음	생명력

인간과 육기

공존의 원리 — 상생(相生)·상극(相克)

부분 속에 이미 전체가 있듯이 하루, 일 년, 그리고 일생은 비슷하게 흐른다. 대우주가 빅뱅과 블랙홀을 지나 탄생과 소멸을 거듭하듯 소우주인 사람도 나고 자라 늙고 죽어 가는 생장 소멸의 흐름을 거친다. 하지만 사람이 아무리 독립된 소우주라 해도 혼자 살아갈 수는 없는 법이다. 땅의 열기가 수증기가 되어 하늘로 올라가고 구름이 되어 다시 비를 내리고 생명은 그 물을 마시고 산다. 나와 무관하게 보였던 구름도 땅의 열기도 나도 모르게 내 몸속에 흐르고 있다. 세상 만물은 관계 속에서 함께 존재한다. 주기도 하고 받기도 하고 견제하기도, 견제당하기도 하면서 균형을 잡아 간다. 공존 없이 자존이 있을 수 없다. 오행의 기운들이 서로 견제하고 균형을 이루어 순환하는 법칙을 상생과 상극이라 한다. 생극(生克)의 원리를 살피다 보면 가까이는 몸속 장부가 가진 기운들의 균형 관계를 이해하고 조절할 수 있게 되고 인간관계, 정치, 사회 문제들도 입체적으로 바라볼 수 있다. 음식, 운동, 본초, 맥진, 풍수, 체질, 사주 명리까지 오행의 상생·상극 원리가 적용되지 않는 곳이 없다. 자연의 큰 흐름으로 보면 좋은 기(氣), 나쁜 기(氣)는 없다. 과한 것, 부족한 것이 있을 뿐이다. 과하면 균형을 맞추기 위한 작용이 일어난다. 화기(火氣) 가득한 화산 주변에는 늘 물이 같이 있다. 백두산 꼭대기에 천지가 있고 한라산에 백록담이 있다. 화산 천지인 일본 열도는 온천의 나라다. 심장 박동^{화(火)}을 조절하는 호르몬은 부신^{수(水)}에서 만들어진다. 물이 불을 다스리는 이치다^{수극화(水克火)}. 견제하며 균형을 잡는 이유는 결국 함께 존재하기 위해서다. 혼자 살아남으려 하면 결국은 같이 멸할 수밖에 없는 것이 자연의 이치다.

주는 것이 먼저다 —— 상생(相生)

상생은 좋고 상극이 나쁜 것이라 생각하면 상생과 상극의 의미를 잘못 이해한 것이다. 생이 일어나기 위해서는 극이 있어야 한다. 극이 있기 위해서는 생이 필요하다. 상생(相生)은 어감상 서로 준다는 의미로 보이지만 실제로는 양방향으로 주고받는 개념이 아니다. 상생은 어머니가 자식에게 모두 다 내주듯이 조건 없이 주는 내리사랑과 같다. 부모에게 받은 사랑을 부모에게 다시 되돌려 주는 것이 아니라 내가 자식을 낳아 기르면서 사랑을 전하게 된다. 그러니 줄 때는 아무 조건 없이 준다. 단 한 방울의 물기라도 있다면 나무는 그것을 흡수하고 물은 기꺼이 나무를 생한다. 나무가 자신을 태워 불을 지피고^{목생화(木生火)} 타고 남은 재는 모두 흙으로 돌아가 땅을 단단하게 만든다^{화생토(火生土)}. 세월이 지나 흙이 다져지고 쌓이고 쌓이면 결성력을 가진 바위와 금속이 되고, 지층이 퇴적되어 암반이 생긴다 토생금(土生金). 바위틈과 같이 매끄럽고 표면 장력이 강한 결정에 증기가 맺혀 물이 생기고 금생수(金生水), 바위틈과 땅속에서 생겨난 물을 나무가 흡수해 성장을 한다 수생목(水生木). 목생화, 화생토, 토생금, 금생수, 수생목 그리고 다시 목생화로 흐른다. 상생은 시간의 흐름에 따라 저절로 그렇게 변화하는 것을 말한다. 봄을 거슬러 다시 겨울이 될 수는 없듯이 상생의 흐름은 한쪽 방향으로 흐른다. 겨울이 아무리 춥다 해도 봄으로 가려면 시간이 필요하다. 시간이 흘러야 다음 단계로 변화할 수 있다.

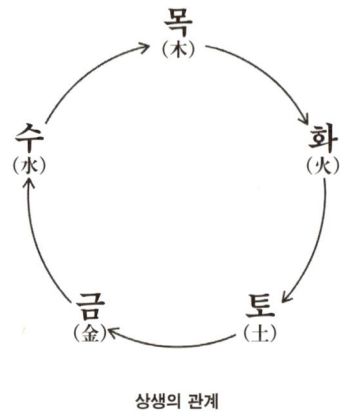

상생의 관계

절대 강자도 절대 약자도 없다 — 상극(相克)

상극은 '극'이라는 표현 때문에 서로 대치되는 것처럼 보이지만 실제로는 균형을 이루기 위해 견제하는 개념이다. 나무와 풀은 단단한 흙을 뚫고 싹을 틔우고 뿌리를 내린다 목극토(木克土). 제초제를 써서 풀을 없애고 심한 벌목으로 나무가 사라진다면 시간이 지나면서 흙은 토기를 잃고 박토가 되어 버릴 수밖에 없다. 토와 수의 관계도 마찬가지다. 물이 고인 웅덩이를 없애려고 물을 아무리 퍼내도 물은 계속 생긴다. 흙으로 메꾸는 것이 가장 좋은 방법이다. 토(土)의 뭉치는 기운으로 수분을 가두는 것이다. 둑이나 보를 쌓아 물을 저장하기도 한다 토극수(土克水). 솟구치는 불길을 잡는 것은 물이다. 물이 없다면 다 태우고 스스로도 소멸해 버리지만 적당한 물이 있으면 더 오래 아름답게 탈 수 있다 수극화(水克火). 강한 쇳덩어리, 고철, 금속도 뜨거운 용광로 앞에서는 형체도 없이 녹아내린다. 불로 제련된 쇳덩어리들은 여러 가지 용도로 쓰일 수 있다 화극금(火克金). 제아무리 아름드리나무라 해도 뿌리가 바위를 뚫지는 못한다. 돌과 바위가

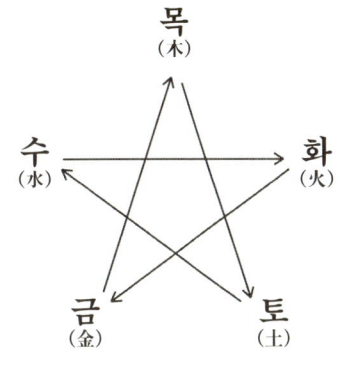

상극의 관계

있기에 나무는 적당히 뿌리내릴 수 있다. 적절한 때 가지치기를 해 나무가 끝없이 위로 성장하려는 기운을 견제하고 열매를 맺게 한다 금극목(金克木). 목극토, 토극수, 수극화, 화극금, 금극목 다시 목극토가 상극의 순서다.

인간관계도 마찬가지다. 왠지 만만한 사람이 있고 극(克)할 때, 왠지 만만찮고 어려운 사람이 있다 극(克)을 당할 때. 내가 이유 없이 잘해 주고 싶은 사람이 있는가 하면 생(生)할 때 내게 그저 잘해 주는 사람이 있다 생(生)을 받을 때. 사주 명리학에서도 태어난 연월일시 사주(四柱)로 기운을 살필 때 여덟 글자 팔자(八字) 중 나를 중심으로 나머지 일곱 글자들 간의 역학 관계를 본다. 생과 극이 어떻게 일어나는지를 보면 가족 관계, 인간관계도 보이고 기질, 성향도 어느 정도 이해할 수 있다. 극을 받지는 않고 생의 흐름이 쏠려 있다면 자신을 다스리는 힘이 약해질 수 있다. 이상은 원대하지만 현실에서는 실천력이 떨어지거나 힘든 일이 생기면 헤쳐 나가는데 어려움을 겪을 수 있다. 또 생은 받지 못하고 극을 당하거나 내가 극 하는 쪽으로만 흐름이 쏠려 있다면 주체성이 약하고 현실에만 너무 매몰되어 피곤한 삶을 살 수도 있다. 생과 극은 기계적인 균형이 아니라 역동적인 균형이

다. 자연은 어느 한곳이 지나치게 되면 그것을 견제해 주는 쪽으로 균형을 잡고 무언가 부족하면 채워 주는 쪽으로 움직이게 되어 있다.

상생과 상극은 별개가 아니라 관계 속에서 함께 이뤄지는 작용이다. 흙이 세월이 지나 다져지면 지층이 퇴적되고 암반이 된다 토생금(土生金). 이 암반이 나무가 땅속으로 한없이 뿌리내리지 못하도록 견제해 줄 수 있다 금극목(金克木). 목기의 상징인 나무는 본래 성장하려는 기운이 강하다. 조건만 된다면 위아래로 한없이 자라려고 하는데 땅속에서 바위나 돌, 암반을 만나면 더 이상 뿌리내리기가 힘이 드는 것이다. 목기가 견제를 받으니 목극토를 막을 수 있게 되어 토가 토기를 잃지 않고 존재할 수 있도록 한다. 토의 입장에서 보면 나를 극하는 목을 직접 견제할 수는 없지만 금을 생해 주어 금이 목을 견제할 수 있도록 하는 것이다. 목의 입장에서도 같은 원리가 적용된다. 금극목을 당하면 직접 금을 견제할 수는 없지만 목생화를 하게 되면 결국 화가 금을 견제해 주게 된다. 설명은 복잡한 듯 해도 상생·상극 표를 보면 쉽게 이해할 수 있다. 조건 없이 다 내어 주었더니 상생 결국은 내가 생한 것이 나를 극하는 것을 견제해 주는 것이다.

상생(相生)과 상극(相克)은 견제해서 균형을 맞추고 함께 존재하는 원리다. 이기고 지는 것, 우등 열등, 옳고 그른 이분법을 뛰어넘는다. 양자의 문제가 아니라 최소한 세 단계 이상, 다섯 단계 이

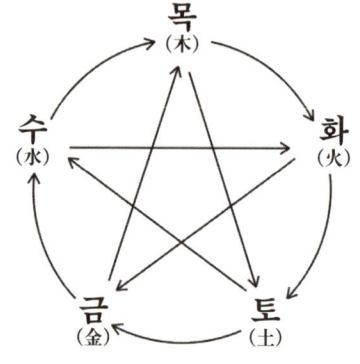

상생·상극의 흐름

상을 동시에 고려하는 것이다. 넘치는 것은 극을 해 주고 부족한 것은 채워 주어 균형을 맞춘다. 음식이 너무 쓰면 짠 것을 넣어 조절한다. 커피에 소금을 약간 넣으면 부드러워진다 수극화(水克火). 너무 짠 음식은 단것으로 조절하고 토극수(土克水), 비린내가 나면 술을 넣어 냄새를 없앤다 화극금(火克金). 단맛이 너무 강하면 신맛으로 조절한다 목극토(木克土). 술을 먹고 나서 얼큰한 해장국으로 속을 푸는 이유도 화극금이 심해져 약해진 금을 풀어내기 위한 것이다. 너무 시거나 느끼하면 매운맛으로 조절한다 금극목(金克木). 음식을 하는 우리 어머니들은 이미 상극의 원리를 자유자재로 활용하고 있었던 것이다. 무언가를 먹고 탈이 났을 때도 극의 원리를 이용할 수 있다. 맵거나 비린 것을 먹고 탈이 났다면 신맛, 쓴맛으로 조절할 수 있다. 매실 즙이나 커피 같은 것으로 매운 금 기운을 다스려 준다. 무얼 먹었는지 살펴보고 그것을 견제하는 쪽으로 해독을 시켜 주면 된다.

　우리 몸속 장부들도 상생·상극을 하며 균형을 이룬다. 기가 어느 한 곳에 쏠려 있는 상태가 지속되면 그것이 병이 된다. 한 장부가 너무 실하면 다른 곳은 허해지기 마련이다. 심장과 신장은 불과 물이다. 심장이 혼자 날뛰지 않도록 신장이 견제해 준다. 그런데 타고난 체질이 다른 장부에 비해 심장이 크다거나 여러 가지 후천적인 이유 과음이 지속되거나 약물 복용, 쓴맛 나는 식품 과다 섭취 등로 심장이 혼자 항진되면 그 뜨거운 열기가 폐를 누르게 된다 화극금(火克金). 열기에 녹아내리듯이 몸이 퍼져 숨도 잘 쉬어지지 않고 긴장감을 잃고 늘어지고 퍼진다. 이때는 약해진 폐·대장 기운을 보강해 주는 방법도 있지만 수기를 써서 화기의 열기를 다스려 주는 것이 더 빠르다. 신장의 수기로 심장의 불길을 다스려 결국 폐를 함께 살려야 한다 수극화(水克火)해서 금(金)을 살린다.

더 중요하고 덜 중요한 장부가 없다. 아무리 심장이 중요해도 견제해 줄 세력이 없다면 저 혼자 살아 있을 수 없다. 불길이 아무리 화려하다고 해도 물이 없다면 다 태우고 스스로도 타 결국 꺼져 버릴 수밖에 없는 것과 같은 이치다. 심장병 예방에 좋다는 이유로 당기지도 않는 음식을 지속적으로 먹거나 약을 섭취한다면 심장은 실해질지 몰라도 상극 관계에 있는 폐나 신장이 타격을 입게 된다. 심장도 시간이 지나면 결국 견제해 줄 세력이 없다 보니 같이 약해질 수밖에 없다.

간담과 비·위장은 목(木)과 토(土) 기운을 담는다. 간담 기운인 목기가 지나치면 단단한 토기가 힘을 잃어버린다. 위장이 무기력해지고 몸도 자꾸 풀어져 살도 찌고 실천력이 떨어지는 증상들이 생긴다. 이때 금극목(金克木)을 해 주면 지나친 목기를 눌러 주어 토 기운이 살아나는 것이다. 토가 살아나면 저절로 토생금(土生金)이 일어나서 금극목(金克木)을 할 수 있도록 돕는다. 내가 행한 어떤 행위가 직접 결실을 얻지 못해도 돌고 돌아 결국 다시 나에게 영향을 끼치는 것이 자연의 법칙이다.

흔히 인간 세상을 정글이나 동물 생태계에 비유해 약육강식이나 적자생존으로 표현하기도 한다. 강한 쪽이 약한 쪽을 짓밟고 생존 경쟁에서 이긴 쪽이 모든 것을 차지하는 것을 당연한 것처럼 여기게 만들고 심지어 그것이 생명의 본성인 양 이야기하기도 한다. 그러나 인간을 제외한 그 어떤 생명도 경쟁하지 않는다. 사자가 사슴을 잡아먹는 것은 살아가기 위한 에너지를 취하기 위해서다. 사냥해서 먹잇감을 쌓아 두거나 힘을 과시하느라 사슴을 위협하지 않는다. 평상시에는 사자와 사슴이 같은 웅덩이에서 나란히 물을 먹고 때로는 사자가 사슴 무리에 쫓겨 도망가기도 한다. 사슴 입장에서는 사자가 견제해 주어 무리의 개체 수를 조절하고 종을 유지할 수 있게 된다. 비교하고 경쟁하는 것만큼 생명력을 소진시키는 일도 없다. 약육강식은 인간들이 심어 놓은 개념이다. 무수한 생명 종들을 멸종시키고 전쟁을 일으키고 거대 자본으로 세계 곳곳 살림살이의 풀뿌리를 뽑아 버리는 반생태적인 행위들을 그럴듯하게 합리화하는데 쓰였다. 무한 경쟁이 생명의 본능이고 승자 독식이 자연의 질서인 것처럼 세뇌시킨다. 그러나 생물 다양성이 사라지면 생태계가 무너지듯이 혼자 살아남으려고 하면 결국은 같이 멸망할 수밖에 없다.

돈도 권력도 에너지도 어느 한곳에 몰리면 결국은 균형이 깨질 수밖에 없다. 통제받지 않는 무소불위(無所不爲)의 권력이라 해도 영원할 수는 없다. 한쪽으로 심하게 쏠리면 다시 균형을 잡으려는 움직임이 일어나기 마련이다. 역사의 고비마다 혁명이 일어났고 새로운 질서가 잡혔다. 자연을 인간과 분리시켜 보고 지배와 종속, 승자와 패자의 대결 구도로 바라보던 관점도 이제 낡은 것이 되어 가고 있다. 공존의 원리인 상생과 상극의 순환 이치로 몸과 삶을 바라보고 역동적인 균형을 잡아 갈 날이 머지않았다.

균형이 깨지면 다시 잡으려는 것이 세상의 이치이듯 우리 몸도 마찬가지다. 내 안에 균형이 무너지고 치우침과 쏠림이 지속되면 몸이 신호들을 보내면서 증상으로 나타난다. 그리고 그것을 바로잡으려는 생명의 힘은 어느 때보다 더 강하게 발동하게 된다. 우리가 그 소리에 귀를 기울이기만 한다면 생명은 스스로 조절하며 질서를 잡는다. 생명은 불균형을 느끼면 보다 적극적으로 생과 극을 하게 된다. 우주의 질서인 음양오행이 오운(五運)으로 나타나고 생명은 이 기운들을 스스로 조절하며 산다.

오운 육기의 핵심 상화기(相火氣), 생명력

상화기(相火氣) — 조절하는 힘, 생명력, 느낌, 직관, 감(感)

봄에서 여름으로 갈 때 '여기까지는 봄, 다음은 여름' 하고 명확하게 나눌 수 있을까? 따뜻하다고 생각했는데 어느새 햇볕이 따가운 것을 느낀다. 여름이 왔다고 옷을 얇게 입고 나왔는데 아침저녁은 바람이 차다. 낮에 햇볕이 따갑지만 새벽은 춥다. 봄도 아니고 여름도 아니고 애매한 시기다. 긴팔, 짧은 팔 옷 중 뭘 입을까 헷갈릴 때, 이때 감기(感氣)에 걸린다. 몸이 봄에 적응하고 있다가 봄도 아니고 여름도 아닌 애매한 것에 아직 적응하지 못하고 있을 때, 몸 살리느라 몸살도 앓는다. 변화의 시기, 환절기다. 봄도 아니고 여름도 아닌 시기이며 이도 저도 아닌 흐름이다. 가볍게 재채기 한두 번 하고 넘어가는 사람이 있는가 하면 이 변화를 이기지 못하고 명을 달리 하는 사람도 생긴다.

생명은 변화의 시기에 많은 에너지를 필요로 한다. 잠재되어 있던 생명력이 빛을 발하는 순간이다. 선조들은 그래서 한 해의 시간을 나눠 24절기로 이름 붙이고 다음 절기로 넘어가는 준비를 할 수 있도록 했다. 다음 과정으로 가는 것은 다른 기운에 적응해야 하는 것이다. 변화의 시기를 거치면 생명은 더 단련된다. 바다도 아니고 육지도 아닌 곳, 밀물과 썰물이 끊임없이 교류하는 갯벌은 생명의 보고다. 구불구불 휘돌아 굽어지는 개천에는 수많은 생물들이 산다. 사람은 물질만으로 이뤄진 것도 아니요, 의식만으로 존재하는 것도 아니다. 영(靈)과 육(肉)이 하나 될 때 생명 에너지가 함께 깃든다. 애매한 것, 경계, 사이, 그 속에 생명의 정수, 생명의 본질이 있다. 밤도 아니고 낮도 아닌 변화의 시기, 일몰과 일출, 봄도 아니고 여름도 아닌 환절기가 있다. 어제에 익숙해져 있던 몸이 오늘 다른 환경에 놓이면 적응하기 위해서 생명력이 발동된다. 떨리기도 하고 열이 올랐다 내렸다 하기도 하고 마음이 불안하기도 하다. 생명은 이 모든 과정을 스스로 조절하며 산다. 음도 양도 아닌, 육체도 정신도 아닌 생명력은 목(木)·화(火)·토(土)·금(金)·수(水)기를 스스로 조절하는 힘이다. 음양오행을 이야기하는 것은 결국 생명력을 보기 위한 것이다.

동양에서 바라보는 장부는 서양의 해부학적 장기와 다르다. 감정, 성정을 비롯한 기운들을 포함하고 있다. 심포·삼초는 형태가 있는 오장 오부(五臟五腑)와는 달리 무형의 장부로 존재하며 오행의 기운을 조절한다. 환절기, 변절기, 일몰, 일출처럼 경계에 서 있다. 생명이 잉태된 순간

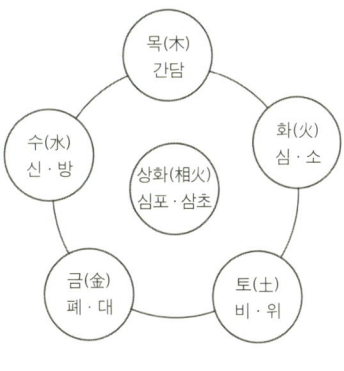

오행과 육기, 장부의 관계

에 작용해서 명이 다하면 소멸되는 원기와 같은 것이다. 정신도 육체도 아닌 그 둘이 만나 작용할 때만 나온다. 마음, 느낌, 직관에 해당한다. 심포·삼초가 좋으면 조절력, 면역력이 좋아 환절기, 새로운 환경처럼 변화의 리듬을 부드럽게 잘 탄다. 약해지면 '심보'가 고약해져 지나치게 공격적이거나 방어적이 된다. 모두 생명력이 달려서다. 심보는 관계를 맺고 푸는 마음가짐이다. 생명력이 좋으면 담담하고 편안하지만 약해지면 불안, 초조해지고, 안절부절못하며 감정의 기복이 심해진다. 심포·삼초의 기운은 몸 전체를 두루 다스리지만 특히 손과 어깨에 걸쳐 경락으로

강력하게 흐른다. 기가 죽으면 어깨가 처지는 이유, 기분 좋으면 어깨춤이 절로 나는 이유가 모두 이 심포·삼초와 관련 있다.

싹이 갑자기 꽃이 되는 일은 없다. 어느 날 갑자기 피는 것이 아니다. 싹도 아니고 꽃도 아닌 애매한 단계, 꽃봉오리가 맺힌다. 100개의 봉오리가 100송이 꽃이 되는 것은 아니다. 꽃봉오리는 생명력이 강해야 꽃으로 피어날 수 있다. 생명력이 약하면 꽃피우지 못하고 시들어 버린다. 꽃 피지 못하면 화기(火氣)를 경험하지 못한다. 꽃봉오리 상태로 피지 못하고 떨어져 버리면 썩는 것이다. 시간의 흐름을 이기지 못하면 그렇게 된다. 생명의 힘이 약하면 변화하지 못하고 변질된다.

꽃이 열매 되는 것도 마찬가지다. 바로 열매가 되지 않는다. 꽃도 아니고 열매도 아닌 상태, 변화의 과정이 필요하다. 꽃잎이 진 이후에 열매가 맺힌다. 어떤 꽃은 피자마자 지는 것도 있다. 향기가 강하다 보니 벌과 나비가 쏜살같이 가서 수정을 시킨다. 늦게 피었다가 늦게 지는 꽃도 있다. 향기가 강하지 않지만 그윽하고 잔잔하다. 꽃잎이 다 지고 열매가 맺히는데 저 혼자 피어 있는 꽃이 있다. 화려하지만 꿀이 없고 향기가 없는 꽃은 벌, 나비가 찾지 않는다. 다음 과정으로 변화할 기운이 없는 꽃이다. 생명력이 약하면 변화가 두렵다. 연애는 좋지만 결혼은 두렵다. 현실적으로 부딪쳐야 할 많은 문제들을 피해 가고 싶은 것이다.

꽃이 진다고 두려워할 일이 아니다. 마찬가지로 젊음이 간다고 한탄할 일이 아니다. 살아 있는 꽃이라면 마냥 꽃으로 머무를 리가 있을까. 생(生)의 핵심은 모든 것을 흐름과 과정으로 바라보는 것이다. 가정을 일구며 산다는 것은 현실적으로 크고 작은 어려움이 있지만 혼자와는 다른 더 큰 기쁨이 함께한다. 서로 부딪치고 지지고 볶는 가운데 익어 가고 깊어진다. 자식을 얻는 즐거움, 힘들지만 자식을 낳고 아이가 커 가는 과정을 함께 지켜보는 기쁨은 이루 말할 수 없다. 조건 없이 사랑을 줬던 내 부모의 마음을 헤아리고 비로소 철이 들어 간다. 열매를 맺는 힘이다. 아이를 낳고 키워 보지 않고서 깨치기 힘든, 내 자식이 귀한 것처럼 남의 자식도 품을 수 있는 마음이다. 꽃이 져야 열매가 맺히고 토기(土氣)를 경험한다.

가을이 오면 추수를 한다. 열매가 너무 탐스럽고 보기 좋다고 그냥 나무에 매달아 놓고 볼 수는 없는 일이다. 적절한 때에 거두지 않으면 논밭에서 썩어 버리고 만다. 추수해서 알곡과 쭉정이를 나눈다. 곳간에 다 저장해 놓고 싶어도 그럴 수가 없다. 버릴 것은 버리고 취할 것은 취한다. 봄부터 가꿔 온 것에 비해 결실이 만족스럽지 못해도 농부는 좌절하지 않는다. 가을의 기운은 남길 것, 버릴 것을 나눠 매듭을 짓는 힘금기(金氣)이다. 겨울이 되면 가을에 거둔 것을 잘 저장해야 한다. 이듬해 싹을 틔우려면 씨앗을 잘 보관하는 일이 중요하다. 추위가 풀리지 않았는데 뭘 해보겠다고 안간힘을 써도 소용이 없다. 땅이 얼어 모종삽 하나도 꽂히지 않으니 준비하면서 봄을 기다린다. 한 해를 돌아보고 반성하고 성찰한다. 새봄이 오는 것을 알기에 추위와 어둠이 계속된다 해도 두려움이 없다수기(水氣). 밤과 추위, 고독과 죽음을 견딜 수 있는 힘이 바로 생명력이다.

가을배추를 소금에 절여 김장을 담근다. 가을 김치는 맵고 겨울이 되면 간이 배어 맛이 들고 봄이 되면 신 김치가 된다. 그 상태대로 보관하겠노라고 놔두면 얼거나 썩을 것이다. 노래 가사처럼 가는 세월은 막을 수도 되돌릴 수도 없다. 흐름 따라 같이 흐르면서 변화해야 한다. 변화하지 못하면 다음 기운을 맛보지 못하고 사라질 수밖에 없다. 사람이 나이를 먹는 것, 나이에 걸맞게 그 기운이 바뀌는 것은 자연스러운 일이다. 몸도 마음도 나이 따라 흘러서 중장년이 되고 뼈와 근육이 약해지는 것도 당연한 일이다. 하지만 어느새 세상은 자연스럽게 나이 들어가는 과정마저 이상 증세, 심지어 병으로 까지 몰아가기도 한다. 골다공증 수치를 따져 약을 먹게 하고 호르몬 주사를 권하고 약물로 근육을 마비시켜 주름을 펴게 한다. 껍데기를 뜯어고친다 한들 속이 젊어질 수 없다. 부작용과 후유증으로 시달릴 뿐이다.

 나이 드는 것은 자연스러운 일이지 연륜의 주름을 두려워할 일이 아니다. 기운이 바뀌듯이 내면도 깊어지니 그에 맞춰 변화해야 한다. 열매로 그치고 만다면 모진 시련 겪고 알곡이 돼서 씨앗을 남기는 이치를 알 수 없다. 나이 들면서 익어 온 삶의 깊이를 따라올 수 없는 것이다. 꽃은 열매되고, 열매는 씨앗이 되고, 씨앗은 다시 싹이 되고, 싹은 꽃으로 아름답게 피어난다. 결과는 잠시 머무는 정거장이며 생은 과정이다.

 생명은 시간의 흐름을 타고 스스로 생극(生克)의 과정을 적극적으로 조절하며 산다. 입맛으로 곡기를 취하고, 추우면 열기와 온기를 얻기 위해 불도 피우고 옷도 입는다. 힘이 부족하면 다른 생명의 도움을 받기도 한다. 복잡다단한 관계들을 풀어내며 조절한다. 자연에서는 불이 나면 열기가 하늘로 올라가 비를 부를 때까지 시간이 필요하다. 생명은 몸에 불이 넘쳐 염증(炎症)으로 번지면 불을 꺼주느라 신호를 보내고 수기에 해당하는 짠맛 나는 것들이 입맛으로 당긴다. 능동적으로 수극화(水克火)를 하는 것이다.

 일기(一氣)에서 시작해서 음양으로 갈라지고 그 만남과 부딪침으로 오행의 기운으로 나타나니 그 상생 상극의 이치가 내 몸과 삶을 돌고 돌아 나온다. 다음 장에서는 이러한 기운의 균형이 깨졌을 때 내 몸은 어떤 생명의 신호들을 보내는지 살펴보고 내 안의 생명의 힘을 구체적으로 확인해 보기로 한다.

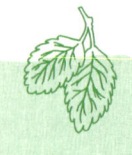

2장
입맛이 나를 살린다

편식? 과식? 이유는 따로 있다

어린아이들은 대개 배고픈 것도 잊어버릴 만큼 노는 걸 좋아한다. 밥 숟가락 놓기 무섭게 밖으로 달려 나가거나 하던 놀이를 계속하는 것이 자연스러운 아이들 모습이다. 그런데 숟가락을 놓지 못하고 그만 먹으라고 해도 밥상 주변을 배회하는 아이가 있다면 여전히 뭔가 채워지지 못한 것이다. 매운 것을 먹어야 힘도 세지고 어른된다고 달래고 협박해 봐도 유독 매운 음식을 못 먹는 아이들이 있다. 편식하면 안 되고 골고루 먹어야 한다고 말하지만 젓가락이 더 가는 반찬이 있는 것은 어쩔 수 없는 자연스러운 일이다. 건강을 위해 혹은 다이어트를 위해 소식을 하고 싶어 하는 사람들이 많지만 잘 안 된다고 고민한다. 정신없이 먹다 보면 숨이 차 헉헉거리고 나온 배를 보고 좌절하고 있는 것이다.

먹는 행위는 이성으로 결정하고 통제할 수 있는 부분이 아니다. 아니 그렇게 생각으로 자꾸 먹는 것을 분별하고 통제하려는 것은 오히려 몸의 자연스러운 흐름을 거스르게 된다. 그만 먹어야 할 것 같은데 도대체 왜 과식을 자꾸 하게 되는 걸까? 혹은 골고루 먹어야 할 것 같은데 왜 같은 음식만 먹고 싶은 걸까? 편식도 과식도 모두 이유가 있다. 배가 터지게 먹어도 계속해서 먹을 것을 집어넣을 수밖에 없는 것은 여전히 채워지지 않는 무언가가 있다는 것이다. 정말 먹고 싶고 몸이 필요로 하는 것은 먹지 못한 채 엉뚱한 것들로 배를 채우다 보면 원하는 것이 들어올 때까지 생명은 계속 신호를 보내게 된다. 골고루 먹지 않고 몇 가지만 골라서 편식하는 이유도 먹는 사람 입장에서는 그것이 필요하기 때문이다. 편식과 과식을 무조건 못하게 할 것이 아니라 생명 입장에서 살펴볼 필요가 있다.

입맛 당기는 것, 내 몸에서 필요하다는 것

아플 때 생각나는 음식이 있다. 다른 음식은 생각도 안 나는데 꼭 먹고 싶은 것, 먹으면 살 것 같은 음식. 그걸 먹으면 기운이 나고 언제 그랬냐는 듯 자리를 털고 일어나기도 한다. 그때 먹는 팥죽 한 그릇, 동치미 한 사발은 잊을 수 없다. 음식이 아니라 이미 그 이상이다. 우리가 무엇을 먹는다는 것은 음식이 지닌 기(氣)를 취하는 것이다. 먹는 것이 피와 살을 만들고 힘을 만들고 몸을 만든다.

아플 때처럼 숨 고르기를 하고 있는 순간은 그런 감각이 더 살아나는 법이다. 생명은 살려고 태어났고 살려는 방향으로 가는 것이 자연의 이치다. 살다가 명이 다해 물질로서 몸을 버리기로 한 순간이 다가오면 스스로 곡기를 끊는다. 목구멍이 좁아져 음식이 넘어가지 않는 것이다. 옛 어른들은 목으로 곡기를 넘길 수 없으면 돌아가는 것이라 여기고 마음의 준비를 했다. 당사자뿐 아니라 식구들 누구도 억지로 입에 먹을 것을 밀어 넣지 않았다. 몸은 버리지만 끝이 아니라는 것, '돌아가시는 것'이라는 것을 알기에 사람답게, 인간답게 마지막을 다할 수 있도록 도왔다. 곡기를 끊기로 한 그 순간에 목에 구멍을 뚫어 먹을 것을 주입하는 것은 삶이 아닌 죽음의 연장이라는 것을 알기 때문이다.

아이를 잉태하면 입맛이 드라마틱하게 변한다. 생전 먹지 않던 것이 당기기도 하고 평소 좋아했던 음식이 먹기 싫어지기도 한다. 어제까지 맛있었던 음식이 오늘은 보기도 싫어질 수 있다. 임산부들은 뱃속 아이와 함께 생명력이 두 배가 된다. 아이와 엄마는 2인 1조가 되어 소우주의 탄생 작업을 함께 하고 있는 중이다. 눈, 코, 입이 생길 때, 머리털이 생길 때, 간이 자라고 신장이 완성될 때, 그때마다 다른 기운, 다른 음식이 당긴다. 한겨울에 딸기가 먹고 싶어지는가 하면 평소 입에 대지 않던 고기가 생각나기도 한다. 우주의 빅뱅처럼 뱃속 소우주는 엄청난 속도로 세포 분열을 일으킨다. 작은 수정란에서 오장육부가 생기고, 척추가 자라고, 손가락, 발가락이 만들어져 인간의 모습을 갖추는 데 엄청난 에너지가 필요한 것은 당연하다. 엄마가 먹은 음식들, 취한 공기, 마신 물이 모두 에너지가 되어 탯줄로 아기의 몸속에 흘러들어 간다. 그때마다 필요한 것을 넣어 달라고 생명은 신호를 보내고 있는 것이다. '딸기가 필요해, 감자가 필요해, 두부가 필요해, 국수가 필요해.'

임산부에게 좋다는 음식 많다. 먹어서는 안 된다는 것도 많다. 하지만 그런 정보들이 잘 통하지 않는다. 먹어 보려고 해도 넘어가지를 않기 때문이다. 몸에 좋다는 것, 임산부한테 좋다는 것을 들고 앉아도 내 몸에서 필요치 않은 거라면 몸에서 거부해 버린다. 입덧도 하고 구역질도 하고 설사도 한다. 세상의 기준으로, 생각만으로 먹을 수가 없는 것이다. 뱃속에서 생명이 자라고 하늘을 품고 있기에 지식보다 먼저 생명력이 발동한다. 화려한 코스 요리보다 길거리 떡볶이가 당긴다 해도 그것은 내 안의 생명이 하는 일이다. 양푼을 부여잡고 고추장에 빨갛게 밥을 비벼 먹어야만 속이 가라앉고 그 옛날 먹었던 그 수제비 집을 몇 시간 걸려서라도 찾아가야만 하는 일, 생명이 아니고서 누가 하는 것일까.

무언가를 먹고 싶다고 느끼는 것은 단순히 나의 의지가 아니다. 생명력의 신호, 내 안에 있는 신(神)의 뜻이다. 몸이 지금 그것을 필요로 하기에 당기는 것이다. 어딘가 부족하고 과할 때 몸은 균형을 맞추느라 신호를 보낸다. 증상이 있으면 그것을 해결하려는 작업이 동시에 일어난다. 나도 모르는 사이 몸은 이미 작업을 하고 있다. 몸의 반응에 솔직한 아이들은 입맛이 살아 있다. 어떤 날은 생선이 먹고 싶다고 하고 어떤 날은 부침개를 해 달라고 한다. 간이 약해져 심술부리고 소리 지를 때면 여지없이 새콤한 것들을 찾는다. 늘어져 있을 때는 어른들처럼 매운 것도 곧잘 먹고 땀을 뻘뻘 흘리기도 한다. 오줌 싼 아이들에게 키를 쓰게 하고 소금을 얻으러 다니게 한 우리 선조들은 먹는 것이 몸과 어떻게 반응하는지를 너무나도 잘 알고 있었다. 음식을 먹는 것은 그 음식이 지닌 기운을 취하는 것이다. 기(氣)는 형상(形象)을 만든다. 어떤 기운을 취하느냐에 따라 만들어지는 몸이 다르다. 먹는 것이 나를 만든다.

대장암 진단을 받은 60대 중반의 황인철 씨는 지난 2~3년 전부터 이상하게 매운 것이 많이 당겼다. 평소에 매운 것을 별로 좋아하지 않았는데 나이가 들면서 '입맛이 이상해졌나.'라고 생각했다. 당기는 것이니 이유가 있다고 생각하고 먹었다면 병이 더 이상 진행되지 않았을지 모르지만 평소 맵고 짠 것이 나쁘다는 생각에 자제를 많이 했다. 병원에서 정기 검진을 받으러 다니는 동안에도 맵고 짠 것은 피하라는 말이 머리에 각인되다시피 했고 음식을 먹을 때는 의식적으로 담백하고 싱겁게 먹으려고 애를 썼다. 폐·대장이 금 기운이고 매운맛과 관련된다는 것을 알고는 왜 그렇게 먹고 싶었는지 스스로를 이해하게 되었다.

심장 질환으로 진단받은 40대 유현주 씨는 언제부턴가 길을 가면 커피 향이 그렇게 좋을 수 없었다. 자연 섭생법을 공부하고는 왜 그랬는지 이해하게 되었다. 커피를 좋아하면서도 하루 한두 잔 이상은 해롭다고 해서 자제하고 있었는데 사실은 몸이 그런 기운을 필요로 하고 있었다는 것을 알고는 커피에 대한 생각을 바꿀 수 있었다.

생명은 알아서 섭취하며 살아간다

개나 고양이에게 먹을 것을 주면 필요한 것이면 먹고 그렇지 않으면 아예 거들떠보지도 않는다. 야생이 살아 있는 짐승들은 그런 감각이 더 탁월해서 산과 들에서 필요한 것들을 스스로 찾아 먹는다. 배고픔을 해결한 사자는 바로 옆에 사슴이 있어도 건드리지 않는다. 필요한 것을 필요한 때에 적당한 양만큼 먹는 것이다. 때로 과하게 먹었거나 잘못 먹었다면 싸고 게워 낸다. 변온 동물인 뱀은 햇빛을 받지 못해 소화를 할 수 없으면 며칠 전에 삼킨 들쥐를 그대로 토해 내기도 한다. 생명 있는 모든 것들은 알아서 필요한 것을 섭취하며 산다. 태어나면서 이미 프로그래밍 되어 있는, 생명이 살아가는 데 있어서 반드시 필요한 타고난 능력이다.

곡기, 물기, 거름기, 온기와 같은 자연의 여러 기운들에서 자신에게 필요한 것을 섭생하며 산다. 목이 마르면 물기를, 추우면 온기를, 영양이 부족하면 거름기도 섭취한다. 무언가를 먹는다는 것은 그래서 단순히 배고픈 것을 면하기 위해서만은 아니다. 허기(虛氣)진 것, 부족한 기운(氣運)을 채우기 위해 먹는 것이다. 그러니 아무것이나 먹지 않는다. 허기를 채워 줄 것을 찾아 먹는다. 영양소, 칼로리를 분석해서 내놓는 것은 이론적으로는 그럴듯할지 몰라도 생명 입장에서는 허기를 채울 수 없다. 몸이 긴장으로 잔뜩 조여 있다면 부드러운 기운을 찾아 섭취할 것이고, 너무 퍼져 있다면 단단해지는 기운을 찾아 취할 것이다. 귤과 감은 같은 과일 종류로 분류되지만 생명의 입장에서는 전혀 다른 먹을거리다. 비타민, 무기질 따지면 어떤 데이터가 나오겠지만 생명의 입장에서는 그런 것이 중요하지 않다. 새콤한 귤의 기운이 필요한데 달기만 한 감이 입에서 당길 리가 없는 것이다. 또 단것이 필요한데 신맛의 귤이 맛있을 리가 없다. 같은 귤이라 해도 자연의 거름기 먹고 태양을 견디며 익은 귤과 온갖 농약을 몸에 두르고 속성으로 색깔만 비슷하게 낸 귤이 같은 기운을 가지고 있을 리가 없다. 결과에는 과정이 담겨 기(氣)가 응축되어 있다. 당도만 높게 만든 설탕 귤은 귤답지 않은 귤이다. 거칠고 못생긴 유기농 귤이 왁스로 코팅한 때깔 좋은 귤보다 훨씬 귤다운 맛이 난다. 입맛이 살아 있는 사람이라면 누구나 먹어 보면 안다.

생명은 무엇이 필요한지는 스스로 알고 있다. 그것이 입맛으로 나타난다. 생명의 개별성을 고려하지 않은 영양소, 칼로리를 분석한 표준 식단으로 먹다 보면 영양실조에 걸릴 수밖에 없다. 필요한 것을 적극적, 능동적으로 충분히 취해야 몸속 기운들의 균형이 맞는다. 생명답게, 사람답게 살아갈 수 있는 힘이 나오고 능력이 나온다.

맛에 담긴 오묘한 이치, 육미(六味)

부드럽지 못해 깨진 균형, 긴장을 풀고 싶을 때

40대 후반의 박성자 씨는 남매를 둔 주부다. 몸이 아주 말랐고 안색은 검푸른 빛을 띠고, 표정이 많이 어둡다. B형 간염 보균자로 형제들이 모두 간경화, 간암으로 명을 달리했고 성자 씨도 간경화가 많이 진행된 상태다. 간만 굳은 것이 아니라 피부, 손발톱, 얼굴 표정, 근육 등 전체가 굳어 있다. 완벽주의, 원칙을 중요하게 생각한다. 느긋하게 기다리지 못하고 빨리빨리 마무리를 해야 직성이 풀린다. 약속이 있으면 늘 미리 나가서 기다리는 편이고 게으르고 책임감이 약한 사람들을 보면 도저히 이해가 가지 않는다. 걸음이 몹시 빠르고 스스로도 성격이 급하다고 생각한다. 감정을 드러내지 않고 통제를 많이 하는 편이라 평소에는 거의 화를 잘 내지 않고 속으로 삭이는데 한번 화를 내면 폭발한다. 주변 사람들을 보면 못마땅한 게 많고 다른 사람의 단점이 먼저 보여 괴롭지만 상대방이 상처받을까 봐 직접 이야기는 못한다.

증상

- 온몸이 당기고 결린다. 특히 어깨, 다리와 고관절 통증이 심하다.
- 자다가 쥐가 나서 깨고 주무르는 일이 반복되었고 발이 아프고 금방 피곤해져서 오래 걸을 수가 없다.
- 손발톱이 두껍고, 특히 발톱은 무좀이 심하고 누렇게 상해 부러진 상태다.
- 안구 건조증이 심해 인공 눈물 없이 지내기 힘들었고 눈이 항상 시리고 아파서 눈을 뜨고 있는 게 힘들 정도다. 원래는 눈물이 줄줄 흘러 바람 쐬기도 싫을 정도였다.
- 쉰 목소리, 목이 잘 붓고 아프고 가래가 잘 끓는다. 자고 일어나면 가래가 목에 달라붙어 있어 한참을 고생해야 한다.
- 식욕이 없고 억지로 음식을 먹으면 소화가 안 되고 잘 체한다. 구역질이 자주 나는데, 특히 아침에 자고 일어난 뒤가 제일 심하다.
- 편두통도 심각해서 진통제를 거의 매일 먹다시피 했고, 언제부턴가는 내성이 생겨 먹어도 효과가 없었다.
- 피부가 몹시 건조하고 가려움증이 심해 피가 날 때까지 긁고 온 방 안을 돌아다녀도 멈추지 않는다.
- 불면증이 심해서 쉽게 잠들지 못하고 잠들어도 금방 깨 밤이 되는 것이 두려울 정도다.
- 한숨을 많이 쉬고 가슴이 늘 답답하다.

성자 씨는 타고난 체질도 그런 데다 직장 생활, 결혼 생활에서도 지나친 긴장 속에서 살다 보니 온몸에 긴장감이 너무 심했다. 긴장이 지나쳐 부드러움을 누른 금극목(金克木)의 경우다. 지나치게 긴장하다 보니 성격도 급해지고 매사에 결과를 빨리 얻고자 하는 경향이 강했다. 스스로도 자신이 '너무 성격이 강한 것 같다, 유한 면이 없다.'라고 생각하고 있었다. 그래서 자기도 모르게 자연스럽게 긴장을 풀어 주는 맛들을 좋아하고 있었다. 쉬게 하는 신맛, 부드럽게 부푸는 기운이 강한 밀가루 음식들이 대표적이다. 평소 레몬을 그냥 먹을 정도로 신 것을 좋아한다고 했다. 과일을 특히 좋아해서 입맛 없을 때는 과일로 끼니를 채울 때도 있었다. 신 김치나 동치미처럼 깔끔하고 시큼한 것을 좋아한다. 국수를 아주 좋아해서 밥맛 없는 여름에는 국수만으로 한철을 날 수 있을 정도다.

하지만 입맛대로 먹지 못하고 간암, 간경화에 좋다고 하는 것들을 위주로 먹고 있었다. 현미가 좋다는 이야기에 현미밥을 3~4년 넘게 먹고 있었다. 밥만 먹으면 소화가 안 되서 고생을 했지만 위장이 안 좋아서 그런 것이라고 생각하고 위장약을 먹었고 위장에 나쁘다는 밀가루 음식은 애써 멀리하고 있었다. 고기는 소고기 위주로 먹었고 간에 좋다고 하는 약재들을 달여 그 물을 음료로 마시고 아침마다 녹즙을 먹어 왔다. 냉장고 두 대에는 온갖 건강식품들이 가득했다. 병원이나 책, 주변의 이야기들을 듣고 따르다 보니 정작 본인이 좋아하고 필요로 하는 것들은 오히려 먹지 못하고 있었다.

몸의 원리를 이해하고는 용기를 내서 입맛을 살리기로 했고 현미밥이 아닌 보리, 밀, 팥을 위주로 한 곡물 식사를 하게 되었다. 국수, 수제비, 빵처럼 밀가루 음식도 먹고 싶을 때면 주저하지 않고 먹었다. 발효 식초를 물에 희석해 마시거나 레몬 즙을 짜 요구르트에 타 먹으면서 신맛을 강력하게 보충해 긴장을 풀기로 했다. 워낙 신 것을 좋아하는 편이라 어렵지 않게 먹을 수 있었다. 매운 김치 대신에 백김치, 동치미를 담가 먹었다. 힘들어도 자세를 바로 해서 매일 천천히 걸었다. 열이 어느 정도 나면 목과 옆구리, 고관절을 풀어 주었다. 매일 족욕을 하고 간 경락과 담 경락의 주요한 경혈 자리들도 자극하면서 스스로 마사지했다. 배를 데우고 몸을 따뜻하게 하는 방법들을 함께 실천한 결과 6개월 뒤 굳었던 간 조직이 많이 살아났다는 진단을 받았고 7년이 지난 현재까지 건강한 생활을 하고 있다. 간담이 안 좋아서 나타났던 여러 증상들이 좋아진 것은 물론이고 성격도 많이 부드러워져서 집안 분위기도 달라졌고 웃음도 찾게 되었다. 지금은 간염 보균자인 아이들이 본인처럼 고생하지 않도록 먹거리도 챙기고 운동도 함께하면서 자연 섭생을 함께 실천하고 있다.

신맛

신맛은 부드럽게 하고 쉬게 하는 맛이다. 부드러운 기운인 목기를 담고 있어 간과 쓸개를 영양한다. 눈이 피곤할 때, 목이 쉬어 목소리가 안 나올 때는 매운 생강차가 아니라 신맛의 모과차, 오미자차, 매실차를 마시는 것이 도움이 되는 이유다. 신맛 나는 것을 먹으면 간이 풀리니 긴장도 풀리고 화가 치밀었던 것도 누그러진다. 간이 다스리는 근육을 부드럽게 하고 오그라든 몸이 늘어나 유연한 동작을 하게 한다. 늘 나사가 너무 조여 있어 쉬지도 못하고 일하거나 움직이는 사람들은 쉴 수 있는 힘이 부족하다. 신맛이 들어가면 이완이 되면서 쉴 수 있는 힘이 생긴다. 성장기의 아이들은 목 기운(木氣運)이 많이 필요해서 대체로 신 것을 좋아한다. 어른들은 시다고 잘 먹지 못하는 것들도 아이들은 눈 하나 깜짝 않고 먹는다. 어른들이 불량 식품이라고 하는 학교 앞 문방구의 간식거리들은 대체로 새콤달콤한 것이 많다. 끊임없이 움직이고 성장하다 보니 채워도 금방 써 버려 수시로 당기는 것이다. 똥글똥글 뭉친 아이들이라면 길쭉하게 성장시키는 목기(木氣)를 지닌 음식들이 더 많이 필요하다.

참깨, 들깨처럼 고소한 맛도 뻑뻑한 곳에 기름을 쳐서 부드럽게 한다. 입춘이 지난 정월 대보름에 부럼을 깨면서 고소한 견과류들을 먹는 것 또한 같은 이치다. 호두, 땅콩 같은 고소한 것들은 건조하고 부스스한 몸에 부드럽게 기름을 쳐 준다. 봄이 오면 간이 약해지니 미리 준비를 하는 선조들의 지혜다.

육류 중에서는 조리하면 풀어질 정도로 부드러운 닭고기가 목기를 지닌 음식이다. 아이들이 치킨을 좋아하는 데는 이유가 있다. 목기가 많은 닭고기에 부드러운 밀가루 옷을 입혀 고소한 기름으로 튀겨 낸 것이니 딱 필요한 기운들이 모여 있는 셈이다. 못 먹게만 할 것이 아니라 왜 찾는지를 살펴보고 대체할 수 있는 다른 것들로 영양을 해 줄 필요가 있다. 소고기는 단단한 기운이 강해서 조리할수록 질겨진다. 위의 사례처럼 소고기가 좋다고 생각하고 간이 약한 사람이 많이 먹게 되면 역효과가 나기도 한다.

그러나 신 것, 감식초, 비타민 C, 닭 가슴살 등이 간에 좋다고 당기지도 않고 필요치도 않은데 오랫동안 계속 먹게 되면 균형이 깨질 수 있다. 목기가 지나쳐 목극토(木克土) 위장이 상하거나 폐·대장이 약해질 수 있다.

발산하지 못하고, 표현하지 못할 때

30대 중반의 김희영 씨는 결혼 4년차인데 아이가 생기지 않아 고민이다. 병원에서 검사도 받았으나 특별한 이상은 없다고 해 조금만 더 기다려 보다 시험관 아기를 생각 중이다. 늘 볼이 발갛고 잘 웃는다. 웃음이 한번 터지면 참을 수가 없고 웃고 싶지 않아도 웃음이 계속 나서 괴로울 때가 많다. 잘 놀라는 편이고 직장 생활하면서 스트레스를 많이 받았다. 부탁받으면 거절을 못하다 보니 일이 더 많아졌고 그럴 때면 스스로에게 짜증을 많이 낸다. 추진력이 부족한 편이다. 초등학교 때 편도선을 잘랐고, 시력이 좋지 않아 대학 졸업 후 라식 수술을 했다.

증상

- 광대뼈 부근에 기미와 주근깨가 많다.
- 조금만 걸어도 숨이 차서 경사진 곳은 걸을 엄두도 못 낸다.
- 부정맥이 있고 일 년에 두세 번은 정신을 잃고 까무러쳐 응급실로 실려 간다.
- 두통, 생리통이 심해서 진통제를 자주 복용하며, 생리 불순이 심하다.
- 손발이 차고 손에 땀이 많이 난다.
- 어깨가 무겁고 추위를 많이 탄다.
- 아침에 일어나기 힘들고 오전에 컨디션이 안 좋다.

심장·소장이 약한 경우다. 심장 기운인 화기가 약해 얼굴도 붉다. 소장 경락이 끝나는 광대뼈가 특히 붉고 기미와 주근깨가 많다. 새끼손가락이 유난히 짧다. 심·소장 경락이 소통이 잘 안 되어 팔뚝이 굵은 편이라 여름에 민소매 옷 입기가 꺼려질 정도다. 과일 중에서도 특히 쌉쌀한 자몽을 아주 좋아하고 고들빼기, 치커리 같은 쓴맛 나는 나물 종류도 즐겨 먹는다. 진한 커피를 좋아해서 에스프레소를 마시고 싶지만 카페인 때문에 디카페인 커피 위주로 가끔 마신다. 초콜릿을 좋아하는데 살이 찔까 봐 자제하는 편이다. 스트레스 받거나 힘들 때면 카카오 비율이 높은 다크 초콜릿을 사다 놓고 한 통을 다 없앨 정도다.

심장이 약해지면 자기도 모르게 소심해진다. 심장도 쪼그라들고 마음도 쪼그라든다. 괜히 부끄럽고 수줍다. 가슴이 잘 뛰고 숨이 차고 땀 조절도 잘 안 되는 증상들이 나타난다. 생명이 잉태되려면 자궁이 따듯해야 하고 적당한 물기도 필요하다. 심장이 약하면 열 조절이 잘 되지 않아 심장에서 만들어진 열이 고루 퍼지지 못한다. 불기운, 불 내 나는 맛, 타서 나는 쓴맛이 당긴다. 커피가 맛있다고 느껴질 수도 있고 술 생각이 나기도 한다. 쓴맛, 불 내 나는 맛을 지닌 음식들이 들어가면 심장에 불을 붙이는 역할을 한다. 그중에 가장 좋은 음식은 곡식인 붉은 수수다. 수수를 익히지 않고 먹으면 가장 좋고 밥에 넣어 수수밥을 꾸준히 먹다 보면 심장·소장이 튼튼해져 커피도 술도 초콜릿도 덜 당긴다. 희영 씨는 수수를 불렸다가 갈아서 요구르트를 타서 꾸준히 마셨다. 충혈된 눈은 며칠 지나 바로 좋아졌고 2개월 정도 지나서부터는 얼굴로 열이 오르는 것도 좋아졌다. 이후 곡식 위주로 먹고 입맛을 살려 다른 것들도 영양하고 몸도 따듯하게 하면서 갖고 있던 증상들이 많이 좋아졌다. 날갯죽지와 어깨를 자극하는 상체 운동을 했고 함께하는 풍물 시간에는 북을 치게 했다. 노래방에 가서 좋아하는 노래를 실컷 부르게 했다. 6개월 뒤에는 기다리던 임신을 하게 되었다. 임신 기간 중에도 가리지 않고 입맛대로 영양하고 운동도 꾸준히 하며 건강하게 열 달을 보냈고 건강한 아들을 순산했다. 현재는 3살 터울로 둘째를 임신 중이다.

쓴맛

열기를 가해서 태운 뒤에 얻어지는 맛이 바로 쓴맛이다. 혹은 힘을 쓸 때 필요한 맛, 심장이 불을 지피기 위해 필요한 맛이다. 밥을 태워 만든

누룽지로 숭늉을 끓여 먹으면 쓰고 불 내가 난다. 열이 나면서 소화도 잘 되고 속이 편안해진다. 화기는 표현하고 발산하는 힘이다. 예부터 오래된 화병(火病)에 가마솥 검댕을 긁어 약으로 썼다는 이야기가 있다. 표현하지 못하여 생긴 화병, 새까맣게 타 버렸을 속을 까맣게 탄 재로 달래는 것이다. 평소 속말을 잘 못하던 사람, 심장의 불이 잘 붙지 않는 사람이 쓴 술을 마시고 말이 많아지기도 하고 용감해지기도 한다. 쓴맛이 심장을 자극해 불을 지피는 것이다. 익모초, 쑥처럼 쓴 것들이 몸을 뜨겁게 한다.

쓴맛이 지나치면 너무 녹아 버리고 풀린다. 술을 먹고 온몸이 풀리는 것과 같다 화극금(火克金). 그러다 보니 술 마신 뒤 해장국은 얼큰한 것을 주로 먹게 된다. 술은 몸을 빨리 데우지만 빨리 식히기도 한다. 소심한 부분을 술에 의지해 해결하려고 하면 몸이 상할 수도 있다. 쌉쌀하고 붉은 수수는 심장의 기운을 튼튼하게 한다. 수수를 꾸준히 먹으면 심장이 좋아져서 술이 너무 쓰다고 느껴진다. 하지만 쓴 것이 과하면 화기가 지나쳐 화극금(火克金) 다른 부분이 약해질 수 있다. 익모초나 쑥 같은 것이 좋다고 필요치 않은 사람이 너무 많이 먹으면 몸이 퍼지면서 숨이 안 쉬어진다든가 피부에 염증이 많아지고 항문에 이상이 올 수 있다.

다부진 기운이 부족할 때

송재원 씨는 20대 후반의 대학원생이다. 키 175에 몸무게는 120킬로그램이 넘어 스스로도 감당하기 힘들 정도였다. 연구실에 있다 보니 거의 앉아 있는 일이 많았고 식사 시간도 일정치 않았다. 생각이 많은 편이고 공상 망상을 많이 하는 편이라 스스로도 소설 쓴다고 자책할 정도이다. 중얼거리며 혼잣말을 많이 한다. 계획은 무수하게 세우지만 실행에 옮기는 것은 극히 드물다. 밥을 빨리 먹고 식사량이 많은 편이다. 단식, 원 푸드 다이어트 등 나름 체중 조절을 해 보려고 했으나 모두 실패했다.

증상

- 하루 중 점심 식사 이후가 되면 쏟아지는 졸음을 참을 수가 없어서 오후 시간은 거의 비몽사몽 보낸다.
- 무릎이 약해 걷는 것을 싫어하고 계단을 오르내리는 것도 힘들 정도다.
- 피곤하면 눈 밑이 떨리는 증상이 가끔 있었는데 언제부턴가 횟수가 잦아졌다.
- 소변에 거품이 섞여 나오기도 하고 혈당도 높은 편이다. 아버지가 당뇨 합병증으로 고생하고 있어 집안에서는 걱정이 많다.

전형적으로 비·위장이 약한 신호들이다. 위장은 본래 토기, 단단하고 확실한 기운이 나오는 장부인데 이것이 약해져 있으니 다부진 힘, 실천하는 힘이 달리고 매사에 늘어지고 퍼져 있다. 스스로는 초콜릿, 사탕 같은 단맛 나는 것을 좋아하면서도 살이 찔까 봐 먹지 못하고 있었다. 스트레스가 심할 때면 자기도 모르게 먹곤 하는데 먹고 나서 자책을 많이 한다고 했다. 뭘 먹어도 금방 소화를 시키니 스스로는 위장은 좋은 편이라 생각했는데 그게 아니었다는 사실을 알게 되었다. 본래 비·위장은 아무것이나 주는 대로 먹는 장부가 아니다. '비위가 까다롭다.'와 같은 표현처럼 비·위장이 좋은 사람은 입맛이 까다롭고, 충분히 먹으면 숟가락을 놓을 정도로 먹는 것에 대한 조절력이 좋은 편이다. 재원 씨도 자신이 위장이 튼튼한 게 아니라 균형이 깨지고 힘이 빠져서 그랬다는 것을 깨달게 되었다. 몸도 맥도 생각도 모두 퍼져 있으니 단단하게 만들고 싶어 입맛으로는 계속 달고 매운 것이 당겼던 것이다. 몰래 감춰 놓고 먹을 것이 아니라 드러내 놓고 단것을 먹기로 했다. 단것이 생각날 때마다 아예 설탕_{유기농 원당이 가장 효과가 좋다}을 따뜻한 물에 타서 진하게 마시도록 했다. 곡식으로는 끈적하고 차진 기운이 강한 기장과 찹쌀을 꾸준히 먹기로 했다.

  무릎에 힘이 없다고 안 쓸 것이 아니라 짧은 시간이라도 걸을 수 있도록 했다. 출·퇴근길에 늘 타던 마을버스를 타지 않고 걷고 엘리베이터 대신 계단을 이용했다. 자기 전에는 배에다 곡식으로 만든 찜질 팩을 올려놓고 무기력해지고 냉해진 위장을 따뜻하게 했다. 위장이 약한 사람들은 특히 실천력이 떨어지기 때문에 다른 장부가 약한 경우보다 더 힘들다. 매콤한 것으로 긴장감을 주고, 단맛으로 다부진 기운을 만들었다. 매일 전화로 격려하고 확인하는 과정을 거쳐 3개월 정도 지나면서부터는 눈에 띄게 살이 빠지기 시작했다. 이후 몸무게는 75킬로그램까지 줄었고 몸도 마음도 많이 가벼워졌다. 살에 묻혔던 이목구비가 살아나자 딴사람이 되었다. 생각하는 시간보다는 행동으로 옮기는 시간이 많아졌고 진전이 보이지 않던 연구 작업도 활기를 띄게 되었다고 했다.

단맛

  몸이 늘어지고 살이 단단하지 못해 풀어져 있는 사람들은 단것이 당긴다. 단것을 먹어서 살이 찌는 것이 아니라 살이 찐 사람들이 단것이 필요해서 먹게 되는 것이다. 단것 때문에 살찐다는 것은 원인은 살피지 않고 현상만 보고 하는 소리다. 단맛은 다부지게 하고, 뭉치게 하고, 단단하게 한다. 설탕이나 꿀, 엿, 조청 등 단것들은 다 끈적하게 달라붙고 뭉치는 성질이 있다. 긴장이 풀려 입을 다물지 못했던 아이들이 입을 다물고, 매일 누워서 바닥 신세만 지던 사람이 무릎에 힘이 생겨 일어나기도 한다. 기운이 없고 하늘이 노래지면서 어지러워질 때 설탕물을 마시면 눈이 떠진다. 점심시간 이후 잠이 쏟아지고 내려오는 눈꺼풀을 주체할 수 없다면 위장의 힘이 약해서 그렇다. 이럴 때 설탕물이나 사탕처럼 달콤한 것을 먹으면 도움이 된다.

단단한 기운이 지나치면 딱딱해질 수도 있다. 적당히 단단해야 나무가 뿌리도 내리고 싹도 틔울 텐데 너무 단단해 딱딱해지면 물도 스며들지 않는 콘크리트 같은 상태가 될 수도 있다^{토극수(土克水)}. 단것을 지나치게 먹으면 신장이 약해져 몸이 굳고 염증이 많이 생기기도 한다.

긴장감이 부족하고 삶의 의욕을 얻고 싶을 때

40대 초반의 동갑내기 이홍주, 전경화 씨 부부. 이홍주 씨는 큰 키에 하얀 얼굴을 하고 있어 외모만 보면 전혀 아픈 사람 같지 않은 훤칠한 모습이다. 외모와 달리 이러저런 잔병치레로 고생을 많이 해 왔다. 10대에는 폐결핵으로 고생한 적이 있고 이후도 감기에 걸리면 기침이 심하다. 겉으로는 농담도 잘 하고 밝은 모습이지만 늘 인생이 허무하다고 생각하고 공허함을 많이 느낀다.

증상

- 만성 비염이 있어서 두루마리 휴지를 가지고 다녀야 할 정도다. 비염이 심할 때는 삼 일 밤낮을 눕지도 못하고 벽에 기대 새우잠을 자기도 했다고 한다.
- 손목의 힘이 없어 무거운 물건은커녕 쇼핑백도 들고 다니기 힘들 정도다. 저녁이 되면 증상이 심해져서 맥이 탁 풀리는 느낌에 손가락 하나도 까딱할 수

없다.
- 늘 안개가 낀 것처럼 머리가 맑지 않고 숨이 찰 때가 많다. 컨디션이 안 좋으면 치질이 심해져서 견디다가 한 번 수술한 상태다.
- 배에서 소리가 많이 나고 설사를 자주 하는 편이다.

폐·대장 기운이 약해지면 나타나는 증상들이다. 이홍주 씨는 긴장감이 너무 부족해서 맥이 많이 풀어져 있는 상태였다. 바닷가 출신인데다 맵고 짠 것을 무척 좋아해서 얼큰한 찌개, 비린 생선 종류를 좋아하는데 결혼 이후 10년 가까이 집에서 먹어 본 적이 없다고 한다. 맵고 짠 것이라면 건강에 안 좋다고 질색을 하고, 특히 비린내 나는 것을 싫어하는 아내 때문에 싱겁고 담백한 것들 위주로 먹었다고 했다. 외식도 주로 산채나 한정식 집에서 했다. 신혼 초에는 식성이 달라 다투기도 했지만 "먹는 것 가지고 삐친다."는 아내 말에 상처받은 뒤 그저 주는 대로 먹기로 했다. 이후 비염, 치질 등의 증상이 심해지기 시작했다.

아내 전경화 씨는 동그랗고 각이 진 얼굴에 강한 인상이다. 유능한 교사로 두루 능력을 인정받아 여러 가지 업무로 늘 바빴다. 목이 자주 아프고 쉰 목소리가 나고 만성 피로에 시달렸다.

증상
- 제왕 절개로 두 아이를 출산 이후에 갑상선 이상, 부정맥과 자궁 근종을 진단받았다.
- 몸 곳곳에 염증이 많았는데 특히 입 안이 자주 헐어 베체트병이 의심된다는

진단을 받은 상태다. 얼굴에 기미가 많은 편이다.

처음에 남편은 건강 관련 프로그램에 참여한다는 것 자체를 못마땅해 했다. 분명히 이것저것 먹지 말라고 할 것이 뻔하다고 생각했다. "매운 것 좋아하시죠?" 하고 물었을 때 "왜요? 먹지 말라고요?"라며 퉁명스럽게 답했다.

"아니죠. 맘껏 드십시오. 몸에서 필요하니까 당기실 겁니다. 현재 몸 상태가 그러니 자연스럽게 당길 수 있습니다."

남편이 화색을 띠고 아내를 돌아보며 "거 봐, 매운 것 먹어도 된다잖아." 하면서 이야기가 풀리기 시작했다. 부부는 같이 몸과 체질에 대해 알아 가면서 서로를 다시 이해하게 되었다. 왜 남편이 그렇게 늘어져 있기만 했는지, 왜 아내가 매사에 조급하고 몰아치기만 했는지 서로 못마땅했던 성격, 표현 방법, 식성까지 사실은 원인이 있었음을 알게 되었다.

홍주 씨는 긴장감이 필요했고 몸에 있는 염증들, 노폐물들도 짜내야 하니 자연스럽게 맵고 짠 것이 당겼다. 그중에서 자라면서 먹어 왔던 익숙한 것들, 아귀찜, 매운탕처럼 비리고 얼큰한 것들이 계속 생각났던 것이었다. 평소 건강 관리를 철저히 했다던 아내는 입맛을 찾기보다 생각으로 좋다고 하는 것을 위주로 먹어 왔다. 짜게 먹으면 안 된다고 생각했지만 사실은 짭짤한 것들을 좋아했다. 김, 미역, 된장국과 간장으로 조린 음식들을 좋아했는데 문제는 이 모든 것들을 싱겁게 해서 먹다 보니 마찬가지로 염증에 시달리고 있었다. 빵을 좋아하면서도 밀가루 음식은 나쁘다고 해서 자제하며 현미 가래떡을 사두었다가 먹기도 했다고 한다. 긴장되고 뭉친 기운이 강한 경화 씨는 떡처럼 뭉치는 음식보다 밀가루 음식처럼 부드럽고 부푼 것들이 더 당길 수 있다. 부부는 내 입맛을 상대방에게 강요하는 것도 일종의 폭력이라는 것을 인정하게 되었다. 남편은 본인이 원하는 만큼 충분히 간을 하고 고춧가루도 듬뿍 뿌려 먹었고 아내는 좋아하던 수제비, 국수도 생각날 때마다 먹었다. 잡곡밥을 할 때는 골고루 넣고 남편은 현미, 율무를 아내는 보리, 밀을 더 추가해서 먹기로 했다. 남편은 생강차를, 아내는 식초를 물에 타서 피곤할 때 마시고 필요한 운동도 꾸준히 했다. 이후 부부는 건강을 되찾았고 더불어 부부 사이도 다시 좋아졌다.

매운맛

'김을 매다', '매듭짓다', '매섭다', '손이 맵다'처럼 매운맛은 마무리하는 힘, 긴장시켜 결과를 얻는 힘이다. '시집살이 고추보다 맵다 한다.' 시다 하지 않고 고추보다 맵다고 말한다. 매운 것을 먹으면 늘어져 처져 있던 신경 세포들이 다시 조여든다. 우울하거나 슬플 때 화끈하게 매운 음식을 먹고 나면 다시 삶의 의욕이 생기기도 한다. 술을 먹고 난 뒤 해장국은 그래서 모두 얼큰한 것들이다. 지나친 화기(火氣)로 인해 화극금(火克金) 되어 있는 것을 다시 금기(金氣)의 매운 기운으로 균형을 잡는 것이다.

폐·대장이 약해지면 까닭 없이 눈물이 나거나 허무해지고 슬퍼지며 염세적으로 변하기도 한다. 긴장감이 모자라 피부가 탄력이 없어져 늘어지기도 한다. 매운맛은 다시 긴장감을 줘서 제자리로 돌아가게 한다. 그러나 매운 것이 지나치면 간이 약해져 긴장되고 조이는 현상 금극목(金克木)이 나타날 수 있다.

뭉쳐 있을 때, 노폐물을 짜내고 싶을 때

50대 초반의 교사인 백경숙 씨는 자주 뒷목이 뻐근하고 뒷골이 당긴다. 심할 때는 눈알이 빠질 것처럼 아프다. 어지럼증이 자주 있고 어떨 때는 가만히 앉아 있는데도 주변이 빙빙 도는 것 같기도 했다. 혈압이 높아 고혈압 약을 3년째 먹고 있고 당뇨로 진단받고 조절 중이기도 했다. 추위를 아주 많이 탄다. 40대부터는 감기에 걸리면 바로 독감으로 가서 심하게 앓았다고 했다. 온몸이 쑤시고 무겁고 뼈가 으스러지는 것 같기도 했다. 자다가 뒷목이 축축하면서 식은땀이 자주 난다. 20대 때부터 있었던 방광염이 컨디션 안 좋으면 도졌고 나이 쉰을 넘기면서부터는 요실금 증상이 심해져 외출할 때면 기저귀 팬티를 입어야 할 때가 많아 자존심이 상한다고 했다.

증상

- 어깨가 무겁고 등이 자주 아프다.
- 허리가 아프고 종아리가 당긴다. 길을 걷다가 발목을 잘 접질린다.
- 삼단 같던 머리는 듬성듬성해지고 특히 정수리 부분에 머리가 휑해지면서 부분 가발을 고민할 정도로 탈모가 일어나고 있었다.
- 가끔 귀에서 소리가 나고 먹먹한 느낌이 들기도 한다.
- 건망증이 심해졌고 금방 한 일도 기억이 나지 않는다. 가스에 냄비를 올려놓고 외출하는 바람에 불이 나서 옆집 신고로 소방차가 온 적도 있다.
- 머리 좋다는 소리 많이 듣고 살았는데 왜 이 모양이 되었는지 너무 속상해 살기 싫어질 정도이다.
- 자궁에 3~4센티미터 정도의 근종이 여러 개 있어 병원에서는 자궁 적출을 권했지만 수술이 꺼려져 버티는 중이다.

평소 음식을 짭짤하게 먹는 편이었는데 고혈압 진단 이후 싱겁게 먹고 있었다. 젓갈도 좋아하고 뚝배기에 자글자글하게 지진 된장에 밥 비벼 먹는 것을 제일 좋아할 정도로 짭짤한 것을 좋아했다. 싱겁게 먹으면서 항상 배에 가스가 가득 찬 것처럼 헛배가 부르고 소화가 잘 안 됐지만 고혈압 걱정에 짜게 먹을 수도 없었다. 뒤쪽으로 집중되어 나타나는 증상들이 모두 신장과 방광이 약해 그런 것이라는 것을 알고 왜 그렇게 짭짤한 것이 당겼는지 스스로 이해하게 되었다. 소금이 나쁘다는 인식이 하도 강해서 바꾸기가 쉽지는 않았지만 짭짤하게 먹은 날은 몸도 가볍고 속도 편하다는 것을 스스로 체험하면서 고정 관념을 깨기 시작했다. 죽염과 질 좋고 깨끗한 소금을 하루 서너 번 먹고 허리 돌리기 등을 하면서 굳어 있는 뒷부분을 풀어 주었다. 조선 된장, 간장으로 음식 간도 충분히 해서 먹기도 했다. 자기 전에도 발목, 등을 천천히 스트레칭했다. 잘 때는 등을 따듯하게 지지고 배에는 곡식 찜질 팩을 올려놓고 자도록 했다. 안 먹던 짠 기운이 들어가면 몸에서는 짜내는 작업을 한다. 일시적으로 몸이 붓기도 한다. 방귀도 많이 나오고 변도 많아진다. 소변도 한동안은 더 진하고 탁해진다. 아래로 고름 같은 분비물도 나오기도 한다. 피부로 밀어내서 염증이 생기는 경우도 있다. 아팠던 곳이 더 아프다. 허리가 이삼일 정도 끊어질 듯 아프다가 괜찮아졌고 고개를 돌릴 수 없을 정도로 목이 아프다가 신기하게 좋아졌다. 과거에 수술한 곳, 사고 나서 다친 곳도 다시 아프다가 좋아졌다. 본인이 생각해도 신기할 정도라고 했다. 그렇게 증상들이 하나둘 사라지면서 몸이 많이 가벼워졌다. 밤에는 한 시간에 한 번씩 일어나 화장실에 갔었는데 잠들면 깨지 않고 아침까지 내리 숙면을 취할 수 있다는 것이 가장 기쁜 일이라고 했다. 이후로도 일 년 이상을 꾸준히 자연 섭생을 실천한 끝에 스스로 "고시 공부를 해도 붙을 것 같다."라고 할 만큼 머리도 많이 맑아졌다.

짠맛

우리 몸이 짜내는 땀, 눈물, 콧물, 땀 등의 분비물들은 모두 찝찔하다. 짠맛이 있어야 소독도 하고 염증을 다스리며 썩지 않도록 한다. 짠맛은 삼투압을 일으켜 소금기는 들어가게 하고 불필요한 수분과 노폐물은 짜낸다. 굳는 것을 막아 연하고 물렁물렁하게 한다.

짠맛이 부족하면 짜내는 힘밀어내는 힘이 약해 각종 염증에 시달리며 덩어리가 생기고 세포들이 굳거나 수독(水毒)이 쌓여 비만이 되기도 한다. 신장이 약해지니 뒷심이 달려 지구력이 약하고 허리나 등 쪽이 당기고 통증이 생기기도 한다. 소금이나 죽염이 몸에 좋다고 해서 지나치게 먹으면 화기(火氣)를 약화시켜 수극화(水克火) 심장이 약한 증상들이 나올 수 있다.

생명력이 떨어져 불안해질 때

50대 초반 이미화 씨는 매사에 못마땅한 것이 너무 많다. 신경이 극도로 예민해서 텔레비전이나 라디오 소리도 시끄럽게 들린다. 춥고 덥고, 습하고 건조한 것처럼 날씨와 대기의 변화에 몸 상태가 많이 좌우된다. 유방과 자궁에는 여러 개의 혹이 있다. 내과, 외과, 산부인과, 안과 등 피부과를 제외한 모든 병원을 다녔다. 양방뿐 아니라 한방 병원에도 수시로 입원과 퇴원을 반복해 왔다.

증상

- 심각한 불면증을 앓고 있다. 버스나 전철에서 조는 사람들을 부러워할 정도

다. 몸은 피곤하고 여기저기 통증으로 시달려도 잠이 오지 않아 밤이 오면 불안하고 초조할 정도로 두렵다.
- 공황 장애 때문에 사람이 많은 곳에 가지 못한다.
- 소화 불량도 심해 늘 명치가 답답하고 목에 뭐가 걸린 듯한 느낌을 받는다.
- 잔기침을 계속한다.
- 변을 봐도 시원하지 않고 항상 뒤가 무겁다.
- 허리와 꼬리뼈가 아파서 오래 앉아 있기 힘들다. 외출할 때는 자동차 뒷좌석에 누워서 이동한다. 허리 통증이 너무 심해 디스크 수술 예정이다.
- 대화 시 눈을 못 마주칠 정도로 눈빛이 떨린다.
- 금세 추웠다 더웠다 하는 한열왕래 증상이 있다.
- 미간에 주름이 깊어 늘 인상을 쓰고 있는 것처럼 보인다.
- 눈썹이 거의 없어서 문신을 여러 번 한 상태다.
- 어깨 통증이 심하고 팔이 저리고 올라가지 않는다. 손가락 마디가 아프고 굵게 두드러져 있는데, 병원에서는 관절 류머티즘으로 진단받았다.

미화 씨의 경우는 30대 후반에 교통사고를 크게 당했는데 그때부터 몸의 모든 기능이 다 어긋난 것 같다고 했다. 일 년 넘게 입원을 해야 하는 큰 사고로 이후 여러 가지 증상들이 나오기 시작했다. 교통사고로 인한 몸의 충격은 상상 이상이다. 겉으로 드러나지 않고 사진 찍어서 이상이 없다 해도 속으로 골병이 든다. 질서가 순식간에 다 틀어져 버려 몸이 복원해 내려니 힘이 많이 필요하다. 에어컨을 끼고 살다가 사고 이후 수시로 너무 춥고 떨려서 돌침대를 구입할 만큼 따듯한 것을 좋아하게 되었다. 찬물도 싫어져서 따듯한 물을 먹게 되었다고 했다. 늘 입맛이 없고 밥을 먹으면 모래알 씹는 것처럼 입이 쓰고 떫었다. 그나마 먹히는 것은 콩나물국처럼 담백한 것, 생나물, 생채처럼 신선한 것들이었다. 그때 먹혔던 것들을 보니 모두 심포·삼초 조절력을 영양하는 것들이었다. 내 몸은 이렇게 주인을 살리느라 애쓰고 있었는데 진통제, 신경 안정제로 증상을 덮으려고만 했다고 스스로를 돌아보게 되었다. 먹고 있던 약들을 줄이고 곡식 위주로 주식을 먼저 챙기기로 했다. 기본 곡식에 상화기를 보충해 꾸준히 먹고, 그 외 음식들도 입맛을 살려 먹었다. 힘들어도 매일 걷고, 운동하고, 몸도 따뜻하게 해서 힘이 생기자, 증상들이 하나씩 사라졌다. 몸이 좋아지니 표정도 편안해지고 성격도 너그러워졌다. 결혼 전의 밝은 성격이 나오는 것 같다고 행복해했다.

담백한 맛

시끄러운 소음 속에 노출되어 있으면 작은 소리는 듣지 못하는 법이다. 맛을 미세하게 알아채려면 특별한 맛이 없는 맛, 강한 맛이 느껴지지 않는 맛에 대한 감각이 살아 있어야 한다. 인류가 곡식을 주식으로 하는 이유가 바로 곡식이 지닌 이런 치우치지 않은 맛, 담백한 맛 때문이기도 하다. 곡식의 밋밋하고 담백한 맛을 주로 섭취할 때 다른 강력한 오미(五味)를 보다 잘 구분할 수가 있는 것이다. 오행의 강력한 오미를 두루 분별해 취하기 위해서는 특별한 맛이 없는 듯한 맛, 맛없는 맛, 담백한 상화(相火)의 맛이 바탕이 되어 주는 것이 좋다. 상화기(相火氣)의 맛은 익히지 않은 날 것들이 가진 생(生)한 생 내 나는 맛, 아린 맛, 떫은맛이 있다. 떫은 표정이라는 말이 있는데 실제 심포·삼초가 약해지면 자기도 모르게 떨떠름한 표정을 하게 되고 심해지면 자꾸 입이 떫은 것 같기도 하다.

입맛 살리려면 나날이 먹는 주식이 살아나야 한다

잃어버린, 혹은 왜곡된 입맛을 어떻게 찾을 수 있을까? 자신의 몸 반응에 주목하며 다시 감각을 살리는 연습을 할 필요가 있다. 입맛이 보내는 신호들을 알아차리는 것이다. 생각으로 먹지 않고 몸으로 먹는다. 몸으로만 먹는 게 아니라 마음으로 먹는다. 마음에 부응하는 것, 감(感)을 따르는 것이다. 먹거리가 전 지구적으로 이동하면서 우리 식탁에 올라오는 무수한 음식들의 출처, 과정을 일일이 알아내기란 쉽지 않다. 지구를 얼마나 돌아왔을지 얼마나 많은 농약을 뿌려 댔는지 심지어 유전자 조작을 해 댔는지도 모른다. 식량을 무기로 하는 다국적 기업들이 종자를 사들여 유전자 조작을 끝낸 곡물들로 온갖 가공 식품을 만들고, 공장식 축산업으로 사육된 동물들이 그럴듯한 포장으로 가공이 되어 마트 조명 아래 진열되어 있다. 과정까지 알고 나면 먹을 수 있는 것들이 없을 지경이다. 땅이 병들고 그 땅을 터전으로 하는 다른 생명들이 오로지 인간의 욕심을 위해서 희생되어 가는데 인간만 성할 수는 없다. 먼저 살리고 서로 살려 함께 사는 방법을 찾고 행동해야 할 때다.

통계나 자료들은 얼마든지 왜곡할 수 있다. 추악한 이면들을 다 가릴 수 있도록 더 세련된 포장과 광고도 얼마든지 가능하다. 각자 깨어나지 않으면 안 된다. 믿을 수 있는 것은 나의 직관, 감을 따르는 길이다. 감각과 직관이 깨어나면 먹을 수 없는 먹거리는 몸이 먼저 거부하게 된다. 혹시라도 잘못 먹었다 해도 우리 몸은 빼낼 수 있는 힘이 있다. 생명력을 키우면서 입맛을 살려 먹는다. '입맛을 살려 먹는 것'을 두고 믿지 못할 인간의 혀에 의지하는 것이라며 우습게 볼 것이 아니다. 그런 논리로 전문가 집단이 우리가 먹어야 할 것과 먹으면 안 되는 것을 정해 주고 영양소를 나눠 따지고 칼로리와 나트륨 섭취량을 권장한다.

		목기(木氣)	화기(火氣)	토기(土氣)	금기(金氣)	수기(水氣)	상화기(相火氣)
기운		부드러운 힘	퍼지는 힘	단단한 힘	긴장시키는 힘	연한 힘	조절력
장부		간담	심 · 소장	비 · 위장	폐 · 대장	신장 · 방광	심포 · 삼초
기운별 영양하는 음식	맛	신맛, 고소한 맛, 누린내 나는 맛	쓴맛, 단내, 불 내 나는 맛	단맛, 향내, 곯은 내 나는 맛	매운맛, 비린내, 화한 맛	짠맛, 고린내, 지린내 나는 맛	떫은맛, 생 내, 아린 맛, 흙내, 먼지내, 담백한 맛
	곡식 (주식)	팥, 밀, 보리, 귀리, 메밀, 동부, 강낭콩, 완두콩	수수	기장, 쌀, 찹쌀	현미, 율무	콩, 서목태(쥐눈이콩)	옥수수, 녹두, 조
	과일	레몬, 자두, 포도, 사과, 귤, 딸기, 모과, 앵두, 유자, 매실, 파인애플	살구, 은행, 자몽	대추, 호박, 감, 참외	복숭아, 배	밤, 수박	바나나
	채소	부추, 신 김치, 신 동치미, 깻잎	근대, 상추, 쑥갓, 씀바귀, 샐러리, 냉이, 풋고추, 취나물, 고들빼기, 각종 산나물, 익모초	미나리, 시금치, 고구마 줄기, 연근, 취	파, 마늘, 양파, 고추, 배추, 달래, 무순	미역, 다시마, 파래, 김, 각종 해조류, 장아찌, 두부	토마토, 오이, 고사리, 버섯, 양배추, 가지, 콩나물, 우엉, 아욱, 숙주나물
	육류	개고기, 닭고기, 계란, 메추리 알, 동물의 간담	염소 고기, 참새 고기, 칠면조, 메뚜기, 동물의 심 · 소장, 곱창, 피	소고기, 토끼 고기, 동물의 비 · 위장	말고기, 어패류, 생선, 동물의 폐 · 대장	돼지고기, 해삼, 장조림, 굼벵이, 뱀, 개구리, 지렁이, 동물의 신 · 방광	양고기, 오리고기, 꿩고기, 번데기
	조미	식초, 참기름, 들기름	술, 짜장, 초콜릿	설탕, 꿀, 조청, 잼, 원당, 엿	고춧가루, 고추장, 후추, 생강, 겨자, 고추냉이, 산초	소금, 된장, 간장, 치즈, 젓갈류	로열 젤리
	근과	땅콩, 들깨, 참깨, 호두, 잣	도라지, 더덕, 해바라기 씨	고구마, 칡뿌리	파, 마늘, 양파, 우	마	감자, 도토리, 토란, 당근, 죽순
	차류	유자차, 매실차, 오미자 차, 땅콩 차, 오렌지 주스, 레몬즙, 헛개나무	녹차, 커피, 홍차, 영지 차, 작설차, 쑥차, 민들레 차	대추차, 식혜, 구기자차, 두충 차, 꿀 차, 인삼차	생강차, 수정과, 율무차, 우유	콩 물, 두유	감잎 차, 요구르트, 알로에, 코코아, 보이 차
	산초	작약, 산사, 꽈리, 오배자, 산조인	영지, 단삼, 익모초, 후박, 측백, 길경	맥문동, 인삼, 감초, 황기, 갈근, 하수오, 구기자, 당귀	천마, 천궁, 박하, 반하, 계피, 건강, 음양곽, 어성초	파고지, 녹용, 망초, 몰약, 상표소, 해대	빈낭, 시호, 향부자, 현삼, 백복령

음식과 육기

음식에도 음양이 있다. 매일 꾸준히 먹어야 하는 것, 주식을 음(陰)이라고 한다면 그때그때 상태나 계절, 활동하는 바에 따라 바뀌는 것을 부식, 양(陽)이라고 할 수 있다. 음은 눈에 띄지 않지만 매일매일 끊임없이 기본으로 섭취해야 한다. 전 세계 어디나 대부분은 곡식을 주식으로 삼고 있다. 기(氣)라는 글자 속에 곡식 미(米)가 들어 있는 것을 봐도 곡기가 근본임을 알 수 있다.

곡식은 사계절의 정기를 모두 담고 있다. 씨앗에서 싹이 나고 다시 씨앗을 얻는 과정에는 일 년의 시간이 들어 있다. 천지자연의 기운이 오롯이 녹아 있는 결정체라고 할 수 있다. 곡식은 열매이면서 씨앗이다. 죽은 듯 보여도 이듬해 싹이 날 수 있는 생명력이 잠재되어 있다. 맛이나 성질도 치우치지 않아서 하루 세끼, 일 년 365일을 먹어도 부작용이 없는, 말 그대로 주된 먹거리인 주식(主食)이다. 아무리 좋은 반찬들을 먹어도 주식인 곡식을 잘 챙겨 먹지 않으면 부실해진다. 주식이 든든하게 바탕이 되어야 입맛이 제대로 살아난다. 주식과 부식의 균형이 맞아야 조화로운 식사가 된다.

3장
증상, 몸과 소통하다

통증이 나를 살린다, 통(痛)해야 통(通)하는 이치

아픔 없는 삶, 아프지 않고 살아가는 생명이 있을까. 아프면서 성장하고 아프면서 변화된다. 비 온 뒤에 땅이 더 굳고 추운 겨울을 난 씨앗만이 봄에 싹을 틔울 수 있다. 현대 문명은 모든 아픔을 무감하게 만들고 안 아프게 하는 것이 선(善)이라고 생각하게 만들었다. 생명이 보내는 신호들을 그것 자체로 이상 증세라고 보게 만들고 증상을 없애는 것을 곧 치료라고 착각하게 한다. 동물들은 아픔은 느끼지만 피로워하지 않는다. 강아지나 고양이들은 다치고 상처 입어도 표정이 일그러지지 않는다. 아프지만 그것을 고통이라 여기지 않는 것이다. 사람은 아픔 자체보다 사실은 두려움이 더 크다. 아픔을 괴로운 것, 고통이라 여기고 그것을 곧 불행이라고 생각한다. 통증보다 두려움이 더 큰 것이다. 불안과 두려움에 기(氣)가 꺾이고 풀이 죽는다. 스스로 신호를 살피고 조처하기보다 다른 것에 의존해서 빨리 없애려 한다. 통증이 보내는 메시지를 이해한다면 아픔이 더는 고통(苦痛)이나 불행(不幸)이기만 한 것은 아니다.

어딘가에 문제가 생겨도 아프고, 그곳이 다시 좋아지고 살아날 때도 아프다. 통증을 모두 위험한 것으로 바라보면 아픔을 구분하지 못한다. 위험해서 빨리 조처를 취해야 하는 경우, 골절이나 화상, 사고처럼 외과적으로 응급조치가 필요한 경우는 빨리 그 상황에서 벗어나라고 참을 수 없는 아픔이 계속된다. 그러나 대부분의 통증은 그렇지 않다. 두통이나 생리통 같은 경우는 문제의 원인이 내 안에 있다. 어떤 부분이 차서 그쪽으로 혈액 공급이 안 될 때 신호를 보낸다. 따듯하게 해 달라고 혹은 필요한 에너지원을 공급해 달라고 몸의 주인에게 이야기하는 것이다. 신호를 보내는 것인데 따뜻하게 해 주지는 않고 진통제를 먹어 버리면 아프다는 신음 소리도 못 내게 입을 틀어막는 것이다. 진통제로 통증을 차단할 것이 아니라 따듯하게 데워 주는 것이 필요하다.

반면에 좋아지려고 할 때 기능이 살아날 때 나오는 아픔도 있다. 몸이 좋아질 때, 굳었던 부분이 풀릴 때도 아프다. 안 쓰던 곳을 쓰고 안 하던 운동을 하다 보면 오금이 당기고 어깨도 당기고 목이 뻐근하기도 한다. 굳어 있던 곳에 피가 가고 에너지가 실리면 쓰지 않아서 아픈지조차 모르고 있던 감각이 되살아나는 것이다. 운동을 시작하고 며칠 하다가 안 하는 사람들도 있다. 아프면 덜컥 겁이 나는 것이다. 아프면 안 된다고 생각하기 때문이다. 하지만 아픈 만큼 힘이 '들고' 힘이 '들어온다.' 이것이 어떤 아픔인지 가만히 들여다보면 스스로 알 수 있다. 운동하다 굳은 부분이 풀리면서 오는 아픔, 참을 수 있고 견딜 수 있고 버티는 만큼 사라지는 아픔이다.

생명 입장에서 바라볼 필요가 있다. 아픔은 고통, 고통은 곧 불행이라고 생각한다면 내 몸 살리는 것은 한계가 있다. 약간의 호전은 되겠지만 궁극적으로 자기 몸을 본연으로 돌리는 것은 어렵다. 통증은 깨달음이다. 깨고 도달하는 과정에서 거쳐야 할 것이 바로 아픔이다. 껍질을 깨는 아픔, 엄마의 좁은 산도를 머리뼈 겹쳐 회전하며 나오는 아픔. 아픔 없이 성장하고 그다음 단계로 나아갈 수 있는 것이 있는가. 몸도 그렇고 마음도 그렇고 이웃과 더불어 살아가는 세상도 마찬가지다. 그 통증을 외면하고 못 느끼게 하고 못 들은 척 감춰 버리면 뿌리는 더 병들어 가기 마련이다. 아픈 것을 감출 것이 아니라 드러내 놓고 살피다 보면 그 아픔의 원인이 어디서 오는지 알 수 있다. 통증은 내가 몸이 있다는 것, 그 몸과 마음이 하나라는 것을 일깨워 다시 지금 여기에서 출발할 수 있게 하는 메시지이다. 관념 속에 빠져 있지 말고 남의 눈으로 보지 말고 지금 여기 삶이 일어나는 현장으로 다시 돌아오라는, 저 깊은 곳에 있는 의식이 나를 깨우는 신호다.

증상은 생명의 신호, 치유의 과정

열이 나는 것은 어딘가 염증이 있어서 그것을 해결하고 있다는 신호, 떨리는 것은 추우니 이렇게라도 몸을 떨어서 열을 만들고 있다는 것이다. 피부에 뭔가 생겼다는 것은 몸속 장부에서 미처 처리하지 못한 것을 표면으로 밀어내는 작업을 하고 있다는 것이다. 화낼 일도 아닌데 나도 모르게 화가 나고 분노가 치밀어 오르는 일이 잦다면 간이 약해져 내 안에서 부드러운 기운이 모자라다는 신호다. 내 몸과 마음에서 일어나는 변화, 아픔, 증상을 살피다 보면 스스로 원인과 답을 찾게 된다. 그런 몸의 소리들을 무시하고 증상을 없애 버리려고만 한다면 병은 더 깊어지기 마련이다. 증상은 몸으로만 나오는 것이 아니다. 감정, 생각의 변화로도 나타난다. 불안하기도 하고 두렵기도 하도 공연히 슬프기도 하면서 어떤 감정들이 툭툭 튀어나오는가 하면 이런저런 감정에 휩싸여 끌려가기도 한다. 증상은 불균형, 부조화가 드러나는 과정이기도 하고 한편으로 그것 자체가 치유의 과정이기도 하다. 아프지 않다면, 이런 저런 증상이 없다면 삶의 속도에 휩쓸려 어디론가 가고 있는 주인에게 몸이 어떻게 신호를 보낼 수 있을까!

자동차를 탈 때 우리는 본능적으로 차의 여러 가지 반응들을 주목한다. 시동이 걸리는 느낌부터 주행할 때 나는 여러 가지 소리들, 계기판의 신호, 브레이크와 가속기 페달의 느낌, 전조등의 상태 등 다양한 신호들을 살피다 보면 주의할 수 있고 문제를 해결할 수 있다. 차를 어느 정도 타다 보면 본체를 열지 않고도 짐작할 수 있는 여러 가지 신호들을 알게 된다. 문제가 있는지 없는지, 더 주의를 기울인다면 어떤 문제가 있는지도 감을 잡을 수 있는 것이다.

우리 몸에서 일어나는 여러 가지 증상들도 마찬가지다. 내 몸의 신호들을 스스로 이해할 수 있어야 한다. 현대 의료의 치료는 증상이 나타나는 것을 비정상이라고 판단하고 그것을 없애거나 완화시키는데 초점이 맞춰져 있다. 잠 안 오면 수면제, 불안하면 항우울제, 기침이 심하면 기관지 확장제, 각종 통증에는 진통제나 마취제를 쓴다. 근본적인 원인을 해결해서 몸을 건강한 상태로 되돌리는 것이 아니라 증상을 감추고 무감각하게 만드는 것이다. 두통이 있을 때 진통제를 먹고 머리가 아픈 것을 못 느낀다면 좋아진 것인가? 혈당이 높을 때 인슐린을 써서 혈당을 낮추면 췌장이 좋아진 것인가? 증상이 덜해지거나 없어졌다고 해서 치료가 된 것일까? 증상을 눌러놓고 감춰 두는 사이 병은 더 깊어진다. 마치 자동차 계기판에 들어오는 비상등의 전원을 차단해 버리는 것과 같다.

생명의 신호, 무시할수록 더 강해질 수밖에 없다

몸이 보내는 신호를 약에 의존해 차단하고 무시하게 되면 생명의 신호는 더 강해질 수밖에 없다. 약을 먹을 때는 괜찮다가 약 기운이 떨어지면 더 고통스럽게 증상이 두드러진다. 약에 대한 내성이 생기는 것이다. 진통제 한 알로 없어졌던 두통이 두 알, 세 알을 먹어도 듣지 않는 지경이 된다. 실제 두통이나 생리통으로 진통제를 먹어 왔던 사람들이 나중에는 그 양이 늘어나고 심지어는 몇 알씩 먹어도 반응이 없는 경우가 많다. 항생제를 자꾸 쓰면 외부의 균을 이겨 낼 자체 면역력은 더 떨어진다. 간경화 진단을 받은 사람들 상당수가 10년 이상 편두통을 앓아 온 경우가 많다. 당장 머리 아픈 것을 진통제로 눌러놓으며 살다 보니 정작 간과 쓸개가 약해지고 있다는 것은 눈치채지 못하는 것이다. 부드럽던 간 조직이 굳어서 딱딱해지는 지경에 이르러서야 진단을 받는다. 병원에서 진단을 받을 정도면 병은 이미 상당히 진행된 후다.

열이 날 때 체온계의 온도만 보고 해열제부터 쓴다면, 싸워 보지도 못하고 무장 해제당하는 격이 될지 모른다. 몸의 입장에서는 염증을 몰아내느라 체온을 끌어올리고 있는데 강제로 열을 떨어뜨리게 되면 몸이 하는 자연스러운 치유 작업을 방해하는 셈이다. 해열제를 써서 열이 떨어지면 그 순간은 안심할지 모르지만 저녁이 되면 열이 또 오르고 그다음 날이 되면 열이 또 오른다. 근본 원인인 염증을 해결할 때까지 몸은 계속 체온을 끌어올린다. 아토피를 앓는 아이들 중에는 어렸을 때 원인을 알 수 없는 고열에 시달리고 나서 아토피 증상이 나왔다는 경우가 꽤 있다. 몸속에서 염증을 해결하는 작업 중인데 해열제를 며칠이고 쓰게 되면서 몸에서 해야 할 해독 작업을 미처 다하지 못하고 피부로 밀어내게 되는 것이다.

열이 난다고 해서 두려워하거나 겁부터 낼 일이 아니다. 지금 내 몸이 하고 있는 자연 치유 작업을 어떻게 도와줄지 살펴봐야 한다. 육아 서적이나 인터넷 건강 정보처럼 그렇게 끔찍하고 심각한 열은 흔치 않다. 체온계 상으로는 고열이지만 체온계의 온도는 피부 표면의 열이다. 몸속까지 뜨거운 것이 아니다. 열이 날 때 더 따뜻하게 해 주면 몸이 데워져 땀이 나면서 열이 떨어지는 경우가 많다. 내 몸의 입장에서 보면 더 이상 열을 올릴 이유가 없기에 자연스럽게 열이 떨어지는 것이다. 잘 알려진 이솝 우화 중에 바람과 태양이 나그네의 외투를 누가 먼저 벗기나 내기하는 이야기가 있다. 바람은 당연히 이길 거라 생각하고 거센 바람으로 나그네의 옷을 억지로 벗겨 보려 했지만 그럴수록 나그네는 옷깃을 더 세게 여민다. 반면에 태양은 그저 내리쬐기만 했는데 나그네는 외투를 벗어 버린다. 체온이 높다고 해열제를 써서 억지로 몸을 식혀 버리면 몸은 더 강하게 반발할 수밖에 없다. 바람으로 억지로 옷을 벗기려고 하면 생명 입장에서는 옷깃을 더 여밀 수밖에 없는 이치다. 생명은 따듯하면 벗고 추우면 입는 모든 과정을 스스로 하며 산다. 몸이 지닌 자연 치유력을 믿고 그것이 제대로 발현될 수 있도록 돕는다면 심각하게 느꼈던 증상들도 자연스럽게 사라지는 법이다.

증상이 나온다는 것, 힘이 있다는 것

이유 없이 나오는 증상, 아픔, 반응은 없다. 뾰루지 하나, 사마귀 하나에도 다 이유가 있는 법이다. 빨리 제거해 버리거나 연고를 써서 서둘러 딱지 않게 만들면 입구를 막아 버리는 것과 같다. 화산이 폭발할 때 용암이 분출하는 이유는 화산 아래 열기 때문이지 화산 입구의 문제가 아니다. 입구를 막는다면 나올 길을 못 찾은 열기는 다른 구멍으로 분출된다. 아토피나 여드름도 마찬가지다. 문제는 속에서부터 나온다. 겉에 보습을 하고 연고를 바르고 입구를 틀어막으면 잠시 괜찮아 보일런지 몰라도 피부는 또 다른 구멍을 찾을 수밖에 없다. 실제로 우리 할머니들은 홍역이나 수두 같은 경우도 몸을 따듯하게 해서 땀을 내고 자연스럽게 열이 떨어지고 증상이 없어지도록 해 주었다.

아토피로 진단받은 사람들이 피부만 보고 있어서는 근본적으로 좋아질 수 없다. 아토피나 비염, 천식과 같은 알레르기성 질환이라고 불리는 것들은 증상 자체가 불편하고 힘들어 그저 두고 보기가 쉽지 않다. 그렇다고 해서 증상을 없애기 위해 무리하게 약을 쓰고 시술을 하다 보면 오히려 건강을 해치게 되는 경우가 많다. 겉으로 밀어낸다는 것은 장부에 힘이 있다는 얘기다. 정말 균형이 심하게 깨진 경우나 속병이 깊어지면 자각 증상을 못 느끼는 경우도 많다. 우리가 사는 세상도 몸과 마찬가지다. 아픔을 숨기려고만 하고 신음 소리를 틀어막으려고 하면 할수록 저항은 더 거세질 수밖에 없다. 아픔의 원인이 무엇인지 근본을 해결하지 않고서 증상만 감추려는 대증 요법은 결국 속으로 병을 키운다. 증상이 나오는 것은 밀어내야 할 것이 있다는 뜻이다. 스스로 살기를 포기하지 않는 이상, 몸은 메시지를 계속 보낼 수밖에 없다.

우리 몸에는 닫혀 있는 내부의 기관들과 외부를 연결하는 구멍들이 있다. 얼굴에 일곱 개, 몸 아래에 남자는 둘, 여자는 셋……. 이 구멍은 소우주와 밖을 연결하고 있는 통로다. 음식도 취하고 소리도 듣고 숨도 쉬고 몸속 배설물을 밖으로 내보내기도 한다. 몸의 뿌리인 장부와 경락으로 연결되어 있어 장부의 상태를 알 수 있다. 눈을 보고 간담의 상태를 읽고 입을 보고 위장의 건강을 알 수 있다. 코는 폐의 상태를, 귀는 신장의 상태를 나타낸다. 구멍을 통해서 외부로 나오는 여러 가지 반응인 눈물, 콧물, 설사, 구토, 코피, 하혈, 땀, 진물, 고름 등은 모두 속에서 자연스럽게 쏟아져 나오는 것들이다. 억지로 막아 버리는 것은 하수구 구멍을 틀어막는 것과 같다. 설사할 때 지사제를 함부로 쓰면 장폐색이 일어나기도 하고 흐르는 코피를 억지로 지혈시키면 뇌에서 문제가 생기기도 한다. 겨드랑이나 손에서 나는 땀이 많이 난다고 신경을 잘라 버리면 다른 곳에서 땀이 나면서 증상이 더 심해지는 것이다.

몸의 입장에서는 어떻게 해서든 뿌리를 다치지 않게 해야 하기에 몸속에서 미처 처리하지 못한 것들은 밖으로 밀어낼 수밖에 없는 것이다. 잎사귀나 가지가 좀 시들고 부러져도 뿌리만 온전하면 다시 싹을 틔울 수 있기에 뿌리를 보존하려고 하는 것이다. 뿌리근본(根本)를 다스리면 나머지도 살아난다.

#1

30년 넘게 천식을 앓아 온 60대 김제복 씨는 기침으로 반평생을 고생해 왔다. 20대에 폐결핵을 앓은 이후 기침을 계속하다가 30대 중반부터 일상생활이 불가능할 정도로 증상이 심해졌다. 증상이 너무 심하니까 직장 생활도 어려웠고, 양·한방 치료는 물론, 민간요법까지 좋다는 것은 안 해 본 것이 없을 정도로 갖은 방법을 다 써 보았다. 결국은 서울에 있는 식구들에게도 너무 피해가 되는 것 같다고 시골집에서 혼자 생활을 할 정도에 이르렀다. 새벽이면 증상이 더욱 심해서 늘 호흡 곤란을 겪고 약물 없이는 밤을 넘기기 힘들 정도였다. 마지막이라고 생각하고 건강 자립 프로그램에 참여하게 되었다. 처음에는 천식만 고치면 소원이 없겠다고 생각했지만 사실은 기침을 하고 있는 것도 결국은 몸 안에 있는 이물질과 냉기를 빼기 위한 자연 치유 반응의 하나라는 것을 깨닫고는 생각을 바꾸기로 했다. 기침을 막을 것이 아니라 실컷 할 수 있도록 했다. 기본적으로 속이 차고 염증이 있다 보니 기침을 하면서 열을 내고 이물질도 밖으로 내보는 것으로 보고 근본 원인을 해결하기로 했다. 깨끗한 소금을 꾸준히 먹고 몸을 따듯하게 하고 약물로 약해진 체력은 곡식 위주의 식사, 곡기로 채우기로 했다. 몸에 안 좋다고 생각해서 자제했던 맵고 짠 음식들도 입맛 당길 때마다 먹었다. 그동안은 숨이 차서 운동은 엄두도 못 내고 있었는데 운동을 해야만 열이 난다는 것을 깨닫고 네 시간이 넘는 거리를 매일 걸어 다니며 프로그램에 참여했다. 처음에는 숨이 차서 몇 걸음 걷지 못하고 멈춰야 했지만 조금씩 숨도 덜 차고 걷는 거리가 늘어났다. 마스크를 해서 따듯하고 습한 공기가 들어갈 수 있도록 했다. 처음 한 달간은 기침이 더 격해지고 가래도 더 심해졌다. 주변 사람들은 증상이 더 심해지는 거 아니냐고 폐에 심각한 문제가 생긴 것 같다고 걱정을 했다. 하지만 정작 본인은 마음이 편안해졌다. 증상이 심해져 잠도 못 자고 힘이 들지만 이전에 나왔던 증상과는 느낌이 달랐기 때문이다. 마치 수십 년 동안 폐에 쌓여 있던 찌꺼기들이 다 나오는 것 같은 느낌이라고 했다. 끊임없이 기침을 하고 가래를 뱉어 내면서도 한편으로 폐가 시원해지는 느낌이 든다는 것이다. 그렇게 폭풍 같은 시간이 지나고 한 달 정도 되는 무렵, 기침이 멎고 검붉던 얼굴빛도 맑아졌다. 그 이후 기침은 눈에 띄게 잦아들었고 답답했던 가슴도 시원해졌다. 20년을 앓아 왔던 천식이 잦아든 것이다. 이후로도 컨디션이 안 좋을 때는 가끔 기침을 하기도 했지만 이전과는 비할 바가 못 될 정도로 많이 좋아졌다. 일 년쯤 지나자 스스로 '한창 때로 돌아간 것 같다.'고 표현할 정도로 건강을 되찾았다. 8년 정도 지난 지금은 직접 지은 다양한 유기 농산물을 직거래로 판매하며 만족스러운 시골 생활을 하고 있다.

#2

50대 중반의 조상규 씨는 성공한 사업가로 오랜 시간 외국 생활을 했다. 30대 후반부터 손 떨림이 있었지만 검사 결과에 이상이 없어서 대수롭지 않게 여겼다고 했다. 그러다 어느 순간부터는 머리까지 조금씩 떨리면서 사회생활이 힘든 지경에 이르렀고 결국 파킨슨병으로 진단받았다. 파킨슨병은 서양 의학으로는 치료법이 없는 상태이고 증상을 억제시키는 약물을 쓸 수는 있는데 부작용이 만만찮다고 했다. 그 분야의 최고의 권위자라고 하는 사람들을 찾아 해외 유명 클리닉도 다녀 봤지만 별다른 호전 반응이 없었고 시간이 갈수록 증상은 더 심해졌다. 움직임도 둔해지고 몸이 마음대로 되지 않으니 우울증까지 겹쳤다.

내 몸은 내 의지와 상관없이 왜 떨고 있을까? 무조건 증상만 억제할 것이 아니라 왜 몸을 떨고 있는지 몸의 입장에서 살펴볼 필요가 있다. 우리 몸은 언제 떨리나? 떤다는 것은 진동을 시키면서 열을 만들고 있다는 것이다. 추우면 자연스럽게 몸이 떨린다. 그런데 떠는 것을 비정상으로 여기고 뇌에서 신호를 보내지 못하게 차단해 버리는 약을 쓰면 약 기운이 떨어지고 나면 더 심하게 떨게 된다. 몸을 자신의 눈으로 다시 살피면서 조상규 씨는 자신에게 왜 그런 증상이 나왔는지 스스로 깨닫게 되었다. 늘 바쁜 일정 속에서 사무실 의자나 자동차에 앉아서 보내는 시간이 대부분이었다. 이동할 일이 있으면 늘 운전기사를 대동한 자동차로 움직이다 보니 걷는 일이라고는 거의 없었고 몸을 쓸 일도 없었다. 한여름에는 냉방된 실내에서 땀 한 방울 흘리지 않고 보냈고 겨울에는 난방이 잘 된 곳에서 반팔을 입고 지냈다. 공복에 냉수를 마시는 것이 건강에 좋다는 얘기를 듣고 수년째 냉수를 마시고 있었다. 가족 병력으로 고혈압이 있어서 맵고 짠 음식은 입에 대지 않고 거의 무염식을 하다시피 하면서 나름 건강식을 하고 있다고 생각했던 터였다. 그러다 보니 몸이 계속 식을 수밖에 없었다. 젊을 때는 원기로 버텼지만 중년 이후는 몸이 급격히 식어 버리기 시작했던 것이다. 주인이 열을 만들어 주지 않으니 주인을 살려 내려고 몸이 스스로 떨고 있었던 것이다. 이후 걷기, 효소욕 등 냉기를 뺄 수 있도록 섭생을 하고 몸을 쓰는 쪽으로 습관을 바꾸면서 떨리는 정도가 조금씩 약해졌다. 꾸준한 실천 끝에 일 년 정도 지난 후에는 눈에 띄게 좋아질 수 있었다.

생명의 입장에서 바라본다면 증상이 얼마나 소중한 것인지 알게 된다. 문제가 더 깊어지기 전에, 뿌리까지 병들기 전에 문제를 해결해 보려고 내 몸이 보내는 신호, 나를 살리기 위한 내 생명력의 자연스러운 발현이다. 증상은 더 이상 두려워할 일, 겁낼 일이 아닌 것이다.

사람 몸, 힘의 원천은 장부

자동차는 바퀴의 힘으로 가는가? 자동차를 움직이는 힘이 어디서 만들어질까? 핸들? 가속기? 바퀴? 바퀴가 구르고 핸들은 가속기로 속력을 내는 것처럼 보여도 그것 자체로 움직이지 못한다. 자동차를 움직이게 하는 동력 장치는 보닛 안에 내장되어 있다. 엔진이 있어서 동력을 만들고 냉각기는 엔진이 과열되지 않도록 조절한다. 연료 통에 있는 기름은 엔진의 땔감이 된다. 배터리 안 전기의 힘으로 점화하고 각 장치들이 일사불란하게 일을 하면서 자동차가 움직인다. 내장 기관에서 만들어진 동력을 전달하는 것이 프레임이다. 동력이 전달되면 바퀴, 핸들, 미션, 전조등, 계기판을 모두 움직일 수 있다. 자동차의 뿌리는 바퀴도, 핸들도, 헤드라이트도 아니다. 내장 기관이다.

사람은 다리 근육의 힘으로 걷는가? 자동차의 프레임이 저절로 움직이지 않듯이 사람의 근육도 근육이 알아서 움직이는 것이 아니다. 내부에서부터 동력이 전달되어야 움직인다. 뇌에서 명령을 내린다 해도 동력이 전달되지 않으면 움직일 수 없다. 몸속 장부들이 다양한 힘을 만들어내면 근육이라는 프레임을 써서 움직이게 만드는 것이다. 자동차 껍데기가 아무리 그럴듯해도 엔진 기관 없이 움직일 수는 없다. 자동차의 동력 장치가 뿌리 역할을 하듯이 사람 몸의 뿌리는 몸통, 그 안의 장부다.

장부의 힘이 뼈, 근육, 힘줄로 구현된다. 우리 몸 어딘가에 문제가 생겼을 때 그 특정 부위만 들여다보면 알 수가 없다. 그것에 힘을 공급해주는 원천이 어디인지를 살펴야 한다. 우리는 인체의 뿌리인 장부가 사람 몸에서 근원에 해당하는 동력 장치라는 것을 망각할 때가 많다. 사람의 장부는 사람을 움직이게 하고 살아 있게 하는 기관이다. 간은 해독 작용, 심장은 혈액 순환, 위장은 소화 담당 작용으로 주로 물질적인 기능에 국한되어 설명하지만 이것은 장부가 하는 일 중에 극히 일부다. 다리에 쥐가 나거나 걷는 것이 안 된다든가 허리가 굳는다든가 하는 것이 근육의 문제만은 아니라는 것이다.

무릎이 시큰하거나 어깨가 결리고 힘이 빠지는 것 같아 사진을 찍어 보니 근육, 뼈에는 이상이 없다. 그러면 원인을 못 찾는다. 어떤 근육과 신경이 문제가 있는지 따져 보는데 이상이 없으니 원인을 모른다. 결국은 통증 클리닉 같은 곳에 가서 진통제, 마취제로 통증만 감춰 놓을 뿐이다. 무릎을 풀리게 하고 힘이 빠지게 하는 것은 어떤 기운이 모자라서일까? 위장의 기운이 약해지면 위장 경락과 밀접한 무릎 부위가 약해진다. 무릎은 단단하고 다부진 힘이 필요한 부위다. 위장에서 단단한 힘, 즉 토기(土氣)의 동력을 공급받는다.

간에서는 부드러운 힘인 목기(木氣)가 만들어지고 그 동력으로 근육을 부드럽게 하고 힘을 부드럽게 쓸 수 있도록 도와준다. 정교한 작업이나 유연성이 필요한 작업, 글씨, 문학, 미술 등을 잘할 수 있게 한다. 말투도 부드럽고 움직임도 부드럽게 한다. 심장에서는 화기(火氣)를 공급한다. 추진하는 힘, 표현, 발산, 춤, 연기, 노래, 크게 웃는 것, 뜨거운 사랑을 한다. 언변도 좋고 움직임도 화려하다. 비 · 위장은 토기(土氣)를 주관하며 단단한 기운을 공급해 다부지게 일하고 활동적으로 움직이게 한다. 반복적인 일도 꾸준히 해서 습관을 만들어 내고 숙련시킨다. 약속을 지키고 믿음을 주는 행동, 실천하는 힘이 나온다. 말보다 행동으로 먼저 보여 주고 움직임이 다부지고 굳건하다. 폐 · 대장은 금기(金氣)를 주관한다. 긴장시키고 통제, 절제하는 기운으로 일을 마무리 짓고 결과, 성과를 얻게 한다. 지도력, 카리스마가 있고 위엄 있는 움직임을 만든다. 신장·방광은 수기(水氣)를 주관하며 유연하게 하는 힘이 나온다. 필터 역할로 피를 깨끗하게 만들어 앞에서 추진하고 힘을 쓸 수 있도록 뒷심, 참을성, 인내력, 지구력을 만들어 낸다. 연구하고 응용하고 새롭게 하는 힘이 나온다. 전통적으로 오 부제, 오방제를 두고 국사를 도모했던 것도 모두 오행의 서로 다른 힘을 이해했기 때문이다.

우리말에는 그래서 '간에 붙었다 쓸개에 붙었다', '간 큰 남자', '허파에 바람 들었나', '비위가 까다롭다', '애간장이 녹는다' 같은 표현들이 많다. 장부는 몸의 움직임뿐 아니라 마음, 생각을 일으키게 하는 뿌리가 된다. 기계로 장부를 들여다봐도 형태나 구조는 알 수 있지만 그것이 가진 보이지 않는 기운은 읽어 내지 못한다. 장부가 사람을 움직이는 구체적인 동력이라는 사실을 알 길이 없는 것이다. 내가 늘 긴장감이 지나치고 조급하게 살고 있다면 부드럽게 이완하는 동력 장치에 문제가 있다는 것을 생각해 볼 필요가 있다. 지나치게 늘어져 눕고 싶기만 하다면 긴장감을 주는 동력이 약해진 것이 아닌지 살펴볼 필요가 있다. 내 삶의 문제를 내 몸을 떼놓고 해결하려고 해서는 근본적인 해결책을 찾기 힘들다.

생명이 기계와 근본적으로 다른 점은 바로 동력 장치에 문제가 생기면 스스로 그것을 해결하고 조절하는 힘도 가지고 있다는 점이다. 자동차는 문제가 생기면 신호를 내보낼 수는 있어도 그것을 해결하기 위해 스스로 움직일 수 없다. 가던 길을 되돌아올 수도 없고 주행을 멈출 수도 없다. 하지만 생명은 문제가 생긴 신호를 읽어 내고 스스로 부족한 기운을 찾아 영양도 하고 운동도 하고 쉬기도 하면서 스스로를 살려 낸다.

자동차의 내부 기관에는 시동 엔진, 주행 엔진, 예열 기관, 냉각기처럼 동력을 만들고 조절하는 힘이 있다. 냉각기는 엔진이 과열되지 않도록 하고 브레이크는 제동을 걸어 준다. 바로 시동을 걸 때 과부하를 막기 위해 예열을 하는 기관이 있다. 그런 장치들의 관계, 메커니즘을 잘 알고 사용한다면 열효율이 좋고 수명도 오래가는 자동차가 된다. 사람 몸에서는 오장 오부가 힘을 만들어 내고 무형(無形)의 장부인 심포, 삼초부가 장부들의 균형 관계를 조절하는 역할을 한다. 간담목(木)은 예열 기능으로 부드럽고 따뜻한 힘완(緩), 심장·소장화(火)은 부딪쳐서 뜨겁게 만들고 산화시키는 힘산(散), 비장·위장토(土)은 단단하게 뭉쳐서 결합시키는 힘고(固), 폐·대장금(金)은 긴장시키고 제동을 걸어 주는 힘긴(緊), 신장·방광수(水)은 정화시키고 환원시키는 힘연(軟)을 갖는다. 목(木)·화(火)·토(土)·금(金)·수(水)의 다섯 기운들, 그 기운을 만들고 저장하는 장부가 서로 견제와 균형을 이루면서 우리 몸에서 힘의 원천으로 작용한다.

이런 장부의 상태, 균형 관계는 밖으로 드러나 있다. 식물 뿌리의 이상을 잎이나 가지 상태를 보면 알 수 있듯이 장부의 상태는 경락으로 연결되어 외부로 드러난다. 안색, 목소리, 성격, 몸짓, 감정, 증상을 살피면 뿌리의 상태를 알 수 있다. 자동차가 삐걱거리는 이상 신호를 계속 내면 타고 있는 사람이 불안할 수밖에 없다. 몸에 이상이 생기면 마음이 불안해지지 않을 수 없다. 생각으로 그러지 말아야겠다고 해도 잘 되지 않는다. 생각이 불안한 것이 아니라 그 생각을 담은 몸이 안정이 되지 않기 때문이다.

뿌리가 보내는 메시지 읽기

신호는 여러 가지로 나타난다. 표정, 말투, 몸짓, 습관, 마지막으로 변의 상태까지 다양하게 보여 준다. 메시지를 이해할 수 있는 단서들은 여러 가지가 있다. 우리 몸 구석구석을 다니며 에너지를 실어 나르는 혈관의 굵기와 모양을 만져 보면 자신의 기혈(氣血) 상태를 알 수 있다. 위아래 좌우의 크기를 비교하면 음(陰) 기운 양(陽) 기운의 균형 상태를 알 수 있다. 음 기운과 양 기운의 균형 관계는 육체와 정신의 균형 관계를 의미한다. 양 기운이 크다는 것은 생각이 지나치게 많다는 것이다. 에너지를 파동으로 만들어 뇌파로 계속 내보내고 있으니 기운이 위로 쏠려 살이 찌지 않고 몸이 마를 수 있다. 음 기운이 양보다 지나치게 크다면 물질을 만드는 에너지가 커져서 살이 찌고 몸이 비대해진다고 할 수 있다. 혈관의 모양에 따라 내 몸을 흐르는 에너지의 흐름, 기질(氣質)을 알 수 있다. 만져 보았을 때 가늘고 긴장감이 있고 활줄처럼 팽팽한 느낌이 난다면 내 몸을 돌아다니는 기운의 상태는 상당히 긴장되어 있다고 할 수 있다. 심지어 변의 상태도 그런 기운을 반영하듯이 가늘고 긴, 푸르죽죽한 변이 나오기도 한다. 혈관의 느낌이 바둑돌처럼 단단하다면 뭉치고 굳는 기운이 지나친 상태로 볼 수 있다. 변도 굵고 딱딱한, 검은 변이 나올 가능성이 크다. 부분 속에 이미 전체가 담겨 있으니 몸의 흐름을 이해할 수 있는 것이다.

혈액만 있다고 혈관에 혈이 공급되는 것은 아니다. 기(氣)가 있어야 혈이 흐른다. 경락(經絡)을 자극하고 경혈(經穴)을 풀어 주면 기가 뚫려 혈(血)이 돈다. 기가 막히면 혈도 가지 않는다. 살다가 기막힌 일이 생기면 그것이 병으로 이어지는 이치다. 눈에 보이지 않는 경락의 흐름을 살펴야 한다. 경락은 혈관 옆에 함께 흐르면서 생명의 핵심이 되는 중요한 정보들을 실어 나른다. 『봉한 학설』에 따르면 경락은 영위(榮衛)의 개념이다. 영은 전도성을 지닌 전기 에너지, 위는 내용물이 되는 궁극적인 에너지다. 경락은 장부에 담긴 성정, 기를 전달하는 통로다. 간담에 담긴 부드러운 목기가 간 경락, 담 경락을 타고 흘러 눈, 목, 고관절, 옆구리, 발 등 우리 몸의 측면에 공급된다. 해당 경락의 주요한 경혈들을 만져 보면 들어가고 나온 자리들이 있다. 더 아픈 자리가 있고 덜 아픈 자리가 있다. 유독 아픈 자리는 자극해 줄 필요가 있다. 그쪽 혈(穴)이 막혀 기혈의 공급이 잘 되지 않는 것이다. 더 자세한 경락과 경혈의 활용법은 그림과 함께 다음 기회에 다루기로 하고 이번 장에서는 증상과 관련한 큰 흐름만 다루기로 한다.

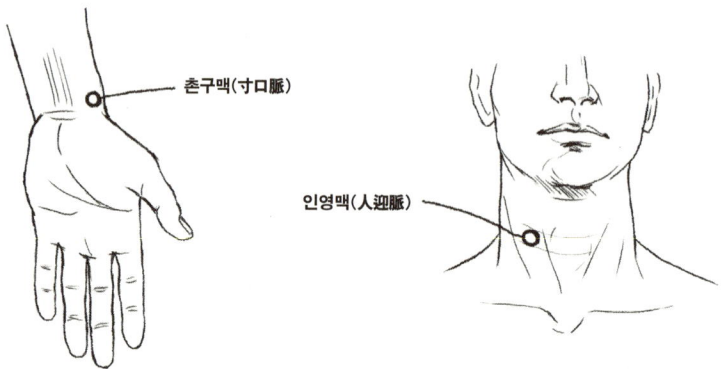

인영은 머리로 가는 기의 흐름인 양 기운(陽氣運)을 측정하고, 촌구는 몸으로 가는 혈의 흐름인 음 기운(陰氣運)을 측정한다. 두 군데의 크기가 서로 비슷해야 음양의 균형이 맞아 건강하다.

긴장감이 지나쳐 부드러움을 누르니, 간담이 약해지고
금극목(金克木) · 현맥(弦脈)

혈관을 만져 봤을 때 가늘고 긴 느낌이 있다. 팽팽한 낚싯줄처럼 느껴지기도 하고 심하면 빨랫줄 같기도 하다. 손가락으로 누르면 마치 기타줄, 현악기의 줄 같아서 잡고 있는 손가락마저 튕겨 낼 정도로 강하게 반발하고 팽팽한 긴장이 느껴진다.

○ 맥의 단면: 1성(盛), 제일 작다.

─◁▭▭▷─ 맥의 측면 모습과 기운: 현(弦), 줄이 팽팽하게 당겨진 느낌이다.

기혈의 상태가 그만큼 긴장되어 흐르고, 지나치게 힘이 들어가 있다는 것이다. 이것을 현맥(弦脈)이라고 했다. 이런 혈관의 상태가 느껴진다면 긴장된 기운이 지나쳐 부드러운 기운을 누른 상태라고 할 수 있다 금극목(金克木). 긴장된 기운의 저장고인 폐 · 대장은 실한 반면 부드러운 기운의 저장고인 간담은 상대적으로 약해져 있다. 이런 기혈이 내 몸을 돌고 있다면 상태는 어떠할까?

쇠로 만든 연장이나 도구로 부드러운 것들을 자르고 다듬는다. 나무를 잘라 가구를 만들고 채소를 다듬어 음식을 만든다. 연장을 다룰 때는 정신을 바짝 차리지 않으면 안 된다. 나무가 가득한 숲에서 여유로움을 느끼지만 네모난 콘크리트 구조물, 쇠붙이로 만든 자동차들이 가득한 도시에서는 긴장을 풀기가 쉽지 않다. 긴장감이 부드러움을 누르는 상태다. 옳고 그름을 너무 따지고 평가하려는 경향이 강하다. 늘 경직되어 있어 심각한 편이고 농담도 잘 못한다. 삶에 대한 집착이 너무 크다. 여유가 없다. 자신의 생각과 틀이 너무 강해서 유연함이 떨어진다. 다른 사람 말을 끝까지 듣지 못하고 중간에 말을 끊고 먼저 반응한다. 잘해야 한다는 강박 관념 속에서 결과에 집착하고 다른 사람 평가에 신경 쓰게 된다. 스스로를 옭아매고 틀 속에 집어넣으려 한다. 자기 식으로 판단하는 경향이 있다. 빨리 결론을 내려고 한다.

여유가 없고 쉬지 못한다. 잠을 자도 꿈속에서 일하거나 시달린다. 늘 긴장 속에 있다 보니 깊은 잠을 못 자고 금방 깬다. 담력이 약해져 결단을 잘 못하거나 너무 쉽게 결정하고 변덕이 심해지기도 한다. 화가 잘 치밀고 소리 지르게 되고 폭력적으로 바뀔 수도 있다. 평소에는 긴장을 많이 하기 때문에 직장이나 학교생활은 잘 하고 모범적이지만 정작 가족에게는 그렇지 않은 모습을 보이기도 한다. 쌓였던 긴장, 억압되었던 것이 폭발하면서 난폭한 모습을 보일 수도 있다. 밥상도 엎어 버리고 가재도구도 던지는 행동을 하는 누군가가 있다면 간에 단단히 문제가 생겼다고 추측할 수 있다. 밖으로 내보이지 못하는 경우는 늘 분노에 차 있어 가슴이 답답하고 갑갑할 수 있다.

간담은 부드럽고 따듯한 힘을 만드는 곳이다. 간은 성장하는 기운인 목기(木氣)를 머금고 있어 크기도 큰 장부다. 혈액을 따듯하게 예열해**목생화(木生火)** 심장의 피가 모자라면 공급해 준다. 간담의 부드러운 기운이 근육으로 전달되면 몸 전체가 따듯하고 부드러워진다. 손발도 따듯해지고 성격도 유하고 순해진다. 움직임도 유연하고 느긋하다. 계획성이 있고 인자하며 베풀고 배려한다. 아이처럼 천진난만하다. 결과보다 과정을 재미있어 한다. 부드럽고 따듯하고 쉴 수 있는 힘이 나온다. 쓸개에서는 결단하는 힘인 담력이 나온다.

간담이 약해지면 금극목(金克木) 따듯하게 예열하는 기운이 떨어진다. 외부적으로는 근육이 차가워지고 손발이 냉해지고 근육이 오그라드니 마르게 된다. 근육이 얇고 가늘어지고 당긴다. 근육이 경직되니 성격도 급해지고 눈꼬리가 올라가기도 한다. 간담 경락이 지나가는 우리 몸의 측면에 이상이 온다. 승모근, 편도선, 편두통, 고관절, 갈비뼈 밑 옆구리가 당긴다. 측면으로 몸이 당기니 다리가 휘고 오○ 자형 다리가 되기도 한다. 좌우 균형이 바르지 못해서 한쪽으로 쏠리고 척추가 틀어질 수도 있다.

담이 결리고 목이 굳어서 항상 뻣뻣하다. 부드럽지 못해서 눈이 뻑뻑해지거나 눈이 시리고 눈물이 나기도 하다. 몸에서 나오는 분비물들이 모두 건조해지고 메마른다. 피부가 기름기, 윤기 없이 건조해서 마르고 버짐이 생길 수 있고 가려움증이 생긴다. 손발톱이 말라서 두꺼워지고 딱딱하게 된다. 간담이 약해 발끝까지 기운이 가지 않으면 균들이 생겨서 무좀이 생긴다. 목에는 편도선, 갑상선 등에 이상이 생길 수 있고 염증이나 종양이 생길 수 있다. 목이 자주 쉬고 붓고 가래도 잘 낀다. 목 디스크가 생기고 옆구리가 잘 당기고 스스로는 배가 아픈 것처럼 느낀다 간 부위인 갈비뼈 밑이 아프거나 뜨끔뜨끔할 수도 있다. 고관절이 아프거나 염증이 생기고 부드럽지 못해서 유연한 동작들이 안 된다. 고관절은 보폭을 조절하고 부드러운 기운으로 오래 걷게 하는데 보폭이 좁아져 종종걸음으로 걷는다. 한숨을 잘 쉬고, 욱 치미는 성질이 있고 헛구역질이 나기도 한다. 스펀지처럼 피를 머금고 있는 간이 부드러움이 약해지면 독소가 침투해도 해독 작업이 안 되어 독소가 쌓이고 굳고 경직된다. 얼굴이 푸르죽죽해질 수 있고 몸에서 쉰내, 노린내가 나기도 한다. 간담이 약해지는 새벽에 잠이 깨거나 복통이 올 수 있다.

냉기가 열기를 식히니, 심장·소장이 약해지고

수극화(水克火)·구맥(鉤脈)

혈관을 만지면 마치 물을 틀었을 때 얇은 호스에 물이 꾸르륵 지나가듯 느껴진다. 거품이 올라오는 듯하고, 터질 듯, 꼭꼭 찌르는 듯하다. 물풍선을 만졌을 때 곧 터질 것 같아 조심스러운 느낌과 비슷하다. 촛불이 바람에 흔들리며 꺼질 듯 말 듯한 느낌이다. 피가 점성이 너무 없고 물처럼 연해져 있다.

○ 맥의 단면: 2성(盛), 중간 정도의 크기다.

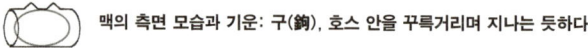 맥의 측면 모습과 기운: 구(鉤), 호스 안을 꾸룩거리며 지나는 듯하다.

몸이 빨리 식고 소심(小心)해진다. 화기의 뜨겁게 확산하는 힘을 눌러 몸도 마음도 쪼그라든다. 연하고 가라앉히는 기운의 저장고인 신장·방광의 기운이 지나친 반면 발산하고 확산시키는 기운을 담은 심장·소장은 약해져 있는 상태인 수극화(水克火) 구맥(鉤脈)이다.

심장은 피를 머금고 있다가 적극적으로 내보낸다. 장부 중에 아주 강력한 움직임을 보이는 곳, 끊임없이 움직이는 곳, 한 번도 쉬지 않고 쥐어짜고 빨아들이는 힘을 지녔다. 피는 진하고 응고력이 있다. 그 피를 공급하는 곳, 밀고 당기는 곳이 심장이다. 온몸으로 피를 보내야 하니 강한 마찰력이 생긴다. 밀어내고 빨아들이며 펌프질을 할 때 혈관을 드나드는 마찰력으로 피를 뜨겁게 달군다. 심장이 뛰어야 뜨거워진다. 심장에서는 순간적인 추진력이 나온다. 불 앞에서의 환희, 불을 보면 심장이 항진되고 뜨거워진다. 얼었던 몸과 마음이 녹는다.

심장이 좋으면 열이 잘 만들어진다. 심장에서 만든 뜨거운 기운이 근육으로 전달되면 근육이 풀어진다. 뇌로 화기(火氣)의 에너지가 가면 근육이 풀어져서 에너지가 가니 생각도 거대해지고 원대해진다. 부푼 희망, 꿈을 꾸고 이야기한다. 꿈같은 이야기를 많이 한다. 심장이 왕성해지면 진실을 추구한다. '진짜', '정말', '진짜로' 같은 표현을 많이 쓴다. 사람들 앞에서 드러내고 표현하기를 좋아하고 행동이 거침없다. 불의를 보면 참지 못하고 용감해지고 질서도 잘 지킨다. 불꽃처럼 주변을 밝히고 따듯하게 한다. 사랑, 희생과도 같다. 심·소장이 건강하면 용감하고 사랑에 넘치며 밝고 환하다. 명랑하고 예술적이며 흥이 있고 육감도 발달했다.

심·소장이 약해지면 열이 안 나와 자기도 모르게 소심(小心)해진다. 표현을 못하고 상대방이 해 주기를, 알아주기를 바란다. 모든 것에서 소극적이 되어 속마음을 진실로 표시 못하고 때로는 마음을 숨기려고 반대로 얘기하기도 한다. 그러다 화병(火病)이 생기기도 한다. 참기만 하다가 감정적으로 분출하기도 하고 아래로 하혈을 하기도 한다. 웃음 조절이 안 되어 지나치게 웃을 수 있다. 웃고 싶지 않아도 제어가 잘 안 되기도 한다. 과하게 치장하고 소비하는 것으로 사랑과 관심을 확인하고 싶어 하기도 한다.

조금만 움직이면 심장이 과열되어 땀 조절이 안 된다. 특히 얼굴로 땀이 많이 난다. 심장·소장 경락이 지나가는 견갑골(날갯죽지 뼈), 등 쪽, 위쪽 팔뚝에 살이 찔 수 있다. 심·소장 경락의 시작과 끝인 새끼손가락이 저린다. 혓바늘, 혀가 갈라지는 등 혀에 이상이 올 수 있다. 심장의 화(火氣)를 신장의 수기(水氣)로 다스리지 못하거나 지나치게 눌러 버리면 심장 박동 조절이 잘 안 된다. 말을 더듬을 수도 있다. 표현하지 못한 감정들이 밖으로 나와 눈으로 다래끼가 나타나기도 하고 충혈되기도 한다. 얼굴에 여드름, 뾰루지도 잘 생긴다. 얼굴만 붓기도 한다. 심장이 두근거리는 것을 느끼기도 하고 조여 오기도 한다, 조금만 걸어도 숨차고 오르막에서는 심하게 찬다. 깜짝깜짝 잘 놀라거나 꿈을 많이 꾸기도 한다.

부드러움이 단단함을 깨뜨리니, 비 · 위장이 약해지고

목극토(木克土) · 홍맥(洪脈)

혈관으로 지나가는 피가 부풀어 있는 느낌, 벌렁벌렁한 느낌이 들고 공이 튀어 오르듯이 튄다면 혈이 너무 부드러워진 상태라 할 수 있다. 부드러운 기운이 지나쳐 단단함을 누른 상태인 목극토(木克土) 홍맥(洪脈)이다.

  맥의 단면: 3성(盛), 제일 크다.

  맥의 측면 모습과 기운: 홍(洪), 공을 눌렀을 때처럼 튀어 오르는 느낌이 있다.

나무가 단단한 흙에 뿌리내릴 때, 흙덩이의 틈 사이로 잔뿌리가 들어가 수분을 머금고 있으면 팽창한다. 습기를 먹은 나무는 부풀어 오르니 단단한 흙덩이가 깨진다. 단단하고 다부진 기운이 부족하다 보니 얼굴도 몸도 늘어져 보인다.

비장과 위장은 토 기운(土氣運)을 담은 그릇이다. 흙 속에는 물도 있고 돌, 풀뿌리, 벌레들도 있다. 온갖 것들이 뒤섞여 하나가 되어 살고 있다. 우리 몸에서 위장과 비장은 그렇게 음식물들이 내려오면 으깨고 부수고 점액질로 만들고 쓸 수 있는 열량으로 만들어 다른 기관으로 보내 준다. 입으로 들어온 음식물들은 일단 위장을 통과한다. 토 기운(土氣運) 은 서로 다른 것들을 모두 하나로 뭉치게 하고 굳건하게 하는 힘, 현실 을 보게 하는 힘이다. 비장·위장 경락이 다스리는 대퇴부, 무릎에 단단 한 힘을 보내 실천하고, 약속을 지키게 하고 내뱉은 말을 행동으로 옮겨 책임을 다한다. 다부진 기운, 입을 굳게 다문다. 말보다는 행동으로 보여 준다. 주변 사람들에게 굳건한 믿음을 준다. 어떻게 실천할 것인가에 관 심이 많다. 더디더라도 조금씩 실천해서 습관으로 몸에 배게 한다. 일을 하기 전에 숙고하는 시간이 길고 신중하다. 하지만 일단 하기로 했다면 단순화시켜 바로 실행에 옮긴다. 확실하고 철저하게 한다. 남에게 시키 기보다 직접 한다. 위장에서 음식물이 들어오면 위는 연동 작업을 한다. 위장은 음식물을 내려보내기 전에 최대한 일을 하려고 한다. 절구에 음 식물을 넣고 찧으면 찐득해진다. 소화액으로만 소화시키면 삭혀진다. 딱 딱한 것은 삭혀지지 않는다. 삭히면 찐득한 점액질이 안 나온다. 절구질 을 해야 열이 생기면서 찐득해진다. 그것을 비장으로 보내서 열량을 만 든다. 일할 수 있는 에너지로 만든다. 나머지는 삭혀서 소장에서 분해해 서 쓴다. 위장은 다부지게 일해야 한다. 끈적한 것으로 열량을 만들어서 움직이고 실천하게 한다. 끈적한 것은 당분, 굳게 하는 힘이 필요하다.

토 기운, 비·위장이 약해지면 오는 가장 큰 특징은 실천력이 떨어지 면서 생각이 많아진다는 것이다. 생각이 많아지고 복잡해지다 보니 실제 실행 능력은 떨어질 수밖에 없다. 생산적인 생각이 아닌 망상이 많아진 다. 근심 걱정이 많다. 생각이 지나치니 자신도 못 믿고 주변 사람도 못 믿는다. 자꾸 확인하는 버릇이 생긴다. 의처증, 의부증이 생기기도 한다.

심하면 망상을 현실로 믿고 구분을 못하기도 한다. 구시렁거리며 혼잣말을 많이 하고 노래를 계속하기도 한다. 어떤 버릇을 자기도 모르게 반복하게 되고 식욕 조절이 안 되고 식탐이 많아지기도 한다.

비·위장이 주관하는 유방, 입술, 눈꺼풀 등에 이상이 올 수 있다. 입이 부르트거나 헐기도 한다. 위장의 힘이 약해 음식이 오래 머물러 있고 발효가 되지 않으니 역류하면서 입 냄새가 나기도 한다. 경락이 지나가는 부위에 안면 근육 마비, 발가락·발등 마비가 오기도 한다. 단단한 기운이 풀어져서 특정 부분의 감각을 잃는 것이다. 팽창하는 기운이 강해 살이 찌기 쉬운데 특히 허벅지와 복부에 살이 찌기도 한다. 살은 기름기, 지방이다. 기름은 태우라고 있는 것인데 열량을 태우지 못하기 때문에 기름기가 쌓인다. 속이 냉해지고 차가워지므로 보온 덮개를 필요로 하는 것이다. 살은 빼는 것이 아니라 태우는 것이다. 움직여 태워 열을 만든다. 속이 데워지면 보온 덮개가 필요 없어지니 자연스레 살이 빠지기 마련이다.

얼굴이 누렇게 뜨고 개기름이 끼고 눈 밑이 처지거나 눈꺼풀이 떨리는 것도 비·위장이 약한 증상들이다.

뜨거움이 긴장감을 녹이니, 폐·대장이 약해지고

화극금(火克金)·모맥(毛脈)

혈관이 있는지 없는지조차 모를 정도다. 뛰는 느낌은 있는데 모양은 나오지 않고 퍼져 있다. 너무 풀어져서 열기가 차 있다. 연기처럼 푹 퍼져 있다. 술을 먹고 몸이 풀어지듯 알코올이 들어가서 휘청휘청한 것처럼 몸이 풀려 팔다리에 힘이 없다.

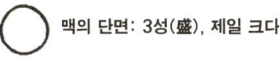

맥의 단면: 3성(盛), 제일 크다.

맥의 측면 모습과 기운: 모(毛), 퍼져 있어 느낌을 알 수 없다.

몸에 대한 존재 의식을 못 느낀다. 살아 있음에 회의를 느끼고, 실감 나지 않는다. 심하면 사는 것과 죽는 것이 별반 다를 바 없다는 초월한 듯한 염세주의에 빠지기도 한다. 죽고 싶다는 얘기를 자기도 모르게 한다. 머리는 안개 속이다. 맥이 풀어져 있어 균이 서식하기 좋고 염증이 많다. 비염, 맨살이 가려움, 피부염, 치질이 생기고 설사도 자주 올 수 있다. 풀어지고 흩어지는 기운이 지나쳐 생기는 증상들이다.

폐·대장에서 나오는 금(金) 기운은 결과를 얻고 결실을 맺는 힘, 버릴 것은 버리고 취할 것은 취하는, 숙살하는 힘이다. 긴장감, 제어하는 힘이다. 폐·대장이 좋으면 스스로 통제하는 기운으로 솔선수범하고 규칙과 원칙을 중시한다. 다스리기를 좋아하고 지도력이 있다. 의리와 명분을 중요시하고 공정하게 일을 처리한다. 옳고 그른 것을 판단하는 힘이 나오고 대의를 중시해서 조직 전체를 보고 사사롭게 행동하지 않는다. 이런 기운이 지나치면 매사에 자신의 틀에만 맞추려 하고 규칙과 규율을 너무 내세우며 상대방을 억압하는 쪽으로 갈 수도 있다.

폐·대장이 약하면 자주 슬퍼하고 눈물이 많아진다. 남을 불쌍히 여기며 동정심이 지나칠 수도 있다. 인생이 허무하게 느껴지고 죽고 싶은 마음이 들기도 한다. 폐가 약해 숨이 차고 때로는 숨이 안 쉬어지는 것처럼 느껴지기도 한다. 폐·대장 경락이 지나가는 엄지와 검지의 힘이 약해진다. 엄지와 검지는 무언가를 쥐고 잡을 때 반드시 필요한 손가락이다. 칼질, 톱질처럼 연장, 도구를 쓸 때 중요한 부분이다. 손목 힘이 약해지니 물건을 잘 떨어뜨리고 병뚜껑을 돌리는 것도 힘들어지는 등 손아귀 힘이 약해지기도 한다. 폐·대장은 코를 다스리니 코피, 재채기, 콧물, 비염 등 코에 이상이 올 수 있다. 피부는 긴장감이 약해져 탄력이 없고 주름이 많이 생길 수 있고 수포, 물집, 대상 포진 같은 화농성 피부병이 생길 수 있다. 대장에서 수분을 빨아들이는 힘이 약해지니 변이 묽고 설사를 자주 한다. 치질, 치루, 항문, 직장에 이상이 오기도 한다.

단단함이 연함을 가두니, 신장·방광이 약해지고

토극수(土克水)·석맥(石脈)

혈관을 잘 만져 보면 돌처럼 단단하게 느껴진다. 내용물이 꽉 찬 것처럼 걸쭉하게 느껴지고 바둑돌이 들어 있는 것 같기도 하다.

○ 맥의 단면: 2성(盛), 중간 정도의 크기다.

 맥의 측면 모습과 기운: 석(石), 안에 돌멩이가 든 것처럼 딱딱한 게 있는 듯한 느낌이다.

몸 상태도 돌처럼 무겁고 굳어서 항상 뼈마디가 쑤시고 허리가 뻐근하고 '에고고' 신음 소리가 난다. 몸 쓰는 것이 두려워진다. 몸이 굳어서 반사 신경이 떨어진다. 몸이 굳으니 생각도 굳고 유연하지 못하다. 피가 걸쭉하고 탁하다 보니 혈관에 압력도 높아질 수 있다. 압력이 높아져 눈알이 뻐근하다. 눈이 뻑뻑하고 심하면 빠질 것처럼 아프다. 뒷골이 당기고 뒷목이 뻐근해질 수도 있다.

신장·방광은 수 기운의 저장고이다. 수 기운은 형태가 고정되어 있지 않고 연하고 미끈거리며 말랑말랑한 기운이다. 호수에 돌을 던지면 그만큼의 물결이 인다. 물은 정보가 잘 새겨진다. 커피를 타면 커피, 녹차를 넣으면 녹차를 우려낸다. 고정된 형태가 없어 담는 그릇에 따라 모양을 달리한다. 밀어내고 씻어 내서 깨끗하게 한다. 저장하는 힘, 때로는 물로 얼음으로 수증기로 변신하며 융합하고 응용하는 힘을 보여 준다. 참고 견디는 인내력, 지구력, 지혜로움이 담겨 있다. 신장은 뼈, 치아, 머리털, 자궁, 생식기를 모두 주관한다.

단단한 토기가 너무 과해지면 물 기운이 갇혀 딱딱해지듯이 신장·방광이 약해지면 몸에서 유연한 힘이 부족해 굳어지면서 오는 증상이 생긴다. 허리, 등, 근육, 뼈, 힘줄이 굳는다. 몸이 굳으니 생각도 굳어 매사에 부정적이고 무조건 반대한다. 때로는 반대를 위한 반대를 하기도 한다. 아집이나 독선에 빠지거나 다른 사람의 입장이나 관계를 살피는 공감 능력이 떨어지기도 한다. 경락으로 보면 뒷목, 등, 허리, 오금, 발 등 몸의 뒷면을 방광 경락이 흐르다 보니 통증을 느끼는 부위가 많아진다. 뒷목이 뻐근하거나 당기며 눈알이 뻑뻑하고 심하면 빠질 듯하다. 혈압이 높아질 수 있고 등이 아프고 결리고 당긴다. 허리가 아프거나 허리가 굳고 디스크 등이 올 수 있다. 오금이 당기고 저리며 발바닥이 아프고 때로는 열이 나는 느낌이 날 수도 있다. 신장·방광은 노폐물을 정화해서 밀어낸다. 짜내는 힘, 수 기운이 약하다 보니 여러 가지 염증(炎症)에 시달릴 수 있다. 비염, 중이염, 편도선염, 아토피 피부염 등 부위를 달리하며 몸 안팎에 염증이 생기고 심하면 부패가 일어나 조직이 괴사되기도 한다. 신장은 심장에서 만들어진 화기는 아래로 끌어내리고 시원한 기운은 머리로 보내며 열기를 조절한다. 약해지면 열이 위로 뜨고 상기되는 증상이 있을 수 있다. 머리가 맑지 않고 기억력도 떨어지며 멍해지는 시간이 많아질 수 있다.

생식기를 주관하고 있어 자궁이나 전립선 등에 문제가 생길 수 있다. 생물학에서도 부신에서 심장 박동 조절 호르몬과 성호르몬이 나온다고 밝히고 있다. 새끼발가락 이상, 탈모, 곱슬머리, 머릿결이 좋지 않을 수 있다. 뼈와 힘줄이 약해질 수도 있다. 귀에 이상, 중이염, 이명, 난청이 생기기도 한다. 수용하는 힘, 듣는 힘이 약해서 남의 얘기를 경청하지 못하고 자신의 얘기를 많이 한다. 얼굴색이 거무튀튀해지고 심한 경우 몸에서 고린내, 썩은 내가 나기도 한다.

조절하는 힘이 떨어지니, 심포·삼초가 약해지고

상화기(相火氣) 이상 · 구삼맥(鉤三脈)

혈관을 만졌을 때 뭐라 말할 수 없이 기분이 좋지 않은 상태다. 곧 끊어질듯 가늘면서 아주 불안한 느낌, 면도날을 만지는 듯하다. 전기에 감전되는 듯 찌르르한 느낌. 가늘고 약하고 불안하다.

- 맥의 단면: 1성(盛), 상당히 작은 편이다.
- 맥의 측면 모습과 기운: 구삼(鉤三), 날이 서 있고 곧 끊어질 듯 위태하다.

그런 혈관의 느낌이 나온다면 생명 에너지가 저조한 상태다. 방전되기 직전의 상태다. 깜박이가 켜진 상태다. 내 몸의 기혈의 상태가 이러하다면 불안하지 않을 수 없다. 안절부절, 마음도 불안하고 행동도 불안하다. 안정이 되지 않는다. 오지 않은 미래를 걱정하고 기우에 빠져 있다. 내가 불안하니 같이 있는 사람도 불안하다. 누군가 같이 있는 것만으로 불안을 느낀다면 혈관을 잡아 보지 않고도 알 수 있다. 생명 에너지가 떨어져 있어 충전이 필요한 상태다. 활기나 생기가 아닌 침울한 기운이 많다.

심포·삼초는 무형의 장부로 생명 에너지를 주관한다. 어깨와 손을 따라 경락이 지나가고 한열 조절, 저항력, 면역력, 적응력, 여러 가지 조절력을 담당한다. 심포·삼초가 좋으면 다양한 능력이 나오고 인간관계도 자유자재로 풀어 간다. 노동·한열·환경 변화에 대한 적응력이 좋아 새로운 환경이나 일을 두려워하지 않는다. 편안하고 담담하다.

심포·삼초가 약해지면 조절력이 떨어져서 오는 증상들이 나온다. 불안, 초조하고 열이 올랐다 내렸다 하고 가슴이 두근거리기도 한다. 심하면 전철이 오는 소리에 누군가 나를 밀까 봐 물러서고 창문을 내다보다가도 주춤하며 물러선다. 엘리베이터를 타고 오르면 경직된다. 고소 공포증, 폐쇄 공포증으로 불안해서 높은 곳에서는 못 산다. 천정이 무너질까 걱정하고 천둥소리에도 깜짝 놀란다. 목에 뭐가 걸린 것 같은 증상이 있을 수 있고 헛기침, 잔기침을 하기도 한다. 명치가 자주 답답하고 아프며 신경만 쓰면 소화가 안 되고 잠이 안 오기도 한다. 몸에 전기가 뻗치는 듯도 하고 진저리가 처지기도 한다. 어깨가 무겁고 아프다. 항상 미간을 찌푸리고 떨떠름한 표정을 하고 있다. 손에 땀이 많이 날 수 있고 손이 저리고 손가락 마디가 굵어지거나 색깔이 진해지기도 한다. 눈을 깜박거리거나 손톱을 물어뜯거나 소리를 계속 내는 등의 버릇, 틱이 있다. 손을 마주 잡고 비비기도 하고 입술을 깨물거나 손으로 입술을 집어 뜯기도 한다. 눈빛이 떨리거나 때로는 어딘가 모르게 한곳을 응시하고 초점이 없는 상태로 있기도 한다. 감정 기복이 심하다. 우울해하고 징크스가 심하다고 느낀다. 왕년에 한 가닥 했던 얘기, 지나간 과거에 집착, 지난 일을 들춰내고 현실을 못 본다. 아니꼽고 치사한 일이 많다. 입안이 떫다. 신선한 것, 생 내 나는 것이 당긴다.

　우리 몸과 마음으로 나타나는 증상들이 어떤 신호인지 뿌리의 균형 관계로 살펴보았다. 신호를 알아챘다면 어떻게 해 줄 수 있을까. 불균형한 상태를 균형 있게 해야 하지 않을까. 진단하느라 검사하고 사진 찍어 몸을 샅샅이 파헤쳐 병명을 찾는 것보다 나를 다시 건강하게 하는 것이 먼저 할 일이다. 간담이 안 좋다는 신호를 알아챘다고 해서 간 검사부터 할 것이 아니라 간담을 약하게 만든 나의 생활을 먼저 돌아봐야 한다. 과로하지 않았는지 애간장 태울 일은 없었는지 잘못된 습관은 없는지를 먼저 살펴야 할 것이다. 간을 다시 건강하게 하는 일은 약물이나 수술이 아니라 나날이 먹고 있는 음식이 먼저다. 간담을 튼튼히 하는 음식으로 연료 공급을 제대로 해 주고, 운동으로 에너지를 돌리고 간 경락, 담 경락을 튼튼히 해 줘야 한다. 그렇게 생활을 바꾸는 자연 섭생을 하면서 뿌리를 다시 건강하게 만든다.

　이때 증상 하나하나에 매달려서 도식적으로 판단하는 것은 경계한다. 증상이 있을 때 어떻게 조치를 취할 것인지를 지식으로 판단하기 전에 살펴야 할 것은 내 몸에서는 이미 원인을 해결하려는 생명의 작용이 같이 일어나고 있다는 것을 알아채는 것이다. 코에 이상이 있으니 이것은 '폐가 약한 것이다.'라고 판단하고 매운 것을 먹어야 한다고 결론 내리는 것은 경우에 따라 위험할 수도 있다. '폐가 약하면 매운 것을 먹어야 한다.'가 아니라 생명 입장에서 매운 것이 당기는지, 아주 맵게 먹어도 매운 줄 모르겠고 맛있는지 더 당기는지 살펴보는 것이다. 폐·대장이 약해져 있다면 매운 것이 자연스럽게 당겼을 것이고 나도 모르게 매콤한 것, 얼큰한 것들을 찾아 먹고 있었을 것이다. 남들은 맵다고 하는데 나는 별로 매운 줄 모르고 맛있게 느껴지는 것이다. 입맛은 이미 나를 살리려고 매운 것이 필요하다면 떡볶이나 낙지 볶음도 찾아서 먹고 있었을 것이다. 심포·삼초가 약해져 있다면 자기도 모르게 어깨를 두들기거나 돌리고 있을지 모른다. 이 모든 것이 내 안에서 자연스럽게 일어나는 생명의 작용이다.

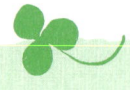

4장
운동은 직관을 발달시킨다

움직인다고 다 '운동'은 아니다

어떤 것을 '일로 하는 것'과 '운동 삼아 일하는 것'은 다르다. 몸을 쓰는 육체노동자나 직업 운동선수들은 '이렇게 몸을 많이 쓰는데 무슨 운동이 필요하냐.'고 할 수도 있다. 하지만 일로 하는 것과 운동 삼아 일하는 것은 큰 차이가 있다. 일로 보자면 시간 내에 빨리 끝내고 성과도 나야 하므로 효율적인 것에 초점이 맞춰진다. 그러면 당연히 잘되는 쪽, 익숙한 쪽만 쓸 수밖에 없다. 같은 동작을 반복하게 되고 발달하는 부분만 발달시킨다. 쓰는 쪽만 쓰다 보니 일로, 운동으로 인해 오히려 병을 얻는 것이다. 시간이 가면 갈수록 불균형은 더 심해진다. 잘하는 동작을 하고 잘 쓰는 근육만 다시 쓰는 것은 운동이 될 수 없다. 오른손잡이는 왼손을 쓰고 상체를 주로 쓰는 사람은 하체 운동을 해 주는 것이 운동이다. 머리를 주로 쓰고 손을 쓰지 않는 사람은 텃밭 가꾸기, 청소 같은 집안일도 운동이 될 수 있다. 기왕 일하는 것 운동 삼아 오른손잡이는 왼손으로 걸레질도 하고 이도 닦고 글씨도 써 보자. 기가 쏠리지 않고 골고루 나누어져 기분도 좋아질 것이다. 부족한 부분을 채우는 것, 골고루 발달시켜 균형을 잡는 것이 바로 운동의 핵심이다.

운동을 처음 시작하는 사람들 중에는 '운동해 본 적 없는데…….' '운동 잘 못하는데.'라고 하는 경우가 있다. 못하니까 하는 것 아닐까. 잘하면 굳이 '운동'으로 할 필요가 없다. 프로 선수가 되려고 하는 것이 아니라 내가 내 몸에서 부족한 것을 알고 스스로 몸을 발달시키려고 하는 것이다. 기록을 내고 이기기 위해, 보여 주기 위해 이미 발달된 것을 자연스러운 몸의 흐름을 깨가며 더 발달시키는 것이 아니다. 그러니 운동은 철저하게 '내 입장'에서 해야 한다. 운동이 직업인 선수들조차 한 경기를 뛰기 위해 그 외에 수많은 시간을 몸 만드는 데 시간을 쏟는다. 축구하기 위해 스트레칭, 유산소 운동, 체력 단련을 한다. 경기가 없는 겨울에도 전지훈련을 하고 하루의 대부분을 몸을 만들고 힘을 기르는 것에 시간을 쓴다. 경기를 하느라 불균형해진 몸을 바로 잡으려고 스트레칭을 하고 체력을 단련하는 것이다.

그런데 일반인들은 주중에 몸을 거의 안 쓰다가 주말에 조기 축구를 하러 가거나 골프를 친다. 그리고 스스로는 '운동'을 한다고 생각한다. 물론 몸을 안 쓰는 것보다야 낫겠지만 '경기, 스포츠'와 나를 건강하게 하는 '운동'은 좀 다르다. 승부를 내려고 하다 보니 무리하게 되고 때로는 나를 혹사시키기도 한다. 단순한 게임이라 해도 승부를 내려고 하는 이상은 에너지 소모가 심해진다. 평소에 운동을 해서 몸을 발달시켜 놓고 에너지를 충전해 놓은 상태라면 스포츠 경기도 스트레스를 푸는 좋은 놀이가 될 수 있을 것이다. 하지만 대개는 그렇지 않고 바로 경기를 하다 보니 약한 부분을 다치기도 하고 부러지기도 하는 등 오히려 몸을 상하게 하는 일이 많을 수밖에 없다.

움직인다고 모두 운동은 아니다. 운동은 각자가 부족한 것을 찾아 균형을 잡을 수 있도록 하는 의식적인 움직임이다. 몸을 더 조화롭게 만드는 움직임이다. 그런 관점에서 보면 일도 운동 삼아 할 수 있고 경기도 승부에 매달리지 않고 운동 삼아 할 수 있다. 맨손 체조, 호보법, 손뼉 치기, 무작정 걷기, 철봉에 거꾸로 매달리기……. 남들이 볼 때는 이상할 수도 있지만 그 움직임이 내가 필요해서 하고 싶어서 하는 것이라면 자신에게 맞는 운동이 될 수 있다. 어떤 동작을 하는 횟수나 시간도 스스로 결정할 일이다. 지식으로 판단해서 필요치도 않은 동작을 억지로 따라 하며 정해진 시간을 형식적으로 채우다 보면 운동은 운동대로 하는데도 건강이 좋아지지 않는 일이 생길 수도 있다. 전문가들이 말하는 운동법이나 원칙을 따르기보다 나의 직관을 따라 움직이다 보면 비교 불가한 나만의 운동법을 찾아낼 수 있다. 그러니 어떤 운동이 최고라거나 어떤 동작이 좋다거나 하는 것도 절대적인 것이 있을 수 없고 각자의 경우에 따라 다를 수밖에 없다. 이어서 다룰 내용도 바로 각자가 그런 몸의 흐름을 스스로 찾아갈 수 있도록 돕기 위한 것이다. 드러난 몸 구조와 그곳을 흐르는 보이지 않는 기운의 관계에 대해 살펴보면서 스스로 자신이 어디가 약한지 어떤 움직임이 부족한지 찾아보면 좋겠다.

운동은 알고 움직이는 것이다

 움직임을 뜻하는 말에는 여러 가지가 있다. 노동, 활동, 행동. 모두 의미가 다르다. 운동은 무슨 뜻일까? '활동', '행동'이라 하지 않고 '운동'이라고 하는 데는 이유가 있을 것이다. 운동은 불균형을 바로잡기 위한 움직임이다. 아무리 활동량이 많다 해도 그 움직임으로 오히려 불균형이 심해진다면 그것은 놀이나 게임, 스포츠일 수는 있지만 운동이라고 하기에는 부족함이 있다. 우리 몸에는 천문학적인 숫자의 세포들이 있고 서로 다른 역할들을 하고 있다. 위장은 위장대로 심장은 심장대로 간은 간대로 일하고 움직인다. 각자가 속한 세포 집단이 있는 것이다. 위장 세포는 위장의 역할에 맞는 형태와 조직을 띠고 있을 것이다. 위장에 속한 세포들은 일사불란하게 모여 음식을 죽처럼 만들어 흡수를 돕기 위해 움직이고 있을 것이다. 이를 위해 위벽은 아주 단단하고 질긴 조직이어야만 한다. 위장이 약해지면 몸의 주인에게 신호를 보내야 하는데 이때 위장과 연결되어 있는 무릎이 아프거나 힘이 빠지기도 한다. 자기도 모르게 그쪽이 신경이 쓰이고 움직이거나 만져 주고 싶어진다.

 운동은 내가 어디가 안 좋고 어디가 문제가 있는지, 어떤 능력이 나오고 나오지 않는지 스스로 '알고' 움직이는 것이다. 내가 내 몸을 알지 못하고 남이 시키는 대로, 그저 하자는 대로 따라 해서는 제대로 된 운동이라고 할 수 없다. 각자의 필요에 의해, 부족한 것을 바로잡기 위해 능동적으로 움직이는 것이 운동이다.

 아파 본 사람은 안다. 아플 때, 힘이 없을 때는 이 세상 가장 무거운 것이 내 손가락이다. 자다가 가위에 눌렸을 때 악몽에서 깨려고, 일어나려 아무리 애를 써도 잘 안 된다. 손가락 하나 들 수 없는 것이다. 건강이 깨지면 몸이 한없이 무거워진다. 몸의 힘이 빠져서 내 몸이지만 마음대로 움직이는 게 쉽지 않다. 살이 쪄서 몸이 천근만근이면 얼마나 힘들겠나, 기혈이 어딘가 막혀 순환이 안 되면 온몸이 물먹은 솜 같고 쇳덩어리를 달고 다니는 것 같다. 내 몸이 무거우므로 무거운 줄 알고 움직여야 한다. 단방에 좋아지는 길, 쉬운 운동 방법은 없다.

누군가의 동작이나, 남들이 좋다는 운동법을 무작정 따라 해서는 안 된다. 내 몸에 대해 '알고 움직이고', 내 몸 '무거운 줄 알고 힘을 쓰다' 보면 정말 힘이 들어오고 힘이 생긴다. 어떤 느낌인지, 어떤 기운이 모자라서 채워 주는 것인지 의식하고 움직인다면 운동을 통해 몸속 장부를 다스리고 건강을 찾을 수 있는 것이다. 눈으로 드러난 불균형을 바로잡아서 안 보이는 속을 다스리는 것, 몸을 써서 마음을 다스리는 방법이다. 운동은 운(運)을 움직이는(動) 움직임이다. 운동을 해서 불균형이 잡혀 몸도 생각도 조화로워지면 각자 지닌 기운이 바뀌고, 거기에서 나오는 파장도 달라지기 마련이다. 비슷한 파장이 서로 끌어당기고 진동을 하는 법이니 만나는 인연도 달라지고, 일어나는 일도 달라진다. 나를 알고 운동을 제대로 하면 운이 바뀌는 까닭이다.

자세가 틀어지면 속이 좁아진다

몸을 불균형하게 하는 근본적인 문제 하나는 구조적으로 틀어진 몸틀이다. 몸이 삐걱대고 기울거나 틀어져 있다면 그 속에 생각이 제대로 담길 리가 없다. 머리에서 척추를 타고 온몸으로 기운이 전달되는 자연스러운 구조가 틀어지면 얼굴이 좌우가 달라지기도 하고 엄지발가락이 튀어나오기도 하고 오º 자형 다리가 되기도 한다. 구조적으로도 조금씩 무너지고 몸통의 장기들도 눌려서 크고 작은 문제가 생기기 시작한다. 균형의 관점으로 각자 몸을 먼저 살피다 보면 몸의 중심인 척추와 연결된 관절들, 매달려 있는 장부들 간의 관계도 자연스럽게 이해할 수 있다. 눈에 보이지 않지만 외부와 내부를 연결하고 있는 그물망인 경락과의 관계도 함께 살피면서 움직여 보면 몸이 금방 풀리는 것을 느낄 수 있다.

인간이 동물들과 다른 가장 큰 특징 중 하나가 바로 직립 보행을 한다는 점일 것이다. 척추를 세워 두 발로 걷고 손을 사용한다는 점은 인간이 다른 많은 동물들과 어떻게 다른지를 그대로 보여 준다. 직립 보행을 하는 이유는 바로 뇌와 손 때문이다. 두 발로 걸으면 손이 자유로워져서 머리에서 생각하고 상상한 많은 것들을 손을 써서 만들어 낼 수 있다. 첨단을 달리는 물질문명도 시대를 초월하는 예술 작품도 모두 머리에서 손을 통해 일으킨 창조 행위다. 그러다 보니 인간의 머리는 크고, 뇌의 무게는 몸의 무게에 비해 아주 무거울 수밖에 없다. 다양한 학습을 하고 차원 높은 사고를 하며 복잡한 문제를 해결하기 위해서는 뇌의 크기와 용량이 커야 한다.

네발로 걷는 동물들은 몸에 비해 뇌가 작다. 이성적 판단이 필요 없고 본능으로 살며 감정을 그대로 표출하기에

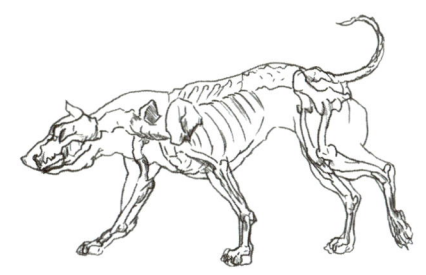

몸이 머리를 밀고 다니는 구조.
몸에 이끌려 다닌다.

뇌가 발달할 필요가 없는 것이다. 짐승들은 네발로 움직이면서 몸으로 머리를 밀고 다닌다. 머리가 가벼우므로 척추에 매달고 다닐 수 있는 구조이다. 반면 인간들은 뇌가 무겁고 크다 보니 머리가 몸 위에 놓여 몸을 타고 다니는 형상이라고 할 수 있다. 머리와 척추는 연결되어 있고 척추에 여러 장부가 매달려 있다. 팔, 다리, 여러 관절들이 척추를 축으로 모두 연결되어 있다.

머리로 생각하고 그 생각을 몸으로 전달하려면 척추가 바로 서고 힘이 있어야 한다. 그래야 척추의 흐름이 방해받지 않는 자연스러운 자세가 된다.

인간을 인간답게 하는 바른 자세는 생각으로 몸을 잘 다스릴 수 있는 모양이다. 척추에 매달린 장부들이 서로 적당한 공간을 만들어 속이 넓어 편안해지는 자세다. 바른 자세를 만들려면 운동이나 수련을 많이 해야 되지 않을까 싶지만 사실은 어린아이들에게서 흔히 볼 수 있는 자세, 우리가 태어날 때 그렇게 타고난 자세이다. 학교 가기 전 아이들의 몸, 아이들이 서 있는 모습을 보면 어떤 것이 '바른 자세'인지 알 수 있다. 가슴을 늘 펴고 허리는 아치를 이루고 무릎은 꺼져 있다. 반면에 청소년이나 어른들은 정도의 차이만 있을 뿐이지 거의 다 자세가 틀어져 있다.

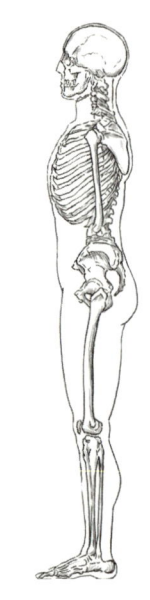

머리가 몸을 타고 다니는 구조.
몸을 다스린다.

어린아이들을 보면 온 몸을 구석구석 다 쓰며 아주 다양한 동작들을

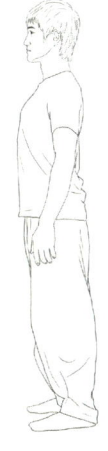
척추가 펴져 속이 넓어지고
장부의 힘이 고루 나와
생각과 몸이 같이
갈 수 있는 자세.

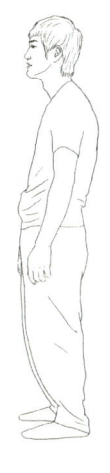
척추가 구부정해서
속이 좁아져
생각대로 몸이
따라 주지 않는 자세.

한다. 기어 다니고 구르고 높은데 올라가 뛰어내리고 웅크려 있기도 한다. 거꾸로 매달려 있기도 하고 한 발로 깡충 뛰기도 하고 눈 감고 수평 잡기도 한다. 앞뒤, 좌우, 아래위를 구석구석 쓴다. 원래 우리 몸이 타고난 감각들을 잊어버리지만 않는다면 특수한 훈련이나 특별한 기구를 통해 몸을 개발하거나 기능을 강화시킬 필요 없이 얼마든지 다양한 몸 쓰기를 할 수 있을 것이다. 몸은 잘 써 주기만 한다면 그 역할을 해낼 준비가 되어 있다. 아이들처럼 온몸을 다 쓰면서 놀고 걷고 달리다 보면 흐르는 물처럼 자연스러운 척추의 선이 만들어질 수 있다. 바른 자세를 유지하려고 애쓰지 않아도 되고 따로 운동이 필요 없을지 모른다. 하지만 현대인들에게 그것은 너무나 이상적인 이야기다. 생활, 문화, 문명 자체가 몸을 균형 있게 발달시키기 힘든 구조다. 비교와 경쟁 속에서 몸을 혹사시키고 머리만 혹은 특정한 기술만 발달시켜야 살아남는 구조는 몸의 자연스러운 흐름을 깨고 기형적으로 만들 수밖에 없다. 살면서 부단히 불균형한 것을 잡아 갈 수밖에 없는 것이 현실이다.

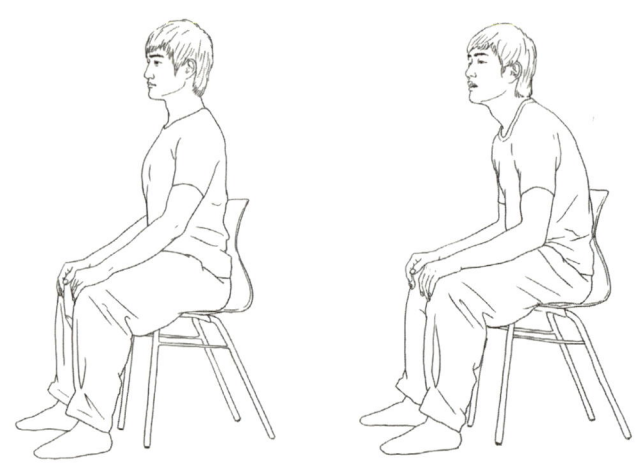

등이 굽고 목이 앞으로 빠지면 척추가 눌리고
자연스럽게 입이 벌어져 코호흡도 제대로 할 수 없다.

아이들이라 해도 어렸을 때부터 뛰어놀지 못하고 학교나 학원에서 하루의 대부분을 앉아서 시간을 보내게 된다면 자세는 틀어질 수밖에 없다. 고개는 앞으로 빠지고 등이 굽은 자세로 서서히 바뀌게 된다. 학교 의자에 앉아 있는 것은 시작에 불과하다. 어른이 되고는 사무실 의자나 계산대 의자에 앉아 있고 자동차나 지하철에서 하루의 대부분을 앉아 있다. 서 있는 힘도 약해졌고 오래 걷는 힘도 부족하다. 칠판이나 모니터, 텔레비전, 책을 보다 보면 자연스럽게 고개는 앞으로 나오고 등은 굽어진다. 머리에서 생각하는 것들이 척추를 타고 장부로 가고 몸 구석구석으로 가는 것이 자연스러운 순환이지만 고개가 빠지고 등이 굽어 있는 상태에서는 그렇게 잘되지 않는다. 머리가 몸보다 앞으로 치우쳐 있어 척추를 누르는 모양이 된다. 목뼈가 눌리면 뇌가 내린 이성적인 판단이 척수를 타고 내려와 장부를 통제할 수 없다. 내 생각대로 몸이 움직여 주지 않는 것이다. 고개가 빠지고 등이 구부정한 자세로 가슴이 눌리면 장부들이 들어갈 몸통 공간도 좁아진다. 말 그대로 '속이 좁아지는 것'이다. 장부들끼리 서로 부딪치는 마찰력이 생기고 불필요한 열이 발생하면서 성질이 난다. 장부도 제 기능을 하기 힘들고 소화 흡수, 순환도 잘 되지 않고 성격도 급해진다.

앞 장에서 살펴본 바와 같이 우리 몸의 뿌리인 장부는 물리적이고 생리적인 역할을 할 뿐 아니라 마음, 성정, 감정을 담고 있는 그릇이기도 하다. 간에서 인자함, 심장에서는 사랑과 예, 위장은 믿음, 폐는 의리, 콩팥에서는 지혜가 나온다. 인의예지신(仁義禮智信)의 성정이 담겨 있다. 장부에 영양 공급이 안 되도 제 역할을 못하지만 자세가 틀어져도 좋은 기운이 나올 수가 없다. 자세가 틀어지면 속이 좁아져서 감정에 휩싸인다. 생각으로는 '화내지 말아야지.' '짜증부리지 말아야지.' 하지만 나도 모르게 화를 내게 된다. 짐승들이 으르렁거리는 것처럼 감정을 그 즉시 토해 낸다. 화낼 일이 아니라 해도 화가 나는 것을 제어할 수 없다.

머리가 빠지고 어깨가 올라가면 가슴부터 답답해진다. 가슴 부위가 구부정해지면 가슴에 들어 있는 폐가 심장을 누르고, 간이 압박을 받고, 간이 눌려 위장을 압박한다. 위장에 눌린 소장, 대장들이 처지면 아래에 있는 콩팥도 눌린다. 이런 상태에서 좋은 감정이 나올 수 없다. 간에서 인자함이 나오기보다 분노가 나오고 답답함이 나온다. 심장이 마음껏 뛸 수 없으니 짜증나고, 폐는 눌려서 호흡 안 되니 비관적이고 슬픈 감정이 나온다. 위장은 공간 확보가 안 되서 음식을 부수고 삭히는 연동 작업이 안 된다. 힘이 빠진 위장에서는 의심, 근심이 나온다. 콩팥도 굳어 있으므로 피가 소통되지 않아 잘 거르지 못해 피가 탁해지고 혈관이 막힌다.

그러면 콩팥에서 나와야 할 지혜로움이 안 나오고 죽을 것 같은 두려움과 공포가 생긴다.

바른 자세를 만드는 것은 그래서 사람답게 살아가는 데 아주 중요한 일이다. 건강을 위해서도 필요하지만 단순히 몸 차원을 떠나서도 각자가 풀어 나가야 할 중요한 문제이다. 건강을 유지하며 장수하는 사람들은 대개 마음을 다스리는 능력이 탁월한 사람들이다. 마음이 불편해서는 건강을 유지할 수 없다. 사람과 사람 사이의 다양한 관계들을 맺고 풀어가는 데도 감정이 앞서다 보니 상처를 주게 되고 또 작은 것에도 상처받게 된다. 가슴을 펴고 속을 넓히자. 원래 타고난 몸을 회복하자. 하루아침에 될 것도 아니요, 완벽하게 만들어지는 것도 아니지만 노력하다 보면 어제보다, 지난달보다는 훨씬 편안해질 수 있다. 바른 자세가 만들어지지 않으면 걷는 것도, 제아무리 좋은 운동법으로도 근본적으로 몸을 바꾸는 데는 한계가 있다.

바른 자세! 아는 것보다 유지하는 힘

바른 자세가 중요하다는 것을 안다고 해서 늘 가슴을 억지로 펴고 다닐 수는 없는 노릇이다. 척추 교정하는 곳에서 틀어진 뼈를 맞췄다 해서 늘 그 상태로 있을 수가 없다. 그것을 유지할 수 있는 힘이 없으면 결국은 또 틀어진다. 일상생활 속에서 잘못된 습관을 바꾸고 운동을 통해서 자세가 나올 수 있도록 해야 한다. 구부정한 자세보다 바른 자세를 취하는 것이 내 몸이 오히려 편하다고 느끼게 만들어야 한다, 하루아침에 되지는 않지만 조금씩 척추에 힘이 만들어지고 쌓이면 바른 자세를 유지하고 있는 시간이 길어진다.

지금 거울에 비친 내 몸을 바라보자. 목이 빠져 있지는 않은지 가슴을 펴고 허리는 자연스럽게 아치를 이루고 있는지 살펴보자. 얼굴의 좌우는 대칭인지 어깨가 한쪽이 올라가거나 내려가지는 않았는지 살펴보고 가슴을 펴고 아랫배는 넣고 턱을 당겨 자세를 바로 하자. 그렇게 자세를 바로 잡았으면 걸어 보자. 머리를 세워 몸을 타고 다니는 느낌으로 걷는다. 고개가 앞으로 빠지면 몸이 머리를 밀고 다니는 모양이 된다. 머리가 몸을 타고 다니며 생각으로 몸을 다스릴 수 있도록 한다. 팔다리를 흔들어 움직이는 것이 아니라 몸을 이동시킨다는 느낌으로 걸어 보자. 발을 차면서 걷지 말고 허리를 밀고 바닥을 다지듯이 걸어 보자. 엄지발가락까지 힘이 실려 발바닥에 골고루 힘이 닿을 수 있도록 해 보자. 발로 가는 양 경락은 머리에서 시작해서 발끝까지 이어진다. 발을 고루 쓰는 것은 두뇌를 발달시키는 일이기도 하다. 이성적으로 생각하고 판단해야 할 때, 생각이 많아질 때일수록 자세에 더 집중하면서 걷는다. 걷다 보면 어느새 고민들이 걷히고 머리도 많이 맑아진 것을 느낄 수 있다.

가슴을 펴고 중심인 척추에 힘이 걸려 있어 물 위를 걷듯이, 미끄러지듯이 중심을 이동한다. 그러면 당연히 의식하지 않아도 발바닥 뒤쪽부터 바닥에 닿게 되고 자연스럽게 소위 '마사이 워킹'이 된다. 틀어진 상태에서 그냥 걸으면 걸을수록 피곤이 더 쌓이고 좌우의 불균형이 심해질 수도 있다. 그냥 걷는 것도 아예 걷지 않는 것보다야 낫겠지만 이왕이면 자세를 바르게 하고 걷는다면 운동 효과도 극대화되고 체형이 틀어지는 것도 바로잡을 수 있다. 바른 자세로 걸으면 걷는 것도 힘이 덜 들고 체력도 훨씬 좋아진다. 오래 걷는 것도 중요하지만 바른 자세로 걷는 것이 짧

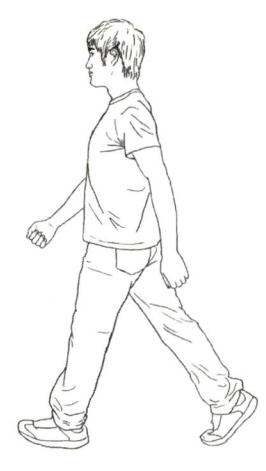
중심인 허리를
밀어 머리가 몸을
타고 다니는 느낌.

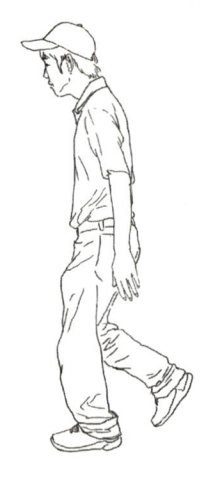
고개가 앞으로
쏠리고 허리가
뒤로 빠진 자세.

은 시간을 걸어도 운동의 효과는 더 크다.

걷기를 통해 몸을 예열하는 기초 작업을 했다면 이제는 구석구석 내가 부족한 부분을 더 정밀하게 운동해 줄 필요가 있다. 운동은 내가 부족한 부분을 보완해 불균형을 잡기 위한 것이다. 척추를 중심으로 연결되어 있는 관절들을 운동해 준다. 각 관절들을 풀어 주고 조여 주면서 유기적으로 운동해 척추에 힘이 생기도록 할 필요가 있다. 관절들을 풀어 주는 것은 그곳을 지나가는 경락과 경혈들을 자극하는 것이다.

장부는 우리 몸의 뿌리이다. 장부가 튼튼하고 서로 균형을 이루고 있으면 그곳에서 나오는 다양한 기운들이 조화롭게 건강한 힘을 만들어 낸다. 장부는 몸속에 있어서 보이지도 않고 만질 수도 없지만 다행스럽게도 밖으로 원격 조정이 가능한 시스템을 만들어 두었다. 바로 경락과 경혈이다. 장부를 직접 연결하는 보이지 않는 초고속 통신망을 이용해 마치 리모컨으로 조정하듯 뿌리를 다스릴 수 있다. 관절을 운동해서 각 경락과 관련된 몸속 장부를 다스려 준다. 그렇게 되면 장부에 힘이 생기고 결국은 척추에도 힘이 생겨 바른 자세가 오래 유지된다. 겉으로 보기에도 아름다운 몸이 만들어지지만 속도 편안한 조화로운 상태다.

원격 조정! 운동으로 장부를 튼튼하게

살다 보면 삐끗하거나 넘어지거나 부딪치면서 다칠 일이 있다. 우연히 일어나는 사고란 없다. 길 가다 발목을 접질리거나 물건을 들다 허리를 삐끗하는 것도 사실은 우연히 일어난 일이 아니다. 그쪽이 약해져 있었기 때문에 작은 자극에도 삐거나 담이 결리는 것이다. 같은 동작을 해도 괜찮은 사람이 있고 다음 날 못 걸어 다닐 정도로 힘든 사람이 있다. 정말 몸을 많이 써서 무리해서 아픈 경우도 있지만 대개는 평소에 잘 쓰

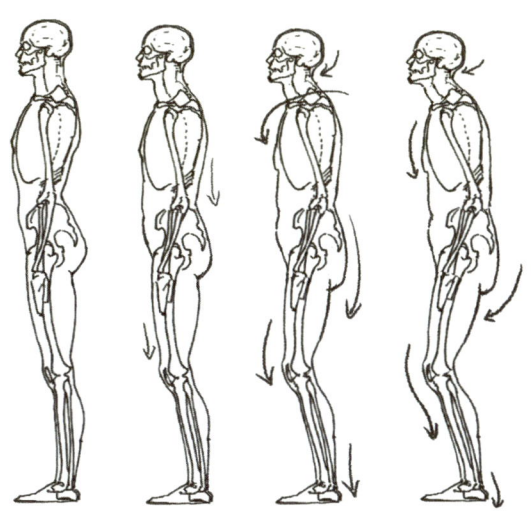

허리가 무너지면 무릎이 튀어나오고 고개가 들리며 어깨가 움츠러든다. 관절에 무리한 힘이 들어간다.

지 않아서 아픈 경우가 더 많다. 몸을 쓰지 않아서 아프고 쓰지 않아서 뻣뻣하게 굳어 있는 것이다. 쓰지 않으니 그쪽으로 혈액을 보낼 일도 없고 그러다 보면 기능은 더 떨어지고 평소에는 통증을 느낄 일도 없었던 것이다. 그러다 어느 날 물건을 들거나 높은 곳에 있는 것을 꺼낸다거나 하면 삐끗하기도 하고 다치기도 한다. 이런 경우, 흔히 '무리하지 마시고 운동하면 안 된다.'고 얘기하기도 하지만 오히려 운동을 해 줘야 좋아지는 경우가 더 많다. 평소 운동도 안 하고 몸을 쓰지 않다 보니 그쪽이 약해져 있다가 몸을 쓰게 되면서 문제가 드러난 것이라고 할 수 있다. 고인 물은 썩듯이 몸도 쓰지 않으면 굳고 퇴화하기 마련이다.

목이 아파서 늘 목을 좌우로 움직이는 사람, 어깨를 두들기는 사람이 있다. 부족하나마 우리는 일상생활 속에서 자기도 모르게 운동을 하고 있다. 결리는 부분을 두드리기도 하고 뻣뻣한 부분을 주무르기도 한다. 목은 항상 부드러워야 하는 부분인데 긴장하는 기운이 지속되면 굳고 뻣뻣해진다. 그러다 보니 자기도 모르게 늘 목을 좌우로 움직이거나 뒤로 젖히기도 하면서 움직이고 있다. 아프고 결리는 것은 몸이 보내는 신호이므로 가만히 있는 것보다는 움직여 주는 것이 좋다. 하지만 그저 생각날 때 움직이는 정도로는 몸이 바뀌기 어렵다. 부족한 것을 알고 의식적으로 움직여야 한다. 목이 아픈 경우 자세가 틀어지거나 다른 요인으로 문제가 생기기도 하지만 뿌리인 간과 쓸개에 문제가 생겼을 때 제때 풀어 주지 못 해서 증상이 심해지기도 한다. 신맛이 당기는 것처럼 몸으로 목이 결리고 뻐근해서 운동을 해 달라는 신호를 보내는 것이다. 목 운동을 할 때는 그냥 돌리기보다 '부드러운 기운'을 싣는다는 생각으로 움직인다면 훨씬 빨리 좋아질 수 있다. 간 경락과 담 경락은 간담이라는 장부가 맡은 역할인 부드럽고 유연한 힘을 담당하느라 우리 몸의 측면, 옆쪽을 지나고 있다. 무릎, 허벅지 등 몸의 앞쪽을 지나는 위장 경락은 굳건하고 다부진 힘을 담당하는 등 각 장부가 담고 있는 기운과 역할에 맞춰 경락도 그런 움직임이 가능한 부분으로 지나가고 있다. 경락이 지나가는 길에 있는 경혈(經穴)도 몸을 쓸 때 핵심이 될 만한 주요 부위에 자리하고 있다.

목이 풀려야 분노가 풀린다

부드러운 힘이 나오는 목, 고관절; 옆구리 — 목기 운동

목은 부드러워야 하는 부분이다. 손이나 발에서 시작하고 끝나는 다양한 경락들이 목에서 꺾여 머리로 올라가고, 몸으로 내려간다. 꺾여 있기 때문에 굳기 쉽고 정체 현상이 일어나기 쉽다. 그래서 항상 부드럽게 움직여야 한다. 목 운동을 할 때는 절대 급하게 해서는 안 된다. 천천히 부드러운 에너지를 충전한다는 생각으로 움직여 주는 것이 좋다. 목은 긴장되서 병이 난다. 현대인들은 앉아서 생활하는 일이 많고 모니터를 보는 일도 많아지면서 목이 앞으로 쏠려 목뼈인 경추도 경직된다. 목이 부드러워지고 옆구리도 부드러워지면 답답했던 마음도 풀리고 화도 풀린다. 간이 있는 곳에 분노의 마음 자락이 있다. 인자함, 부드럽고 따듯함, 천진함이 간에서 나오는데 간이 약해지면 긴장되고 화가 쌓이고 간 부위가 답답해진다. 이어 명치 주위도 답답하고 목이 경직되고, 편두통이 생긴다. 눈이 치켜 올라가 동공이 떠서 흰자위가 많이 보이거나 눈이 맑지 않다. 입꼬리는 내려가고 옆구리는 불편하고 답답해진다. 목을 부드럽게 이완시켜 주면 화났던 것도 어느 정도 다스려지고 편안해진다.

부드러운 기운이 모자라면 부드럽게 해 주는 맛, 쉬게 해 주는 신맛, 뻣뻣한 곳에 기름을 쳐주는 고소한 음식이 자연스럽게 당길 수 있다. 운동만 한다고 해도 경직된 것이 풀릴 수는 있지만 효과가 오래 지속되지 않을 수 있다. 필요한 기운을 가진 음식으로 영양해 준다면 더 좋은 결과를 얻을 수 있다.

허리가 유연해야 뒷심이 나온다
지구력이 나오는 허리, 등, 발목―수기 운동

허리는 굳어서 이상이 온다. 허리가 많이 아프면 '에고고, 으응, 끄응' 하는 신음 소리가 절로 나온다. 허리의 이상을 척추의 문제라고 생각하고 뼈의 이상만 찾으려고 하는 경우가 많은데 뼈가 문제라기보다 뼈를 잡고 있는 근육이 굳어 있다 보니 뼈가 틀어지는 경우가 대부분이다. 또 허리에 위치한 장부인 신장 기운이 약해져도 허리가 아플 수 있다. 허리가 우리 몸의 중심으로 아주 중요하다는 것은 다 알고 있지만 정작 허리 운동을 제대로 하는 경우는 드물다.

허리 위치를 살펴보면 생각보다 위에 있다는 것을 알 수 있다. 허리는 오목한 위치에 있고 일종의 쿠션 역할을 하고 있다. 늘 유연해야 앉고 일어나는 움직임이 자연스럽고 숙이고 물건을 들고 옮길 때도 힘을 잘 쓸 수 있다. 허리는 오목하게 들어가서 자연스럽게 아치 모양을 이루는데 이것이 무너져 곡선이 아닌 일자가 되어 버리면 제 역할을 할 수가 없다. 허리 운동을 할 때는 유연해질 수 있도록 허리에 자극을 준다. 한번에 풀 수 없고 지속적으로 풀어야 한다. 허리를 돌리다보면 열이 생기면서 허리가 풀리기 시작한다. 따듯해지면 얼음이 녹듯이 녹아서 물이 되듯이 물처럼 연한 기운이 조금씩 들어찬다. 하체로 피가 잘 갈 수 있는 힘이 생긴다.

　허리는 콩팥이 위치한 부위로 요통의 상당수가 신장이 굳고 약해져 생기는 신허 요통(腎虛腰痛)인 경우가 많다. 신장은 원래 연하고 말랑말랑한 조직이다. 신장이 약해지면 등이 아프고 뒷골이 당기기도 하고 오금이 저린다. 발목이 접질리거나 약해지고 발바닥이 아프기도 한다. 몸이 연한 기운을 잃으면 생각도 굳는다. 머리가 굳어서 생각이 안 떠오르고 다른 사람의 말을 잘 듣지 않게 되어 수용하고 포용하는 능력이 떨어진다. 귀가 굳어서 반대하고 상대방의 이야기를 듣지 않는 고집불통이 된다. 두려움과 공포가 생긴다. 신장의 위치는 두렵고 무서운 마음 자락이 나오는 자리다. 원래 신장과 방광은 긍정적, 유연함, 지혜로움이 들어차 있는 곳인데 유연하지 못하고 굳으면 몸 곳곳이 뻣뻣하고 아프다. 두려움이 심해진다. 두려울 때 생기는 몸의 반응들이 주로 몸 뒤쪽에서 오는 것을 보아도 알 수 있다. 등골이 오싹하고 오금이 저리고 뒷머리가 쭈뼛해지는 것은 모두 신장, 방광과 관련된 부위들이고 경락들이다.

　보이지 않는 존재에 대한 두려움이 심해질 수 있다. 심할 경우 소위 말하는 빙의가 될 수도 있고 귀신이 보이기도 한다. 허리를 유연하게 해서 뒤로 기운이 내려가게 해 준다. 떠 있던 열도 내려 준다. 족태양 방광경(足太陽膀胱經)은 눈뿌리에서 뒷목, 등, 새끼발가락까지 우리 몸의 뒷면에 걸쳐 넓게 흐르고 있다. 예부터 어른들이 아이들 등을 위에서 아래로 쓰다듬어 주는 것도 그런 이치다. 들뜨지 않도록 기운을 내려 차분하게 하고 공포나 두려움을 풀어주기도 하는 것이다. 허리가 약한 사람, 신장, 방광이 약한 사람은 짭짤한 맛이 당길 수 있다. 김, 미역, 다시마, 삼

겹살, 된장찌개, 장아찌, 장조림 등의 음식들을 즐겨 찾는다. 짠 것이 무조건 나쁜 것이 아니라 사람마다 필요한 것이 다르므로 짭짤한 것이 당길 때는 충분히 먹어 주는 것이 좋다. 신장과 방광을 튼튼하게 하는 맛, 찌꺼기, 노폐물을 짜내 주는 짠맛으로 영양하고 허리 운동을 함께하면 더 효과적이다.

무릎의 힘으로 실천하고 굳건하게 한다
실행력, 실천력을 돕는 무릎, 허벅지, 뱃심 — 토기 운동

  게을러지고 한없이 늘어지면서 자꾸 누워 있고만 싶을 때가 있다. 위장이 약해지면 앉고 일어나는 것도 싫고 귀찮아진다. 생각으로는 일어나서 움직이고 일도 하고 운동도 하고 싶지만 자기도 모르게 자꾸 앉거나 눕게 되는 것이다. 무릎은 비장, 위장이 다스리는 곳으로 실제 어떤 것을 행동으로 옮길 때 필요한 실천력을 주는 부위이다. 우리 몸에서 단단한 기운이 모자라면 무릎 쪽으로 신호가 올 수 있다. 운동을 할 때도 본격적으로 하기 전에 무릎 운동을 먼저 하고 시작하면 좋다. 하려는 마음을 내고 시작하게 만드는 운동이 무릎 운동이다. 온몸이 무겁고 운동하기 정말 싫을 때 일단은 '앉았다 일어나기'부터 하면서 무릎에 힘을 만든다. 무릎에 힘이 생기면 위장이 깨어나고 다른 운동을 할 수 있는 실천력이 나온다. 앉을 때 무릎을 밀고 설 때 당겨서 오금을 펴 준다. 무릎을 밀어 주면 배에 힘이 들어와 단단해진다. 이때 배에 힘이 들어오느냐 그렇지 않으냐가 중요하다. 배에 힘이 들어와야 무릎 운동의 효과가 제대로 나온다고 할 수 있다.

  위장이 있는 배꼽 주위인 윗배는 신념, 믿음, 굳건함이 나오는 자리다.

이 부분이 약해지면 만사에 믿지 못하고 의심이 나온다. 자기를 믿지 못하니 다른 사람도 당연히 믿을 수 없게 된다. 계획은 거창하지만 실천하지 못하니 스스로에게도 믿음이 생기지 않는다. 말만 무성하고 행동은 못하니 주변 관계도 깨질 수밖에 없다. 자신이 내뱉은 말은 기억하지 못하고 남의 말, 잘못은 잘 기억한다. 심하면 의처증, 의부증 같은 의심병이 생길 수도 있다. 무릎과 그곳을 주관하는 비장, 위장은 가장 먼저 건강하게 해야 할 부분이다. 위장이 튼튼하지 않으면 현실에서 아무것도 이룰 수 없다. 말로만 이뤄지는 것은 아무것도 없는 법이다. '천 리 길도 한 걸음부터'라는 현실에 눈뜨게 하는 것이 무릎의 힘이고 위장의 힘이다. 위장이 약해지면 다부진 기운, 단단한 힘을 주는 단맛이 당길 수 있다. 살찌지 않을까, 당뇨가 생기지 않을까 걱정할 필요가 없다. 단것이 자꾸 당기고, 먹으면 맛있고 힘도 난다면 내 몸이 단맛이 필요하다는 뜻이다. 필요치 않은 사람이 과하게 먹거나 또 필요한데 제대로 먹어 주지 않으면 문제가 생길 수 있는 것이지 단것 자체가 문제가 되는 것은 아니다. 당기면 충분히 먹는 것이 좋다. 그래야 도리어 살도 빠지고 무릎과 허벅지에 힘도 생겨서 몸도 가벼워지고 움직이면서 실천할 수 있는 힘이 생긴다. 영양을 하고 운동을 하면 효과가 훨씬 크다.

손목의 힘이 좋아야 결과를 얻는다
결실 맺는 힘, 굳은 의지를 주는 아랫배, 손목, 가슴—금기 운동

엄지와 검지는 다른 세 손가락과는 다른 역할을 한다. 집게와 같은 도구 역할을 하는 것이다. 손을 써서 숟가락질을 하고 식사를 한다. 붓을 잡고 그림이라는 작품을 만들고 활을 잡아 바이올린을 연주한다. 악기,

공구를 다뤄 작품을 만들고 작업의 결과도 얻는다. 엄지와 검지는 도구의 힘이다. 요리를 할 때 당근, 감자의 껍질을 버리고 내용물은 취한다. 칼질을 해서 작게 자르고 요리를 할 수도 있다. 칼질을 하는 힘, 손목의 힘이 있어야 결과를 얻을 수 있다. 마음먹은 것을 실천하는 것이 비·위장, 무릎의 힘이라면 그것으로 결과를 얻을 수 있는 의지의 힘은 바로 손목을 지나는 폐·대장 경락과 관련 있다. 폐·대장 경락을 따라 겨드랑이 사이 가슴 근육이 있는 안쪽의 힘, 폐가 들어 있는 부위에 힘이 생기고 대장이 있는 아랫배에 힘이 들어간다. 폐·대장의 힘이 좋아지면 의지력, 자신감, 패기(霸氣)가 왕성해진다. 반면 이곳에 힘이 빠지면 손목의 힘이 빠진다. 폐가 떨리면 이곳에서 나오는 마음도 흔들려 흐느끼거나 매사에 자신감 없어 하고 비관적, 염세적으로 바뀐다. 심하면 삶의 의미를 잃고 죽고 싶어지기까지 한다. 삶을 사는 데 필요한 긴장감이 없어지고 맥이 풀리면서 나올 수 있는 감정 변화다. 손목 운동, 폐·대장 운동은 붙이고 조이면서 긴장시켜 주는 운동이 좋다. 손목과 팔뚝, 폐·대장 경락이 지나는 길을 집중적으로 운동하면 눈이 번쩍 뜨이고 정신이 또렷해지고 의지력이 나온다. 폐에 힘이 생겨서 목소리도 우렁차다. 기합(氣合)의 소리가 나온다. 합(合)해서 터트리는 소리가 나오는 것이다. 정신과 육체의 혼연일체, 자신감이 생긴다. 실제 손목의 힘, 폐·대장 경락이 좋아지면 생각하고 마음먹은 것을 행동으로 옮겨 결과까지 얻을 수 있다.

   손목 운동은 겨드랑이를 붙이고 조여 긴장감을 주는 느낌으로 해야 금 기운(金氣運)이 제대로 만들어진다. 음식으로는 매운맛이 당길 수 있는데 먼저 영양을 하고 운동해 주면 더 효과적이다.

어깨가 풀려야 신명이 살아난다

활기, 느낌, 기분, 감정, 조절하는 어깨, 손 — 상화기 운동

기운이 없는 경우, 기가 죽은 경우를 보고 '어깨가 축 늘어졌다.', '어깨가 무겁다.'와 같이 표현하고 신명 날 때는 '어깨춤이 덩실덩실', '어깨가 들썩들썩한다.'고 말한다. 어깨는 신명, 기분, 감정, 생명력을 조절하는 보이지 않는 장부인 심포·삼초와 밀접한 관련이 있다. 어깨는 거의 모든 경락이 다 지나가므로 전신의 힘 조절과도 관련 있다. 자동차가 연료만으로는 움직일 수 없다. 12볼트 전기 에너지가 내장된 배터리가 있어야 시동이 걸린다. 전기선들이 서로 연결되어 있어서 라디오도 나오고 등도 켤 수 있다. 사람의 몸도 5볼트의 전기가 흐르는 발전기라고 할 수 있다. 어깨 부위는 세포를 깨워 살아 있게 하고 전기적인 교감을 일으킬 수 있는 곳이다. 어깨가 굳으면 생명 에너지에서 중요한 감각 기능이 떨어져 춥고 더운 것을 거꾸로 느끼기도 한다. 외부 기운에 적응하는 것이 늦다 보니 조절을 하느라 열이 올랐다 내렸다 하는 한열왕래가 있을 수 있다. 우리 몸은 추워지려고 하면 빨리 뛰어 열을 만들고 더울 때는 천천히 뛰면서 열을 조절한다. 내 몸에 있는 센서, 감각 기관이 자동으로 조절하는 것이다. 어깨의 힘이 빠지면 이런 감각적인 부분이 약해지게 된다. 감정 기복도 심하고 우울해지거나 조울증이 생기기도 한다. 불안 초조하여 안정이 안 되고 매사에 아니꼽고 치사한 일이 많아지고 심보가 고약해지기도 한다. 면역력, 조절력, 변화에 대처하는 임기응변 능력이 떨어져 무기력해질 수도 있다.

어깨는 양 경락의 대부분이 지나간다. 어깨가 풀릴 때까지 충분히 운동해서 힘이 들어차게 해준다. 윤활유가 발린 것처럼 천천히, 힘이 빠지지 않도록 열이 생길 때까지 반복적으로 돌리면 피가 잘 돌고 소리도 나지 않고 부드러워진다. 경락으로 힘도 차고 감각이 좋아져서 생기가 넘치게 된다. 실제 세포가 팽팽해지고 탄력이 생긴다. 어깨와 손, 심포와 삼초 기능이 약해지면 담담하게 하는 담백한 맛, 생명력이 강한 생 내 나는 맛, 아리고 떫은맛이 당길 수 있다. 도토리묵, 감자, 옥수수, 오이, 토마토, 콩나물, 북엇국처럼 자극적이지 않으면서 담백한 것들이 먹고 싶어지기도 한다. 평소 충분히 영양을 하고 운동을 함께한다면 더 큰 효과를 볼 수 있다.

날갯죽지 힘으로 화병을 다스린다

표현력을 높여 주는 견갑골, 날갯죽지 — 화기 운동

새가 비상할 때 날개를 옆으로 펼쳐 하늘로 솟구친다. 역삼각형의 형태로 공기의 저항을 받아 하늘로 올라가는 것이다. 날갯죽지 운동은 새가 비상하듯 화려하게 해야 한다. 공기의 저항을 받아서 새가 하늘로 유영하듯 자유로운 느낌으로 활갯짓한다.

날갯죽지와 팔꿈치, 팔을 지나가는 경락은 심장·소장 경락이다. 용기, 열정, 표현하는 힘을 만들어 낸다. 호기심을 가지고 해결하려는 적극적인 자세, 남을 사랑하고 자신을 희생하는 힘이 바로 뜨거운 심장에서 나오는 본연의 힘이다. 심장이 약해지고 날갯죽지가 굳으면 약한 열기로 심장만 겨우 데우고 다른 곳은 데울 수가 없으므로 사랑하고 희생하는 마음보다는 '다른 사람이 나에게 해줬으면 하는 기대감', 사랑하기보다 '사랑받고 싶고, 주목받고 싶은' 욕구가 지나치게 커진다. 그러나 현실은 그렇지 못하기에 의기소침(意氣銷沈)해지고 자격지심이 생기고 소심(小

心)해지기도 하는 것이다.

　새끼손가락에서 시작하고 끝나는 심장 경락과 소장 경락은 새끼손가락, 견갑골을 지나 얼굴의 광대뼈까지 흐른다. 날갯죽지 뼈^{견갑골}에 혹이 생기거나 팔꿈치가 아프고 힘이 없고 새끼손가락이 저리는 것도 모두 심장·소장과 관련 있다. 볼이 자주 붉어지거나 광대뼈 부근에 기미나 주근깨 같은 것이 생길 수 있다. 자신을 드러내지 못하고 소극적이며 스스로 소심하다고 느끼는 사람은 이 날갯죽지를 움직이는 운동, 활갯짓을 많이 하면 도움이 된다. 심장·소장 경락이 자극을 받아 실제 심장·소장을 튼튼하게 하고 심장·소장에서 나오는 밝고 화려한 기운, 나를 표현하고 발산(發散)하는 화기(火氣)가 잘 나올 수 있다.

　견갑골과 주관절, 상완은 팔 굽혀 펴기라도 해서 자극을 받아야지 심장에 자극이 가고 펌프질하는 힘이 강해진다. 심장에서 뜨거운 열을 만들어 손발까지 갈 수 있도록 한다. 그래야 우리 몸에 전체적으로 온기가 생긴다. 심장에서 열을 충분히 만들어 내지 못하면 심장의 열기가 다른 곳까지 전달되지 못하고 심장만 더워져서 짜증이 일어난다. 피를 손끝과 발끝까지 보내는 힘이 부족해지면 이런 현상들이 생긴다. 팔을 굽혔다 폈다 하는 단순한 동작만 해도 자극이 된다. 허공으로 팔을 들어 올려 가슴을 폈다 오므렸다 하는 동작으로도 효과가 있다. 팔로 큰 원을 그려 날갯죽지 힘을 느끼게 해도 좋아진다. 심장·소장이 약해지면 화 기운(火氣運), 불기운과 관련된 맛, 불 내 나는 맛, 쓴맛이 당길 수 있다. 커피도 맛있고, 도라지, 더덕, 고들빼기, 치커리, 상추도 먹고 싶어진다. 좋아하는 맛으로 영양을 하면서 운동을 병행하면 효과도 커지고 체질적으로 약했던 부분도 보완할 수 있다.

지금까지 운동의 의미와 원리, 장부와의 관계를 살펴보았다. 같은 '목 운동'이라 해도 운동했을 때 부드러워지고 시원해지는 사람이 있는가 하면, 구토가 나오는 사람이 있을 수 있다. 간보다는 위장이 약한 사람이라면 강력한 목 운동보다는 오히려 무릎 운동이 더 필요하기 때문이다. 그럴 때는 위장을 영양하고 무릎 운동을 먼저 해 줄 필요가 있다. 무릎 운동을 해서 위장에 힘이 생기면 그다음에 목 운동을 해도 기분이 좋고 균형이 맞는다. 원리를 도식적으로 이해하기보다 자신의 경우에 맞게 응용하는 것이 핵심이라고 할 수 있다.

건강 자립 학교에서는 이런 원리를 바탕으로 한 구체적인 동작들을 함께 수련하고 있다. 더 구체적인 운동법은 상세한 그림과 함께 다음 기회에 다루려고 한다. 특정한 동작들을 배우는 것도 좋지만 각자가 원리를 이해하고 운동을 하다 보면 자신에게 맞는 방법을 스스로 개발할 수 있다. 전통 무예나 선도 수련법, 요가처럼 자연의 원리에 맞는 훌륭한 운동법들이 이미 많이 있다. 기존 수련법들의 동작을 응용, 활용해도 되고 스스로 만들어 내도 좋다. 내 안에 있는 생명이 알고 움직이는 것이므로 창의적으로 개발할 수 있을 것이다. 스스로 깨닫고 필요에 의해 움직이는 것이므로 그 어떤 전문가의 운동법보다 더 큰 효과를 볼 수 있다.

5장

문명이 병을 만든다

탁기를 뿜으려면 날숨을 길게 하라?

언뜻 그럴듯해 보이지만 한편으로는 위험한 이야기다. 호(呼)와 흡(吸)의 의미를 제대로 이해한다면 무턱대고 날숨을 길게 하다가는 균형을 더 깰 수도 있다는 것을 알게 된다. 호흡법 관련 서적이나 일부 수련단체들에서는 탁기를 내뿜기 위해서 날숨을 길게 해야 한다고 하는데 호흡법은 인종에 따라, 사람에 따라 다르다. 날숨이 긴 호흡은 특히 현대인들에게는 맞지 않는 경우가 많다. 머리로 기혈이 쏠린 사람이 의식적으로 내쉬는 것을 길게 하면 기운이 더 상기된다. 극단적인 경우에는 소위 말하는 주화 입마 현상, 중풍을 맞을 수도 있다. 동양인 중에서 특히 한국인들은 머리와 몸의 비율로 볼 때 백인이나 흑인에 비해 머리가 발달한 편이라 날숨을 길게 하는 호흡은 잘 맞지 않는다.

지극히 단순한 것처럼 보이는 들이쉬고 내쉬는 행위 속에는 우주의 이치, 생명의 본질이 담겨 있다. '숨이 넘어간다', '목숨이 위태롭다', '숨이 막힌다', '숨을 거둔다', '숨통을 틔운다'처럼 우리말에는 숨, 호흡과 관련된 말들이 많다. 생명의 생장 소멸이 모두 호흡과 함께 이뤄진다. 어머니의 뱃속에서 세상으로 나올 때 '첫 숨'을 쉬는 것부터 생이 시작되고 '마지막 숨'을 거두는 것으로 생을 마감한다. 우여곡절을 겪으며 사는 동안 호흡이 빨라지기도 하고 느려지기도 하고 깊어지기도 하고 얕아지기도 하지만 '숨'은 끊임이 없다. 큰일을 앞두고 혹은 어려운 결정을 내려야 할 때는 심호흡부터 하게 되며 힘든 고비를 넘기고 나서는 다시 숨 고르기를 한다.

풀과 나무들이 호흡한 공기를 인간이 호흡하며 살고 인생의 여러 국면마다 다른 생명 존재들과 호흡을 맞추며 살아간다. 먹지 않고도 한 달 넘게 버틸 수 있고 물을 마시지 않아도 여러 날은 견딜 수 있다. 운동하지 않고도 몇 십 년은 버틴다. 하지만 호흡하지 않고는 단 5분을 넘길 수 없다. 혹시 목숨은 구했다 해도 뇌에 산소 공급이 되지 않아서 뇌가 먼저 죽는 뇌사 상태가 된다. 숨을 들이쉬었는데 다시 내쉬지 못하거나 내쉬고 나서 다시 들이쉬지 못하는 것, 숨이 끊기는 것을 우리는 죽음이라고 한다.

'호'는 내쉬는 것, '흡'은 들이쉬는 것으로 우주 자연의 기운을 끌어당겼다가 풀어내는 행위다. 소우주인 사람은 우주의 에너지를 끌어당겨 물질도 만들어 내고 파동으로 풀어내기도 한다. 입자와 파동은 기(氣), 에너지의 차원에서 보면 결국 같은 것이지만 드러나는 모습은 다르다. 에너지가 낮은 곳으로 모여 밀도가 강해지면 물질화하고, 가벼워 흩어지면 파동이 된다. 단단하고 동그란 야구공 속은 무수히 감긴 실타래로 되어 있다. 천 번 만 번 실이 감겨 있으니 입자처럼 동그랗게 형태가 잡힌다. 그런데 그 실을 잡고 던지면 풀린다. 계속 풀려 나오면 어떻게 될까? 풀리면 파동이 나온다. 형태는 점점 작아진다. 우주 공간으로 에너지화해서 흩어진다. 다시 실타래를 감고 감으면 단단해지면서 동그란 공 모양이 될 것이다. 형태를 지닌 물질로 눈에 보이기도 하다가 풀려나오면서 파동으로 흩어지기도 하는 것이 우주의 이치다. 숨을 '흡!' 하고 들이쉬면 내 쪽으로 끌어당기는 것이다. 들이쉬면 피가 아래로 몸으로 내려간다. 음양 중에서 음의 에너지가 커진다. '호' 하고 내쉬면 피가 머리로 올라간다. 무협지나 선도에서 내려오는 일화들에는 몸을 자유자재로 나타났다 사라지게 하는 도술이 등장하는데 호흡의 원리를 이해한다면 이론상으로는 가능한 일이 될 수도 있다. 단 계속 내쉬기만 하거나 계속 들이쉬기만 할 수 있다는 전제하에서만 가능하다.

날숨은 내보내는 것이다. 아무런 힘도 걸지 않고 숨을 내보내면 뇌로 피가 간다. 뇌는 물질을 만드는 곳이 아니라 생각을 만드는 곳이다. 생각은 물질 아닌 정신, 파장의 형태로 만들어진다. 뇌파가 만들어진다. 생각하는 기운, 양적인 머리 쪽으로 기운이 지나치게 쏠려 있는 사람은 생각이 많아질 수밖에 없다. 생각이 크다 보니 근심 걱정도 많고 고민도 많다. 생각을 일으키는 것 또한 에너지를 엄청나게 소모시키는 일이다.

매일 내쉬는 것을 많이 할 수밖에 없는 사람들이 있다. 사업 실패, 해고, 가족이 큰 병을 진단받는 등 근심이 가득할 때는 그저 한숨밖에 나오지 않는다. 밥도 넘어가지 않고 물도 안 넘어간다. 믿었던 사람이 뒤통수를 친 것을 생각하면 자다가도 벌떡 일어나게 된다. 실제 기운이 머리로만 쏠려 뇌의 파장을 계속 만들어 내서 에너지를 소모시킨다. 먹어야 기력이 나고 힘이 날 텐데 밥이 넘어가질 않는다. 안 먹어도 배가 고픈 줄을 모른다. 기화열이 위로 날아가 흩어지는 것처럼 피가 위쪽으로 너무 쏠리면 머리가 뜨거워지면서 뇌파로 날아간다. 말 그대로 피가 마르는 상태가 되는 것이다. 피가 마르니 몸도 말라간다.

들이쉬기를 주로 하는 사람은 계속 무언가를 먹는다. 먹어서 기운을 끌어당긴다. 몸으로 자꾸 채우고 몸집을 부풀린다. 머리로 피가 잘 가지 않으니 먹는 순간은 생각이 별로 없고 자신을 냉철하게 볼 수도 없다. "많이 드시네요." 하면 "내가 뭘 먹어요. 보기보다 먹는 것 별로 없는데." 라고 한다. 음의 기운, 몸으로 기혈이 쏠려 있으면 생각이 없어지고 몸에 휘둘리고 끌려다니게 된다. 물질이 분해되지 않아 살이 계속 찌고 지방이나 수분이 계속 쌓이기만 한다. 살이 계속 찌면 어느 순간부터는 스스로 살쪘다는 것을 자각하지 못한다. 몸으로 가는 기혈, 끌어당겨 물질을 만드는 에너지가 크다 보니 피가 머리로 잘 가지 않는 악순환이 계속된다. 산소가 많은 깨끗한 피가 뇌로 충분히 갈 때 생각이 명료해지고 자신을 볼 수 있는 힘이 생기는데 음으로 에너지가 지나치게 쏠리게 되면 정신의 힘이 약해진다.

생명의 원리는 균형의 원리다. 들숨과 날숨, 어느 한쪽이 길어지는 상태가 계속된다면 음양의 균형이 깨지게 되고 결국 생명이 위태로울 수도 있다. 잠은 무의식이 깨어나는 상태, 또 다른 나를 깨우는 시간이다. 자고 있는 동안 나의 생명력은 균형을 찾는 호흡을 하게 된다. 무의식적으로 음양을 조절하는 것이다. 피가 머리로 쏠려 양의 작용이 지나친 사람은 자고 있는 동안은 들이쉬는 호흡을 길게 한다. 계속 들이쉬고 심지어 숨을 안 쉬는 것처럼 보이기도 한다. '커컥' 하면서 계속 들이쉬고 '푸' 하고 짧게 내쉰다. 마치 숨넘어갈 것처럼 끌어들이고 당겨오는 것이다. 보는 사람은 위태롭지만 정작 자신은 그렇게 자고 나야 아침에 조금 개운하다. 피를 아래로 보내 물질을 만들어 내는 것이다. 음의 작용이 지나쳐 기운이 몸으로 쏠려 있는 사람은 '푸후' 하면서 내뿜는 숨을 길게 한다. 살짝 들이쉬고 내쉬는 것을 길게 해서 머리로 피를 보내는 것이다.

 자신의 상태를 잘 관찰해 보고 기운이 위로 쏠린 사람은 들숨을, 아래로 쏠려 있는 사람은 날숨을 길게 하는 호흡을 해서 음양을 조절해 보면 편안해지는 것을 느낄 수가 있다. 음양이 치우치지 않으면 균형이 잘 잡힌 상태다. 육체와 정신이 하나가 되는 순간이 많다는 뜻이다. 누구나 음양 어느 한쪽으로 조금씩은 치우쳐져 있기 마련이다. 하지만 그런 쏠림이 장기간 지속되거나 극단적으로 치우치면 건강을 잃게 된다. 호흡은 음양의 불균형을 조절하는 길 중에서 가장 직접적이고 강력한 방법이다. 그렇다 보니 자신의 상태를 모르고 특정한 호흡법을 억지로 따라하다가는 위험해질 수도 있는 것이다. 가슴을 펴 자세를 바로 하고 천천히 심호흡을 한다. 호흡법을 익히려고 하기보다는 먼저 자세를 바로잡아 숨이 깊어질 수 있도록 하는 것이 우선이다. 그렇게 자세를 바로 잡아 숨을 쉬다보면 자연스럽게 숨이 깊어진다.

호흡법 배우지 말고 숨통부터 틔우자

입으로 숨을 쉬는 것과 코로 쉬는 것은 엄청난 차이가 있다. 코로 공기가 들어가서 폐에 닿기까지는 아주 세밀한 여러 단계의 과정을 거친다. 온도와 습도를 조절하고 외부의 세균, 이물질 같은 것을 잘 걸러서 따뜻하고 습하면서 깨끗한 공기를 폐로 보낸다. 콧구멍은 눈이나 입과 달리 돌출된 코 아래쪽으로 뚫려 있다. 공기가 폐에 바로 들어가지 않도록 이중 삼중의 방어 장치들을 만들어 놓은 것이다. 아래로 뚫린 콧구멍으로 숨이 들어가면 코털을 거치면서 여과 작업을 먼저 하고 비강을 지나는 동안 우리 몸에 맞는 깨끗하고 촉촉하며 따뜻한 숨으로 바뀌는 것이다. 그 어떤 값비싼 기계 장치도 하지 못하는 공기 정화 작업에 습도 조절, 살균 효과까지 자동으로 완벽하게 해낸다.

입으로 숨을 쉬게 되면 이런 과정의 상당 부분이 생략되고 과다한 양의 공기가 급격하게 들어온다. 숨길이 짧아 냉기에 취약해진다. 충분히 데워지지 않았고 노폐물을 걸러내지도 못한 채 차고 탁한 공기가 들어가다 보니 목에서 그 작업을 대신 해야 한다. 구멍을 좁혀 가래를 만들고 외부의 균 때문에 생긴 염증을 제거하기 위해서 열을 만들어 낸다. 코가 제 기능을 하지 못하면 다른 기관들이 힘들어진다. 공기를 데우고 거르는 과정이 잘 이뤄지지 않고 폐로 넘어가게 되면 폐렴이나 결핵처럼 장부인 뿌리에 심각한 문제가 생기게 된다. 입으로 숨 쉬면 밥을 먹을 때 급하게 먹게 되어 소화 흡수가 잘 안 되고 냉기를 쌓게 만든다. 코로 제대로 숨 쉴 수만 있어도 많은 증상들이 해소될 만큼 코호흡은 면역력에서 중요한 문제다. 자세가 펴지고 코호흡이 되면 숨이 깊어지면서 자연스럽게 복식 호흡이 가능해진다. 아토피, 천식, 비염처럼 알레르기성 질환이 있는 경우에는 눈에 띄게 변화가 생긴다.

코로 숨 쉬려고 해도 자꾸 입이 벌어지고 입으로 숨을 쉬게 되는 이유는 무엇 때문일까? 자세 때문이다. 자세가 바르지 않으면 숨길이 막힌다. 코로 들이쉬려면 가슴을 펴서 폐를 열어야 한다. 척추가 굽어 자세가 구부정하면 자연스럽게 고개가 빠지고 목을 제대로 가누기 힘들어 턱이 빠지고 입이 벌어지게 된다. 폐가 눌려 있기 때문에 코로 들이쉬는 산소량으로는 부족해서 입을 벌릴 수밖에 없다. 코호흡이 제대로 되지 않으면 폐가 제대로 일을 할 수 없다. 산소가 많은 깨끗한 피가 뇌로 가야 정신이 맑아지는데 그렇지 못하니 머리가 멍하고 안개 낀듯하며 이해력, 집중력도 떨어질 수밖에 없다. 가슴을 펴고 척추와 목이 바로 서야 숨길이 트이고 숨통이 트인다. 숨길이 트이면 자연스럽게 복식 호흡을 할 수 있게 된다. 가슴을 펴면 자연스럽게 턱이 당겨지고 코로 숨 쉬는 것이 가능해진다.

코로 호흡할 때와 입으로 호흡할 때는 눈빛부터 다르다. 깨어 있는 동안은 최대한 자세를 펼 수 있도록 운동하고 힘을 기르는 것이 중요하고 자는 동안은 높은 베개를 피하고 낮은 베개나 타월을 말아 목뒤에 넣는 방법 등으로 자연스러운 숨길이 막히지 않도록 해 주는 것이 좋다.

코로 호흡해야 면역력이 좋아진다

운동 프로그램을 진행할 때 가장 먼저 강조하는 것이 가슴을 펴고 자세를 바로해서 폐가 눌리지 않도록 하는 것이다. 가슴이 펴지면 코로 숨을 쉴 수 있게 되고 숨이 깊어진다. 아이들도 입으로 숨 쉴 때와는 눈빛부터 달라진다. 듣는 힘도 달라지고 표현하는 힘도 달라진다. ADHD^{주의력} ^{결핍 과잉 행동 장애} 진단을 받았거나 학습 장애, 주의력 부족, 집중력이 모자란 아이들의 경우도 자세를 바로잡고 입을 다물고 코로 호흡하는 연습을 하면 눈빛이 달라지고 태도가 좋아진다. 자세를 바로 해 걷게 하고, 꾸준히 운동을 시키면 뇌의 이상이나 심리적인 문제로 여겨졌던 것도 많이 좋아질 수 있다.

아홉 살 준호도 ADHD로 진단받고 심리 치료를 하던 아이였는데 자세가 좋아지고 코로 숨쉬기 시작하면서 많이 차분해지고 편안해졌다. 그전까지는 수업 시간에도 수시로 일어나 돌아다니고 주변 분위기와 상관없이 돌출 행동을 하고 맥락에 없는 질문을 하거나 혼자 바닥에 아무 때나 침을 뱉는 등의 행동으로 담임 교사를 힘들게 했고 또래 사이에서도 따돌림을 당해 왔다. 일반 학교에 계속 보내도 될지 준호 엄마는 고민으로 밤잠을 이루지 못했다. 준호는 늘 입을 벌리고 있었고 사람들과 눈을 맞추지 못하고 눈빛이 자주 흔들렸다. 준호 엄마는 아이가 입을 벌리고 있는 것이 비염 때문에 코가 막혀서 그런 것이라 생각하고 비염 치료를 하고 있다고 했다. 막연히 아이가 자세가 좋은 편은 아니라고 생각은 했지만 뇌의 문제와 몸의 염증까지 관계있을 거라고는 생각하지 못했다는 것이다. 엄마는 아이의 자세와 호흡을 눈여겨보게 되었다. 자세를 바로 하는 힘을 기를 수 있도록 운동도 시키고 구부정한 등이 펴지도록 마사지도 해 주었다. 홍삼, 비타민 C를 비롯해서 이것저것 먹이던 여러 가지 건강 보조 식품도 일단은 내려놓고 주식인 곡식부터 잘 챙겨 먹이기로 했다. 염증을 없앨 수 있도록 짭짤하게 먹이고 좋은 소금을 하루 두세 번씩 따로 챙겨 먹였다. 자세를 바로 해서 걸으면 신체 교정도 많이 된다는 이야기에 틈이 날 때마다 걷기를 함께했다.

몇 달 후 담임 교사에게 "아이에게 무슨 심경의 변화가 있었냐?"는 전화를 받았다고 했다. 준호의 분위기가 완전히 달라지고 차분해져서 딴사람이 되었다는 것이다. 아이들은 몸 틀이 많이 굳지 않았기 때문에 자세를 바로잡아 숨길을 틔우고 운동을 해 주면 눈에 띄게 좋아진다. 자세가 펴져 호흡이 제대로 되면 집중력, 이해력도 좋아져서 학습 능력도 훨씬 좋아질 수 있다.

서양의 박자와 우리의 호흡

우리 몸속 장부 중에 유일하게 그 움직임을 통제할 수 있는 곳이 바로 폐다. 다른 장부들은 자율적으로 움직이니 생각으로 통제할 수 없다. 간에게 일하지 말라고 해도 일하고 심장에게 빨리 뛰지 말라고 해도 빨리 뛴다. 폐는 의지로 숨을 멈출 수도 있고 들이쉬고 내쉬며 호흡을 조절할 수 있다. 호흡을 어떻게 하느냐에 따라 빨리 움직이게도 하고 천천히 움직이게도 하는 것이다. 호흡을 해서 폐를 움직이면 심장 박동을 조절할 수 있다. 심호흡을 해서 흥분을 가라앉힌다. 거친 심박동을 다스릴 수 있는 것이 바로 폐의 조절력이다.

분노해야 할 때는 분노하고 슬플 때는 실컷 울기도 하면서 자연스럽게 감정을 표현하며 사는 것이 건강한 삶이다. 감정을 억지로 누르다 보면 그것이 더 큰 병이 되기도 한다. 하지만 문제는 화낼 때가 아닌데 계속 화가 나고 눈물 흘릴 일이 아닌데 공연히 눈물이 나는 것, 원인 모를 불안과 공포에 시달리면서 계속 감정에 끌려다니는 것이다. 앞에서 살펴본 것처럼 육체에 이상이 생기면 감정 조절도 잘 되지 않는다. 몸이 약해지면 특정 감정이 주체가 안 되거나 감정 기복이 심해지기도 한다. 감정 기복을 조절해서 몸을 바로 세워 주는 것이 바로 호흡이다. 곡식이 육체를 영양하는 밥이라면 숨은 정신을 영양하는 밥이다.

'호흡을 맞춰 보자', '호흡이 잘 맞다', '호흡이 살아 있다', '호흡이 좋았다', '좀 더 긴 호흡으로 가자' 같은 표현처럼 우리는 일상적으로 호흡이라는 말을 많이 쓴다. 일할 때, 노래하고 연주하고 춤출 때, 운동할 때도 호흡이라는 말을 꼭 쓴다. 뭔가 제대로 해 보려면 꼭 살피는 것이 바로 호흡이다. 그러나 서양 음악, 춤, 운동법들이 주를 이루면서 우리는 우리 식의 호흡을 잊어버렸다.

서양의 리듬과 우리의 호흡은 전혀 다른 개념이다. 서양의 리듬은 메트로놈에 맞추는 기계적인 박자라면 우리의 리듬은 철저하게 자신의 호흡을 기준으로 한다. 육체와 정신을 끊임없이 일치시켜 통(通)으로, 유기적으로 움직이는 것이다. 호흡이 빠져 있거나 흐트러지면 악기, 노래, 무예, 춤사위가 의식과 함께 가지 못한다. 자기만의 느낌을 찾아내기가 힘들다. 말할 때도 호흡을 가져가야 내 의식을 풀어서 전달할 수 있다. 그래서 호흡을 알면 몸 쓰는 원리를 알게 된다. 근육을 써서 기계적으로 동작을 구현하는 것과는 다르다.

기계적으로 리듬을 쪼개면 박자를 외워야 하고 그러다 보면 박자를 놓치거나 실수하게 된다. 기계적인 리듬이 아니라 자신의 호흡에 맞춘다면 외울 필요가 없다. 호흡을 따르기만 하면 된다. 나의 정신이 몸이라는 배를 타고 소리라는 바다를 항해한다. 우주의 기운을 당겼다가 다시 풀어내고 당겼다가 풀어낸다. 내 정신과 몸이 하나가 되고 합을 이룬다. 절대적 시간이 아니라 내 안에 시간이 따로 존재한다. 스스로 합을 이루는 즐거움, 능력이 나오는 기쁨을 맛보는 것이다. 나와 먼저 합을 이루고 나면 그다음은 외부 다른 존재들의 호흡도 느낄 수 있고 더불어 진정한 합을 이룰 수 있다.

따뜻해지면 살고 차가워지면 죽는다

만성적 분단 상황이 된 현대인의 몸

사람은 냉혈(冷血)도 열혈(熱血)도 아닌 온혈(溫血) 동물이다. 따뜻해야 산다. 속이 따뜻해야 마음도 온화하고 편안하다. 사람은 냉기도 취하고 열기도 취해서 스스로 온기를 조절하고 유지하며 산다. 조절력이 떨어져 속이 너무 뜨거워지면 열병, 너무 차면 냉병이 된다. 하지만 현대인들은 냉기와 열기가 교류하지 못해 생기는 냉병이 더 심각하다. 스트레스도 많고 열 받을 일은 더 많은 것 같은데 왜 냉기가 문제일까? 바로 몸을 쓰지 않는 문명 탓이다. 유사 이래 이토록 몸과 머리가 따로 놀았던 인류가 있었나 싶을 만큼 정신의 쏠림 현상은 심각하다. 스스로 몸을 움직여 자가 발전하는 능력이 심각하리만치 약해져 있다. 불과 40~50년 전까지만 해도 걷지 않고 몸 놀리지 않으면 의식주가 해결되지 않았던 시절이 있었다. 국민의 대다수가 농사를 지었고 학교는 기본 몇 시간을 걸어 다녔다. 나무하러 다니고, 물 긷고, 불 때고, 끊임없이 몸을 써야만 생존이 가능한 생활이었다. 자동차도 흔치 않고 냉장고도 없었던 시절, '일'과 놀이는 곧 몸을 쓰는 것, 몸 놀리는 것과 같은 말이었다. 몸을 너무 써서 탈이 날 정도로 많이 썼기에 냉병보다는 열병이 많았고 인삼처럼 기운을 머리로 올리는 약재들이 효과가 있던 시절이었다.

열기는 가벼워서 위로 뜬다. 스트레스 상황이 되면 머리로 피가 솟구치고 팔다리는 힘이 쭉 빠지는 '열 받는 상태'가 되는 것이다. 기운이 머리로 지나치게 쏠려 팔다리로는 피가 가지 않으니 힘이 빠지고 차가워진다. 하루 종일 거의 앉아 있는 일이 대부분이고 책, 모니터, 스마트폰의 작은 화면을 들여다본다. 집집마다 뜨거운 숭늉 대신 냉장고에 있는 찬물을 마시고 그것도 모자라 얼음까지 나오는 정수기물을 마신다. 식당에서 따뜻한 엽차를 내주는 장면은 옛날 흑백 드라마에서나 찾아볼 수 있을 뿐 지금의 식당들에서는 냉장고에서 금방 꺼낸 차가운 물을 가져다준다. 엘리베이터를 타고 에스컬레이터를 오르며 자동차를 타고 다닌다. 현대 사회는 냉기 권하는 사회, 문명이 병을 만들고 있다.

앉아서 보고 듣는 것이 많아지고 생각이 계속 작용을 일으키는 순간, 머리 쪽으로 기혈이 쏠리지 않을 수 없다. 가슴 부분을 중심으로 위쪽은 열대 지방, 아래로는 한대 지방으로 나뉘어 열기가 고루 섞이지 않고 교류할 수 없는 상태가 계속된다. 차가운 곳은 계속 차가워지고 뜨거운 곳은 더 뜨거워지는 답답한 상태가 되는 것이다. 욕조에 물을 받아 보면 뜨거운 물은 위로 찬물은 아래로 가라앉는다. 고루 섞일 수 있도록 저어 따뜻한 물을 만드는 것처럼 뜨겁고 찬 것이 교류할 수 있어야 균형이 맞는다. 생각을 하고 머리를 쓰는 만큼 다리와 몸을 써 준다면 열기는 고루 퍼질 수 있다. 심장이 펌프질해서 만들어 낸 열을 아래로 내리려면 콩팥이 제 기능을 해 주어야 하고 수승화강(水陞火降) 우리 몸도 대류 현상이 일어나 머리는 시원하고 몸은 따뜻해지는 균형이 잡힌 상태가 되는 것이다.

얼굴은 한겨울에도 내놓고 다녀도 쉽게 얼지 않지만 심장에서 가장 먼 발은 쉽게 동상에 걸리고 썩기도 한다. 머리는 그냥 두어도 잘 뜨거워지니 시원해야 하고 몸통 내장은 따듯하게 해야 균형이 맞는다. 단열재로 거의 밀폐하다시피 해놓고 사는 아파트는 실내 공기가 뜨겁다 보니 머리로 기운이 상기된다. 옛집들처럼 외풍이 적당히 있고 바닥은 뜨거운 구조야말로 머리는 시원하게 하고 몸은 따듯하게 하는 집이다. 흔히 열이 많다고 하는 것은 정말 열이 많아서라기보다 열이 뜨는 경우를 말할 때가 많다. 열이 상기되거나 피부 표면으로만 떠 있으니 열이 많은 것처럼 보인다. 겨울의 지하수는 따뜻하고 여름은 오히려 시원하다. 표리는 그렇게 서로 대비되어 움직인다. 뱃속이 차면 열은 겉으로 뜨기 마련이다. 특히 얼굴, 머리가 뜨거워질 수 있다. 건조하고 뜨거운 곳은 사막처럼 변해서 풀이 자랄 수가 없는 것처럼 사람도 머리가 뜨거워지면 머리털이 자랄 수 없어 탈모가 일어날 수 있다. 혈액이 머리로 쏠려 피가 고루 가지 않으니 아프고 결리는 곳이 많다. 뜨거우면 가벼워서 뜨고 차가우면 무겁게 가라앉는다. 몸이 냉해지면 천근만근이고 쉽게 피곤해진다. 이때 운동을 해서 몸에 열이 만들어지면 몸이 가볍다고 느껴진다. 냉기와 열기가 교류하지 못해서 생기는 전형적인 분단 상황, 서늘해야 할 곳이 뜨겁고 따뜻해야 할 곳은 차가우니 순환의 고리가 막혀 온갖 병들이 생기는 것이다.

차면 굳고 따뜻하면 풀린다

차가우면 굳는 것이 자연의 이치다. 양지바른 곳에는 얼음이 금방 녹아 없어지지만 볕을 받지 못하는 응달은 봄이 와도 얼음이 녹지 않고 굳어 있다. 냉동실에 있던 것을 꺼내 보면 돌덩이처럼 딱딱하지만 내다 놓으면 녹으면서 풀린다. 단단하게 굳어 있던 것이 다시 말랑말랑해진다.

그러다 차가워지면 다시 굳는다. 우리 몸도 마찬가지다. 따뜻하면 녹아 풀리고 차가우면 얼고 굳는다. 자궁이 차면 굳어서 근종도 생기고 물혹도 생기고 내막도 두꺼워진다. 근종을 수술로 제거해 버리면 혹은 없어질지 모르지만 차고 약한 자궁이 따듯해지고 좋아질 리는 없다. 자궁이 차다 보니 아기도 잘 생기지 않는다. 어렵게 수정이 되도 착상이 쉽지 않다. 생명이 탄생하려면 물기, 온기, 거름기가 필요하다. 생명이 싹트기에는 대지가 너무 얼고 굳어 있는 것과 같은 이치다.

우리 몸도 뜨거운 피가 제대로 가지 않는 곳은 차가워지고 냉기가 쌓인다. 몸속 어딘가에 지속적으로 냉기가 쌓이면 물질이 굳고 뭉치는 단계에 이른다. 어혈이 쌓이고 종양이 되기도 하고 암이 되기도 한다. 물질이 변형되기 전에 우리 몸은 통증이라는 신호도 보내고 여러 가지 증상들을 만들어 낸다. 몸이 가라앉고 무거워지고 순환이 잘 안 되어 저리는 증상 같은 것도 생긴다. 차가운 부분을 보호하느라 옷을 껴입듯이 살을 찌우기도 한다. 그러다가도 안 되면 급기야 물질이 변하는 단계에 이르러 종양, 근종, 암 같은 덩어리가 만들어지는 것이다. 끊임없이 뛰고 있는 뜨거운 장부인 심장은 그래서 암이 없다.

수술을 했거나 양약을 오래 복용한 경우도 냉기가 쌓인다. 수술을 하게 되면 경락이 잘리고 그 부분에 기혈이 고루 잘 가지 않게 된다. 양약의 소염제, 항생제는 몸을 차게 만들어 균을 죽이는 방식으로 장기간 먹은 경우에는 몸속에 냉기가 쌓이게 된다. 물을 많이 마시면 좋다는 잘못된 건강 상식으로 억지로 물을 마시는 경우도 몸을 냉하게 만든다. 물은 가라앉고 차갑게 하는 속성이 있는데 수시로 마셔 대면 몸이 차가워질 수밖에 없는 것이다. 과식도 몸을 차게 한다. 지나치게 많이 먹게 되면 소화 기관에 과부하가 걸릴 수밖에 없다. 온몸의 기혈이 그쪽으로 쏠릴 수밖에 없고 다른 곳으로는 상대적으로 기운이 잘 가지 않는다. 먹고 처리하는데 너무 많은 에너지를 쓰다 보니 균형이 깨지는 것이다.

자궁 관련 질병, 종양, 아토피, 비염, 천식, 중풍, 수전증 등은 일단 따뜻하게만 해도 좋아질 수 있다. 몸이 냉해지면 열이 겉으로 뜨면서 피부도 안 좋아진다. 몸이 늘 무겁고, 저리고 결리는 증상이 여기저기에서 생긴다. 불면증도 생기고 소화도 안 된다. 유독 산만한 아이들의 경우는 열이 많은 것이 아니라 열이 떠 있는 상태다. 가만히 앉아 있지를 못하니 주변에서는 산만한 줄 알지만 몸이 차서 그런 아이들이 많다. 많이 걷게 하고 몸을 실컷 쓰게 하면 떠 있던 열이 고루 나눠지게 되면서 많이 차분해진다.

반신욕, 족욕, 뜸, 효소 찜질 같은 것으로 효과를 보는 것도 모두 몸속 냉기를 빼내고 따뜻하게 해 주었기 때문이다. 곡식 주머니 찜질 팩 같은 것을 잠들기 전 배에 올려놓고 자는 것만으로도 효과를 보는 사람들이 많다. 숙변도 보게 되고 불면증에 시달리던 사람이 잠을 자게 되고 소변보는 횟수도 줄어들 수 있다. 찬물 마시지 않고 배만 따뜻하게 해 줘도 눈에 띄게 변화가 있다. 그러나 아무리 외부에서 몸을 감싸고 따뜻하게 데워 줘도 몸을 쓰지 않으면 스스로 열을 만드는 능력은 떨어진다. 냉기 제거에 가장 확실한 방법은 몸을 움직여 자체 발전기를 돌리는 것이다.

70대 초반의 권용화 씨는 종합 병원에서 대장을 잘라 내는 수술을 앞두고 바로 전날 마음이 바뀌어 집으로 돌아왔다. 입원 후 한 달에 걸쳐 수술을 위한 각종 검사를 다 끝낸 상태였는데 칠십 평생을 살았는데 지금 그렇게 장을 잘라내고 이후에 인공 항문을 달고(본인 표현에 의하면 '똥 주머니를 차고') 구차하게 살기는 싫었다. 가족들과 의료진들의 강력한 반대를 무릅쓰고 병실을 탈출하다 시피 했다고 한다. 수술까지 가게 된 시작은 변비 때문이었다. 40대 들어오면서 변비가 심해서 변비약을 늘 먹어 왔고 관장도 자주 했다. 일 년에 한두 번은 응급실에 실려 가야만 했다고 한다. 마지막으로 혼수상태로 병원 응급실을 찾았을 때는 매우 위험한 상황이라는 진단을 받았다. 변비약의 부작용으로 대장이 전혀 기능을 못해 생명이 위험하니 대장을 잘라 내는 방법밖에 없다는 것이다. 막상 수술은 안 하기로 했지만 불안하고 두려운 마음으로 며칠을 보내고 지인의 소개로 건강 자립 학교를 찾아왔다.

큰 기업체 대표로 활동했던 권 씨는 본인이 열이 많은 체질이라고 생각하고 있었다. 커피는 냉커피를 마시고 냉장고 찬물에 얼음까지 띄워 마셨고 한때 유행했던 공복에 찬물을 마시기를 수년간 해 왔다고 했다. 공복에 찬물을 마시면 일시적으로 배변 효과가 있다. 내장이 놀라니 반작용으로 수축하면서 변이 나올 수 있는 것이다. 하지만 계속하다 보면 장부가 다 오그라들어 심각한 문제가 생길 수 있다. 특히 자고 일어나는 새벽이나 아침 시간은 오행 중 목화(木火)에 해당하는 시간이다. 몸을 따듯하게 예열해서 불을 붙여야 할 시간인데 찬물을 내장에 들이부었으니 불붙기도 전에 꺼 버리는 위험한 행위였던 것이다. 자연의 원리를 접하고는 자신이 열이 많이 것이 아니라 열이 머리와 상체로 쏠리고 아랫도리는 완전히 냉골이었다는 것을 이해하게 되었다. 그래서 아래가 막혀 생기는 변비와 전립샘 이상, 허리 병 등이 심각했다는 것을 알고는 거두절미하고 배부터 따뜻하게 하기로 한 것이다. 곡식 주머니 찜질 팩을 비롯해 여러 찜질 도구로 틈만 나면 배를 데웠다. 변비에 좋다고 수시로 마시던 물, 특히 찬물은 마시지 않았고 목마를 때만 뜨겁게 해서 마셨다. 저염식을 하던 식단도 입맛대로 짭짤하게 먹기로 했다. 특히 열을 내려 주고 연하고 미끈거리는 성질로 짜내고 밀어내는 기운인 짠맛에 해당하는 음식들을 위주로 하기로 했다. 바다에서 나는 김, 미역, 다시마와 조선간장 등은 모두 미끈거리는 힘이 강하다. 죽염을 하루 서너 번 이상 넉넉하게 먹고 햇빛이 있는 낮 시간에는 충분히 걸었다.

3일 정도 지나면서부터 변을 보기 시작해서 그다음 날부터는 거의 매일 볼 수 있었다. 변비약, 관장의 도움도 없이 자력으로 변을 보게 된 것이다. 노부부는 어린아이처럼 좋아했다. 덜컥 수술했으면 어찌할 뻔했냐고 남은 생을 똥 주머니 차고 다닐 뻔했던 것을 생각하면 아찔하다고 했다. 변이 나왔다는 것은 어찌되었건 대장을 통과했다는 것인데 대장이 죽은 게 아니라고, 다시 살려 내면 될 것을 통째로 잘라낼 뻔했다고 가슴을 쓸었다. 한 달 후 다니던 병원에 가서 검사를 받은 결과 대장이 많이 풀렸다는 얘기를 들었다. 수술을 권했던 의사는 당시에 수술을 했어도 결과는 장담할 수 없었다는 묘한 말을 했다고 한다. 그 이후로도 부부는 되도록 찬물은 멀리하고 배를 따뜻하게 하면서 함께 걷고 입맛을 살려 간간하게 먹는 식생활을 실천한 결과 지금까지 변비로 고생하는 일 없이 건강하게 생활하고 있다.

냉기는 왜 쌓일까?

몸을 춥게 했을 때처럼 외부 조건만으로 몸이 냉해지는 것은 아니다. 사랑하지 못하고 사랑받지 못해도 냉해지고 기가 어느 한곳에 울체되어 다른 곳에 피가 가지 않아도 냉해진다.

냉기가 쌓이는 원인

1. 과식했을 때 위장에만 기운이 쏠려 과열되고 과부하가 걸린다

2. 근심, 걱정이나 과로 스트레스로 인해 음양의 균형이 깨질 때
3. 몸을 쓰지 않는 생활이 계속될 때
4. 배를 차게 했거나 옷이나 난방으로 따뜻하게 하지 못했을 때
5. 찬물, 찬 음료, 찬 과일처럼 찬 음식을 계속 먹었을 때
6. 수술, 장기간 약물 복용 등으로 조절력이 떨어져 몸이 적절히 방어하지 못할 때
7. 교통사고 등의 갑작스런 사고를 당했을 때
8. 숙면을 취하지 못하는 상태가 계속될 때

해 뜨면 움직이고 해 지면 쉬고

아무리 좋은 음식을 먹고 운동을 열심히 한다고 해도 밤낮이 바뀐 채 오래 생활하면 건강을 찾기 어렵다. 야행성인 올빼미에게는 낮이 음이요, 밤이 양일 테지만 사람에게는 해가 떠 있는 낮이 양이고 밤이 음이다. 양은 에너지를 쓰고 활발히 움직이는 것이고 음은 다시 쉬면서 충전하고 재생하는 시간이다. 채우려면 비워야 하고 비우려면 다시 채워야 한다. 드러나려면 그것을 뒷받침할 에너지가 필요하다. 해가 떠 있는 시간은 보이는 시간, 일도 하고 놀이도 하고 사람도 만난다. 해가 지면 거둬들이고 가라앉히고 쉬고 준비한다. 봄에는 부드럽게 움직이고 여름에는 활발히 활동하며 에너지를 발산시킨다. 가을에는 거둬들이고 겨울에는 저장하듯이 하루의 흐름도 한 해의 흐름과 같이 흘러간다. 밤늦은 시간에 러닝 머신에 올라 한 시간을 달리는 것보다는 해가 떠 있는 시간에 30분 산책하는 것이 훨씬 효과적이다. 낮에 햇빛을 받는 동안 음식이나

운동으로는 얻을 수 없는 태양(太陽)의 기운을 취해서 몸도 데우고 살균도 하며 면역력도 키우는 것이다.

가로등 아래 있는 나무나 식물들은 잘 자라지 못한다는 것은 익히 알려져 있다. 밤낮으로 환하다 보니 생체 리듬이 깨질 수밖에 없는 것이다. 도시의 밤은 불야성을 이뤄 완전히 깜깜한 상태로 잠들기가 쉽지 않다. 몇 시간을 잤느냐 하는 양보다는 질적으로 얼마나 완전한 휴식을 취했는지가 중요하다. 하루 중에서 밤은 수기(水氣)가 주도하는 시간으로 신장과 방광이 일을 하는 때다. 하루를 살고 발산했던 에너지를 다시 수렴하고 가라앉히는 시간이다. 찌꺼기를 걸러내고 닦아서 새로워지는 때이니 자고 있는 동안 콩팥은 부지런히 움직여 피를 깨끗하게 걸러낸다. 그렇게 깨끗해진 피가 간과 심장으로 흘러들어 다음 날 하루를 살 수 있는 에너지원이 된다. 이런 중요한 작업을 해야 할 시간에 자지 않고 깨어 있으면 피가 머리로 쏠리고 더 많은 혈액을 공급해야 하니 심장도 바삐 움직일 수밖에 없다. 심장의 불을 다스리려면 콩팥도 더 많은 힘이 필요하다. 정화하고 씻어내는 수기(水氣) 본연의 역할을 하려면 충분한 휴식과 잠이 필요한 것이다. 하루 이틀 이렇게 사는 것쯤이야 크게 문제가 되지 않을 수도 있지만 장기간 반복된다면 수 기운이 약해져서 균형이 깨질 수 있다. 뼈나 치아가 약해지고 허리와 관절에 무리가 오고 탈모가 일어날 수 있다. 혈액이 탁해지니 쉽게 피곤해져 지구력도 떨어지고 염증으로 시달리게 된다.

머리 습진으로 고생하던 40대 중반 박기환 씨는 머리 밑이 온통 딱지가 앉고 탈모도 심해서 스트레스가 심했다. 30대 초반부터 머리에 습진이 생겼고 양복을 입으면 금방 가루와 딱지로 옷이 허옇게 될 만큼 심각했다. 피부과에서는 지루성 피부염, 혹은 아토피 피부염이라고도 했고 먹는 약과 연고를 처방해 주었다. 연고를 바르면 신기하게 가라앉았다가 시간이 지나면 더 심하게 올라왔다. 피부 약이 안 좋다는 것을 알면서도 사회생활을 해야 하니 어쩔 수 없이 바를 수밖에 없었다. 술 마신 뒤에는 상태가 더 심해졌지만 업무상 마시지 않을 수 없어서 연고를 바르며 버티고 피를 맑게 한다는 한약도 지어 먹고 천연 성분의 바르는 약과 한방 샴푸 등도 병행해서 사용했다고 한다. 모든 것이 스트레스 때문이라 생각하고 일을 그만두면 금방 좋아질 것이라 생각해 퇴직 후 개인 사업을 시작했다. 심야까지 하는 음식점이었는데 목이 좋아서 수입도 좋았다. 업무 스트레스가 없어서 건강도 좋아지고 피부도 좋아질 것이라는 기대와 달리 증상은 더 심해졌다. 연고에 내성이 생긴 것인지 발라도 반응이 별로 없을 뿐 아니라 급기야 머리 밑에 나타난 증상이 얼굴과 목까지 내려와 숨길 수도 없는 상태가 되었다. 좋다는 온갖 방법들을 다 동원해 봤지만 차도가 없었고 대인기피증까지 생겼다.

박기환 씨의 경우 심장 기운이 잘 항진되어 체질적으로도 열이 위로 뜨기 쉬운 체질이다. 거기다 기운을 가라앉히는 시간인 밤에도 늦게까지 일하다 보니 신장과 간이 약해질 수밖에 없어 회복이 되지 않았다고 할 수 있다. 자연의 원리를 공부하고는 본인에게 약이나 건강식품이 먼저가 아니라는 것을 알게 되었다. 천기를 거스르며 사는 이상은 백약이 무효하다. 현실적인 이유 때문에 당장 일을 그만둘 수는 없지만 시간을 조절하기로 했다. 주변의 도움을 받아 밤 열두 시 전후에는 잠을 잘 수 있도록 했다. 좋은 소금을 따로 챙겨 먹으며 기운을 가라앉히고 검은콩, 팥처럼 신장과 간을 튼튼히 하는 곡식을 다른 곡식들과 함께 먹었다. 하루 한 시간 이상은 꼭 걸었고 자기 전, 족욕으로 떠 있는 기운을 내려 주었다. 밤에 잠을 자기 시작하면서부터는 무겁던 머리도 맑아졌고 피곤이 훨씬 덜해졌다. 얼마 후 머리 밑과 얼굴에 변화가 생기고 3개월 정도 지나서부터는 눈에 띄게 좋아지기 시작해서 몇 달 뒤에는 모자 없이도 외출할 수 있을 만큼 좋아졌다.

박기환 씨뿐 아니라 다른 사례들에서도 야근, 삼교대, 심야 영업, 늦은 시간까지 공부나 작업을 하는 경우에는 백약이 무효인 경우가 많다. 특히 체질적으로 신장이나 간이 약한 사람들이 받는 타격은 더 심각하다. 천기에 맞춰 산다는 것은 현실적으로 개인의 노력만으로는 바꾸기 힘든 부분이다. 성과주의와 결과주의, 경쟁력이라는 이름 아래 우리 사회 전체가 사람 죽는 줄 모르고 달려가고 있다. 함께 풀어가지 않으면 안 되는 '문명병'의 하나다.

새벽은 목기(木氣)의 시간대, 부드럽게 예열하는 시간이다. 심장에 불을 붙이기 위해 땔감을 모아 약하게 밑불을 붙이는 시간, 간담이 일을 하는 시간이다. 체질적으로든 기타 후천적인 이유로든 간담이 약한 사람이 '새벽형 인간' 되겠다고 일찍 일어나 활동하는 것은 득보다 실이 더 많다. 새벽잠, 아침잠이 유독 많은 사람은 자신의 리듬에 맞게 좀 늦게 일어나 하루를 시작하는 것이 좋다. 억지로 깨어나 움직여도 머리가 맑지 않고 오후나 저녁으로 넘어가면 빨리 피곤해질 수 있다. 실제 간 경화나 간암 진단을 받은 사람들 중에는 의외로 술, 담배도 하지 않고 성실하게 살아온 사람들이 많다. 새벽 기도, 새벽 운동을 오래해 왔고 새벽부터 일찍 일어나 움직인 사람들도 많다. 간이 약한 사람들이 목기를 충전해야 할 새벽 시간부터 운동하고 움직여 왔으니 균형이 깨지면서 회복하기가 힘들어질 수밖에 없다.

정오를 기준으로 오전에 해당하는 시간은 화기(火氣)의 시간대다. 심장이 왕성하게 일을 할 때다. 심장이 약한 사람들은 오전보다는 오후로 가면서 컨디션이 더 좋아진다. 아침에 커피가 더 맛있는 이유도 커피가 심장을 자극하는 쓴맛, 불내 나는 맛을 담고 있기 때문이다. 점심 식사부터 이어지는 오후 시간대는 토기가 주도하는 시간대이다. 위장이 약한 사람들은 이때를 넘기기가 무척 힘들다. 밥 먹고 나면 졸리고 나른해서 일에 집중이 안 되고 무기력해진다. 단맛 나는 것들이 맛있게 느껴진다. 심할 때는 뜨거운 설탕물을 마시고 걷거나 계단 오르내리기처럼 무릎을 써 주면 좋다.

해가 넘어가는 저녁 시간대는 금기의 시간으로 폐·대장이 약한 사람은 저녁이 힘들다. 저녁 무렵이 되면 기운이 쫙 빠지면서 무기력해지기도 한다. 가슴이 헛헛해지고 숨이 잘 안 쉬어지기도 한다. 매운 것, 얼큰한 국물, 찌개 같은 것이 자연스럽게 당긴다. 아쉬움이 남아도 버릴 것과 취할 것을 가려내고 마무리를 해야 한다. 밤은 충전하고 휴식하는 시간이니만큼 하루 동안 했던 일, 공부에서 미련을 버리고 정리할 필요가 있다.

봄에는 일찍 일어나고 겨울에는 늦게 일어난다

봄은 시작하고 계획하고 희망을 품는 시기, 성장하는 시기다. 해가 뜨는 시간에 맞춰 일찍 일어나고 조금 늦게 잠든다. 이때 남을 헐뜯거나 욕하는 것은 보드라운 싹을 밟아 버리는 것과 같다. 『황제내경』에도 봄에 지켜야 할 섭생법으로 절대 남을 비난하지 말고 몸도 마음도 여유 있게 하라고 이르고 있다. 여름은 꽃이 피는 시기이자 발산하는 시기다. 왕성하게 일하고 바깥 활동도 많이 해서 에너지를 발산시키는 것이 필요하다. 이때 땀 흘리지 않으면 찬바람으로 인해 병을 얻을 수 있다. 장하는 내용을 실하게 만드는 시기다. 덥고 습해서 일하기 쉽지 않지만 꾸준히 정진하는 것이 필요하다. 결실 맺을 가을을 생각하면서 단순하고 무던하게 습관을 만들어 가는 것, 토 기운(土氣運)을 사는 길이다. 가을은 숙살하는 시기, 뿌린 씨앗을 거두는 시기이니 해 왔던 일이 결과를 얻을 수 있도록 마무리를 잘하는 것이 필요하다. 수 기운인 겨울은 저장하는 힘, 기다리는 지구력이 필요한 시기다. 해가 늦게 뜨는 만큼 좀 늦게 일어나고 일찍 잠자리에 드는 것이 좋다. 겨울에는 땀을 많이 흘리지 않고 날듯말듯하게 운동하는 것이 좋다. 봄여름에 발산시켰던 기운을 안으로 수렴하고 가라앉히면서 내공을 쌓는 것이 필요하다.

어떤 것이든 하루 이틀 하고 마는 것은 큰 변화가 없다. 몸의 변화는 더디게 일어나므로 지속적으로 했을 때 눈에 띈다. 아무리 대우가 좋고 급여가 많다고 해도 밤을 지새우는 일, 낮밤이 바뀌는 일은 고려해 봐야 한다. 돈은 벌 수 있어도 결국에는 건강을 잃게 되고 그 이상의 비용을 치르게 될지도 모른다.

10년이면 강산이 변한다는 말

하루, 일 년 그리고 10년을 주기로 자연의 기운은 비슷한 흐름을 갖는다. 화기가 왕성했던 2008년 화태과(火太過)은 유독 불이 많이 났고 숭례문지 불탔던 안타까운 해였다. 2010년은 금태과로 금 기운(金氣運)이 강한 해라 냉랭한 가을 기운이 넘쳐서 늦게 싹이 트고 냉해로 곡식이 여물지 못하기도 했다. 사람으로 보면 자연의 금기가 강한 해이니 몸에서는 균형을 맞추기 위해 금 기운이 약해지는 해이다. 금 기운인 폐와 대장이 약해져 관련된 병이나 증상이 두드러지게 나온다. 연초부터 유명인들이 폐암, 대장암으로 명을 달리한 것을 비롯해서 유독 폐·대장 관련 병으로 유명을 달리한 사람들이 많은 해이다. 2012년 임진년은 목태과(木太過)의 해다. 목성이 지구와 가까워져 영향을 많이 끼치는 목 기운이 태과한 해다. 실제 목성이 크게 관측된다. 동지를 기준으로 다음 해의 기운이 드러나는데 목기가 왕성하니 춥지는 않지만 바람이 많고 대기의 변화가 심하다. 초목의 생육이 잘되고 특히 목기가 많은 작물인 땅콩, 들깨, 잣 등이 잘되고 개와 닭이 새끼를 많이 얻을 수 있다. 사회적으로도 여러 가지 변화가 많고 새로운 바람, 새로운 흐름이 일어날 수 있는 해이다. 자연에 목기가 태과하니 인체는 균형을 맞추려고 자연히 목 기운이 약해진다. 평소 간담이 약했던 사람들은 유독 힘이 드는 해가 되기도 한다. 구역질이 잘 나고 입맛이 없고 소화가 안 될 수도 있다. 저린 증상이 생기고 두통이 있고 가슴이 답답하며 몹시 피곤하고 잠이 잘 안 오기도 한다. 변덕이 심해지고 귀가 얇아지고 화가 잘 치밀고 폭력적이 되기도 한다. 간이나 쓸개의 병을 오래 앓았거나 연세가 있으신 분들은 경우에 따라서는 목태과의 해를 넘기기 힘들어질 수도 있다.

해마다 다르게 오는 운기를 잘 이해하면 농사를 짓거나 여러 정책을 입안할 때도 잘 활용해서 대안들을 찾을 수 있다. 목태과(木太過)같은 해에는 간담이 약한 사람들은 간담을 영양하는 먹거리도 더 적극적으로 챙

1998	1999	2000	2001	2002	2003	2004	2005	2006	2007	2008	2009	2010	2011	2012	2013
화태과(火太過)·구(鉤)	토불급(土不及)·홍(洪)	금태과(金太過)·모(毛)	수불급(水不及)·석(石)	목태과(木太過)·현(弦)	화불급(火不及)·구(鉤)	토태과(土太過)·홍(洪)	금불급(金不及)·모(毛)	수태과(水太過)·석(石)	목불급(木不及)·현(弦)	화태과(火太過)·구(鉤)	토불급(土不及)·홍(洪)	금태과(金太過)·모(毛)	수불급(水不及)·석(石)	목태과(木太過)·현(弦)	화불급(火不及)·구(鉤)
무인(戊寅)	기묘(己卯)	경진(庚辰)	신사(辛巳)	임오(壬午)	계미(癸未)	갑신(甲申)	을유(乙酉)	병술(丙戌)	정해(丁亥)	무자(戊子)	기축(己丑)	경인(庚寅)	신묘(辛卯)	임진(壬辰)	계사(癸巳)

2014	2015	2016	2017	2018	2019	2020	2021	2022	2023	2024	2025	2026	2027	2028	2029
토태과(土太過)·홍(洪)	금불급(金不及)·모(毛)	수태과(水太過)·석(石)	목불급(木不及)·현(弦)	화태과(火太過)·구(鉤)	토불급(土不及)·홍(洪)	금태과(金太過)·모(毛)	수불급(水不及)·석(石)	목태과(木太過)·현(弦)	화불급(火不及)·구(鉤)	토태과(土太過)·홍(洪)	금불급(金不及)·모(毛)	수태과(水太過)·석(石)	목불급(木不及)·현(弦)	화태과(火太過)·구(鉤)	토불급(土不及)·홍(洪)
갑오(甲午)	을미(乙未)	병신(丙申)	정유(丁酉)	무술(戊戌)	기해(己亥)	경자(庚子)	신축(辛丑)	임인(壬寅)	계묘(癸卯)	갑진(甲辰)	을사(乙巳)	병오(丙午)	정미(丁未)	무신(戊申)	기유(己酉)

세운연대표(歲運年代表), 1998~2029

겨 먹고 운동도 해 주며 마음을 잘 다스리는 것이 필요하다. 자연은 간담을 영양할 수 있는 온갖 먹거리들을 지천으로 내어놓는다. 신맛, 고소한 맛 나는 것이 많으니 입맛대로 영양하면 좋다. 경우에 따라서는 한 해를 스스로 안식년이라 생각하고 무리하지 않고 여유 있게 대처하는 것도 좋은 양생법이라고 할 수 있다.

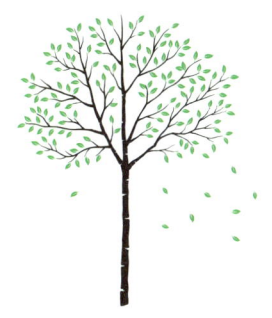

제3부

이제는
건강 자립!
실전 편

그 사람이 누구든 그 말이

경우와 이치와 사리에 맞는가 보세요.

맞다면 그대로 실천하세요.

그러면 그것이 내 것이 됩니다.

─현성 김춘식─

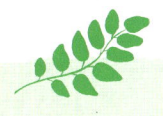

1장
자가진단

 모든 자연 현상에는 예고편이 있다. 기운이 먼저 바뀌고 사건이 나타난다. 우리 몸과 마음도 마찬가지다. 물질의 이상이나 변형이 있기 전에 조짐과 징후가 나타난다. 증상이 나온다고 병으로 보고 병명을 찾으려 하기 전에 증상이 보내는 메시지를 이해하는 것이 먼저다. 병과 건강은 실제 내 삶을 떼놓고 이해할 수 없는 법이다. 불균형과 부조화가 계속되면 결국 건강이 깨진다. 모든 생명들이 하늘과 땅의 기운을 읽고 대비하듯이 증상을 살핀다면 균형이 더 깨지는 것을 막을 수 있다. 병이 깊어지고 나서 되돌리려면 엄청나게 많은 시간과 노력이 필요하다. 병이 나기 전에 미리 예방하는, 미병치병(未病治病)이야말로 최고의 건강법이다.
 전문가나 첨단기기의 도움 없이도 스스로 자신의 상태를 진단할 수 있다. 화초 뿌리에 문제가 생기면 잎이 먼저 마르듯이 굳이 장부를 들여다보지 않고도 손발, 얼굴을 보면 몸속의 상태를 짐작할 수 있다. 먼저 드러나 있는 얼굴, 몸, 손발을 살핀다. 민낯을 찬찬히 살핀다. 몸을 볼 때도 윤곽이 드러나는 옷을 입거나 옷을 걸치지 않은 모습으로 거울 앞에 서서 앞모습, 옆모습, 뒷모습을 모두 살펴본다. 특히 살이 더 쪄 있는 부분, 통증이 잘 생기는 부위나 사마귀, 뾰루지가 나있는 부분을 두루 살핀다. 손발도 보고 배도 본다. 부분 속에 이미 전체가 있다. 아래 그림을 참고하면서 나를 탐색하는 시간을 갖자.

드러난 것부터 살펴보자

얼굴

얼굴만 찬찬히 봐도 몸 전체의 건강 상태를 알 수 있다. 안색에서부터 얼굴형, 인상, 주름진 모양까지 얼굴 하나로도 여러 가지를 살필 수 있다. 우선 안색을 먼저 살펴본다. 색깔은 그대로 고유한 파장이 있어 기운이 잘 드러난다. '퍼렇게 질렸다', '누렇게 떴다', '흙빛이 되었다'처럼 낯빛에는 장부의 상태가 드러난다. 건강한 상태라면 타고난 피부색에 윤기가 있고 생기가 느껴진다. 건강이 깨지면 일단 피부색과 관계없이 윤기 없이 빛을 잃고 생기가 없어진다. 목기_{간담}가 약하면 얼굴이 전체적으로 푸르뎅뎅하고 눈 밑이 퍼렇다. 화기_{심·소장}가 약하면 전체적으로 불그죽죽하고 양 볼이 특히 붉다. 건강한 얼굴에서 보이는 발그스레한 것과는 다르다. 토기_{비·위장}가 약하면 얼굴이 노리끼리하고 손바닥도 노랗다. 얼굴에 번들거리는 기름이 자주 끼기도 한다. 금기_{폐·대장}가 약하면 얼굴이 허

여드름과 창백하고 핏기가 없다. 수기신장·방광가 약하면 얼굴이 거무튀튀하고 윤기가 없고 때가 낀 듯하다. 상화기심포·삼초가 약하면 얼굴이 얼룩덜룩하다. 미간이 찌푸려 있고 초췌해 보인다. 눈을 자주 깜박이거나 틱 증상이 있고 눈을 마주치지 못하기도 한다. 목기, 수기가 함께 약하면 검푸른 얼굴빛을 띠거나, 잿빛처럼 보이고 수기와 화기가 균형이 안 맞으면 검붉은 얼굴이 된다.

안색을 살폈으면 이목구비를 본다. 이목구비도 각각 주관하는 장부가 다르기는 하지만 자세히 보면 그 안에서도 오행의 기운이 모두 작용

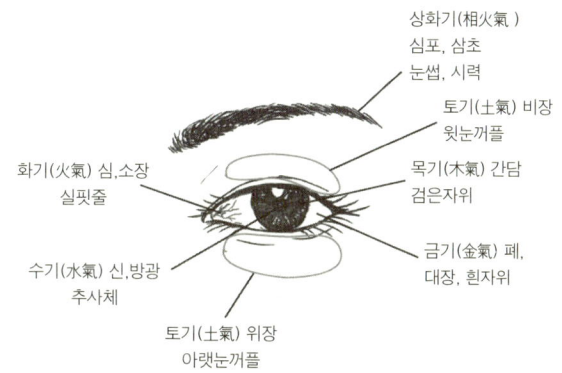

한다. 눈은 목기간담가 주관하는 부위다. 목기가 부족하면 눈에 흰자위가 많이 보인다. 긴장되어 눈꼬리가 올라가거나 눈동자가 떠 있고 한쪽으로 몰려 있기도 하다. 눈이 가려워 자주 비비게 된다. 눈이 잘 충혈되고 다래끼가 나는 것은 화기심·소장가 약해 열 조절이 잘 되지 않을 때다. 눈꺼풀이 떨리고 눈 밑이 처지거나 불룩해지는 것은 위장이 냉해졌을 때다. 눈 아래로 위장 경락이 흐르기 때문이다.

코는 금기폐·대장의 주관 부위다. 폐·대장이 약하면 콧물이 잘 나거나 재채기가 잘 난다. 콧방울이나 그 옆에 뾰루지가 나거나 아프기도 하다. 콧등이 시퍼렇게 되고 그 부위에 기미주근깨가 끼는 것은 간담이 약해지는 신호다. 입은 토기비·위장가 다스리는 부위다. 입술이 트거나 뭔가 자주

나고 입 안이 자주 헐 때는 비·위장이 약해진 것을 짐작할 수 있다. 할머니들이 입병이 나면 꿀을 발라 주는 것도 모두 위장을 다스리기 위해서다. 혀는 화기^{심·소장}가 주관한다. 혀의 상태를 봐도 건강 상태를 알 수 있다. 화 기운이 약하면 혓바늘이 잘 나고 혀가 갈라진다. 혀 짧은 발음이 나고 말을 더듬기도 한다. 혀에 백태가 잘 끼는 것은 목기가 약할 때다. 귀는 수 기운^{신장·방광}이 주관한다. 귀가 가렵고 소리가 나거나 염증이 생기고 먹먹한 것 모두 수기가 약할 때다.

얼굴의 각 부분별로 흐르는 경락에 따라 주관하는 장부가 다르다. 눈 밑과 이마, 아랫잇몸 부위는 비·위장 경락이 흐르고 있어서 토기^{비·위장}가 주관한다. 입이 돌아가는 구안와사나 이마가 검고 눈 밑이 떨리는 증상이 생기는 것도 토기와 관련 있다. 얼굴 아랫부분인 턱 주변은 수기^{신장·방광}와 관계있다. 턱 주변이 검거나 뾰루지가 잘 나고 턱이 빠지고 아픈 증상이 있다면 수기^{신장·방광}가 약하다는 것을 알 수 있다. 자궁, 생식기에 이상이 있을 수도 있다. 광대뼈 주변은 화기^{심·소장}와 관련 있다. 이 부분에 기미, 주근깨가 끼거나 자주 빨개진다면 심장이 약하다고 할 수 있다. 속내를 표현 못하는 화병이 있을 수 있다. 상화기^{심포·삼초}가 약하면 눈썹이 빠지거나 미간의 주름이 깊어지고 인상을 찌푸리거나 표정이 자연스럽지 않다.

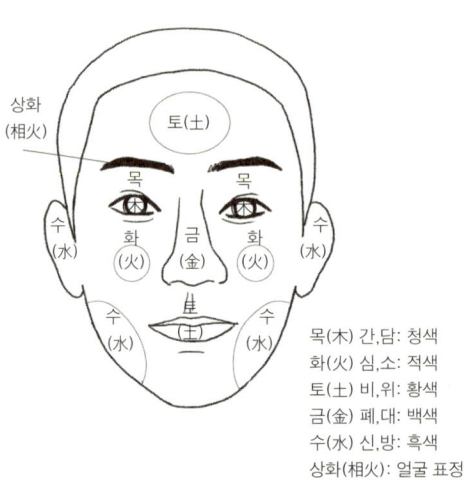

목(木) 간,담: 청색
화(火) 심,소: 적색
토(土) 비,위: 황색
금(金) 폐,대: 백색
수(水) 신,방: 흑색
상화(相火): 얼굴 표정

몸

전신 거울로 몸 전체를 살펴본다. 이때는 몸의 윤곽이 잘 드러나는 옷을 입고 본다. 유독 살이 쪄 있는 부분이 있다면 그곳이 바로 기혈 순환이 잘 안 되는 곳이다. 해당 경락과 장부의 기운이 약하다고 할 수 있다. 닭살이 있거나 피부가 거친 부분, 반점이나 변색이 된 부분이 있는 곳도 살펴본다. 앞부분을 볼 때는 양쪽 어깨 높이와 골반 높이를 보면서 좌우 균형을 살핀다. 좌우 다리 길이가 다르다고 느끼는 사람이 많은데 이는 골반이 빠져 있거나 틀어져서 그런 경우가 많다. 옆과 뒤쪽을 볼 때는 척추를 중심으로 본다. 고개가 빠져 있는지, 무릎이 튀어나오거나 꺼져 있는지 등 전체 자세를 중심으로 살핀다. 관절과 부위별 그림을 참고해서 살펴본다.

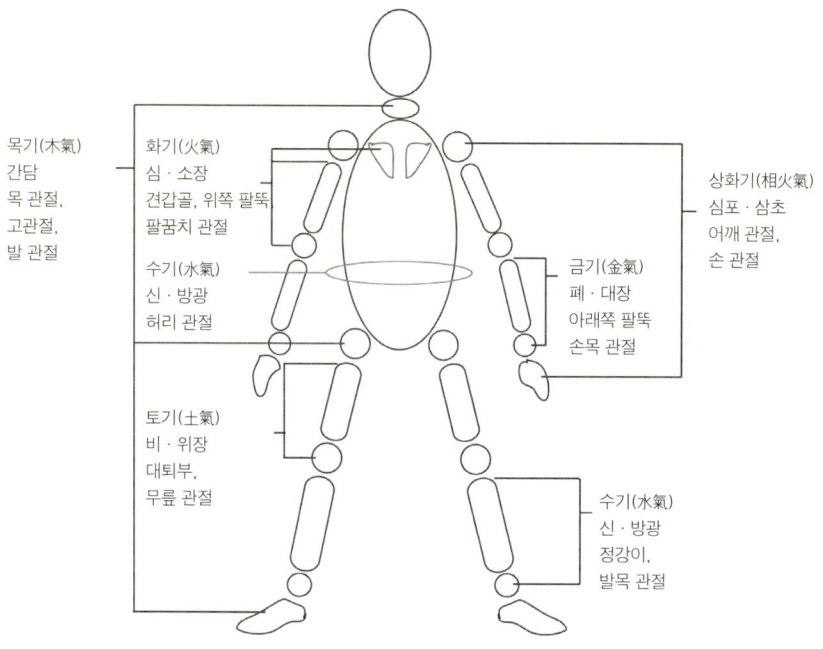

부드러운 기운인 목기와 연결된 부분은 목, 고관절, 옆구리, 발, 대맥이다. 목기가 약해지면 이 부분이 굳거나 아프고 결린다. 확산하는 화기는 견갑골, 팔꿈치, 위 팔뚝, 독맥과 관련 있다. 단단한 토기는 무릎, 대퇴부, 충맥에서 나온다. 긴장시키는 금기는 손목, 아래 팔뚝과 관계있다. 유연하게 하는 수기는 등, 허리, 발목, 종아리로 지나간다. 해당 부위가 자주 아프거나 유독 굵고 살이 찔 수도 있고 가늘고 약해지거나 감각이 없어지는 등 여러 가지 반응이 있을 수 있다.

손과 발

손발은 몸통에서 가장 멀리 떨어진 부분이지만 장부의 건강 상태를 쉽고 빠르게 알 수 있는 부분이기도 하다. 파릇한 잎사귀를 보면서 뿌리가 건강하다는 것을 알듯이 균형이 잡힌 몸은 손발도 건강해 보인다. 손발의 혈색, 손발톱, 마디의 상태를 살핀다. 손발은 건강 상태를 알 수 있는 부위이기도 하지만 역으로 손발을 잘 이용하면 장부를 튼튼하게 할 수 있기도 하다. 손끝과 발끝, 손등, 발등과 바닥에는 중요한 혈 자리가 많이 분포되어 있어 전신을 효과적으로 다스릴 수 있는 곳이다. 우리 선조들이 아이들에게 '쥐엄쥐엄', '잼잼' 같은 손 놀이를 먼저 시켰던 것도 그런 이치다. 평소 손을 자주 만져 주고 자극해 준다. 손을 이용해서 악기를 다루고 만들기 같은 창의적인 일을 하면서 손을 정교하게 쓰면 기혈의 순환이 좋아져 장부를 튼튼하게 만든다. 발을 써서 걷고 발바닥을 두들기고 문질러 주면 전신을 순환시키는 효과가 있다.

새끼손가락이 다른 손가락에 비해 매우 짧거나 구부러져 있는 등 이상이 있다면 상대적으로 심·소장의 기운이 약한 상태다. 엄지와 검지는 금기폐·대장와 관련 있다. 세 번째와 네 번째 손가락은 심포·삼초, 상화기와 연관된다. 해당 부위가 유독 짧거나 손톱이 부러지거나 마디에 이상이 있으면 그쪽의 균형이 깨져 있다는 것을 알 수 있다. 손톱과 발톱이 두껍거나 찌그러지고 줄이 가 있다면 목기가 약한 상태다. 무좀의 경우 목기와 수기가 모두 부족한 상태라고 할 수 있다. 조금만 걸어도 발이 퉁퉁 붓고 아픈 경우도 마찬가지다. 발가락이 튀어나오는 무지외반증은 발자체보다는 전체적인 자세의 문제로 체형 교정을 하면 좋아질 수 있다.

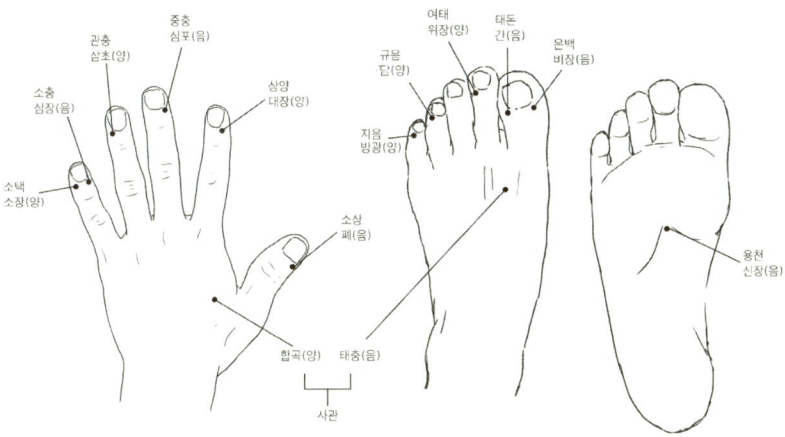

만져 보고, 눌러 보자

드러난 부분을 살펴보면 어느 정도는 진단이 가능하지만 눈으로 보는 것만으로는 부족하다. 얼굴을 보면 목기가 가장 약한 것처럼 보이는데 실제 몸 여기저기를 눌러 보면 간담보다 더 약한 곳이 있을 수 있다. 배는 장부들이 모여 있는 우리 몸의 뿌리다. 아래 그림을 참고하며 배의 여러 부위를 눌러 보면서 자신의 장부의 상태를 확인할 수 있다. 스스로 해

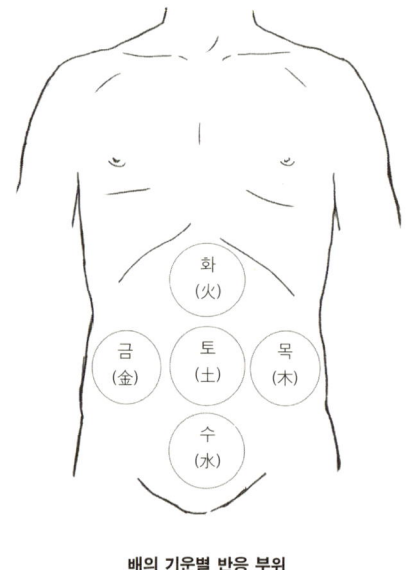

배의 기운별 반응 부위

도 되고 다른 사람과 함께 해도 좋다. 손을 모아 아래 그림에 표시된 부분을 무게를 실어 천천히 눌러 본다. 처음에는 부드럽게 마사지하다 지그시 눌러 본다. 딱딱하게 굳어 있거나 덩어리가 느껴진다면 그 부위를 담당하는 장부와 기운이 약한 것이다. 토기인 배를 중심으로 위쪽은 화기, 왼쪽은 목기, 오른쪽 금기, 아래쪽은 수기다. 평소 왼쪽 옆구리가 잘 당겼다면 간담이 약해 긴장된 기운이 지나치다고 할 수 있다. 배꼽 주위가 아프고 뭉쳐 있다면 위장이 약한 것을 짐작할 수 있다. 배꼽 위가 뭉쳐 있고 아프다면 심·소장이 약해 화병이 있을 수 있다. 수기인 아랫배가 아프거나 차거나 나와 있다면 신장·방광·자궁·생식기 쪽으로 순환이 잘 되지 않는 것을 알 수 있다. 내 몸을 기준으로 오른쪽은 폐·대장이 약할 때 반응을 보이는 곳이다. 시간을 두고 천천히 깊게 마사지를 하고 자극을 주다 보면 굳고 뭉쳐 있던 기운이 점차 풀리고 기혈 순환에 도움이 된다. 평소에도 배를 만지고 두드려 주면 좋다. 또한 배를 늘 따뜻하게 해서 뿌리를 튼튼하게 해 준다.

여러 주요 경락들이 만나는 혈 자리가 있다. 만난다 하여 합혈(合穴)이라고 한다. 여섯 가지 중요 혈 자리를 눌러 보고 몸의 상태를 진단해 보자.

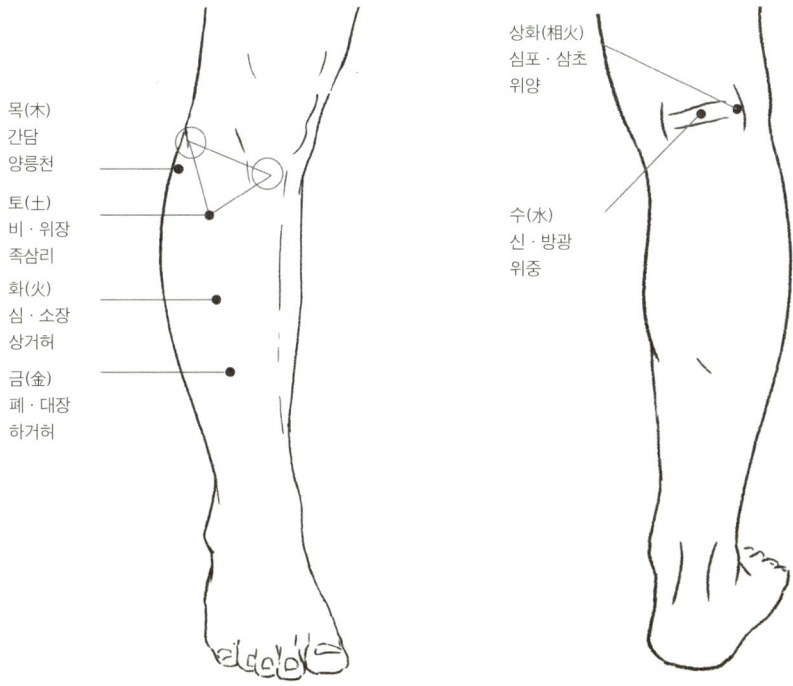

몸과 마음의 신호 확인하기

드러난 몸을 살펴보고 몸 여기저기를 눌러 보았으면 몸과 마음이 보내는 신호들을 살펴보자. 어떤 체질, 어떤 장부든 균형이 맞을 때는 밝고 긍정적인 기운이 나온다. 균형이 깨지면 부정적으로 바뀐다. 똑같은 사람이라 해도 건강할 때와 그렇지 않을 때는 전혀 다른 모습을 보이기도 한다. 건강할 때 나왔던 좋은 본성과 다양한 능력들이 건강이 깨지면 잘 나오지 않는다. 증상을 살펴보면 여러 군데 겹치기도 한다. 그럴 때는 가장 많은 항목이 해당되는 곳이 가장 약하다고 볼 수 있다.

목기(木氣) — 간 · 담낭

균형을 이룰 때 마음의 상태	균형이 깨졌을 때 마음의 상태
· 부드럽고 인자하다. · 융통성이 있고 꾀가 많다. · 희망적이다. · 계획을 잘 세운다. · 가르치기를 좋아한다. · 아이디어가 많다. · 문학적인 표현을 잘한다. · 아이같이 천진하다. · 주는 것을 좋아한다.	· 폭력적이고 소리를 잘 지른다. · 쉬지 못하고 계속 일한다. · 못마땅하고 거슬리는 것이 많아진다. · 성격이 급하고 서두른다. · 결과 위주, 성과 위주로 생각한다. · 융통성이 떨어진다. · 남을 약 올리고 비꼰다. · 변덕이 심하다.

균형이 깨졌을 때 몸의 상태
· 눈이 시리고 눈물이 난다. · 안구가 건조하다. · 가슴이 답답하고 한숨을 잘 쉰다. · 편두통이 있다. · 나도 모르게 욱하고 화가 난다. · 피부가 건조하고 가려움증이 있다. · 목이 잘 쉬고 가래가 낀다. · 구역질이 잘 나고 소화가 잘 안 된다. · 밥맛이 없다. · 옆구리가 잘 당긴다. · 목감기에 잘 걸린다. · 편도선에 이상이 있다. · 고관절이 안 좋다. · 발이 잘 피곤하다. · 불면증과 수면 장애가 있다. · 변이 가늘고 길며 푸르죽죽하고 쉰내가 난다.

화기(火氣)—심장·소장

균형을 이룰 때 마음의 상태	균형이 깨졌을 때 마음의 상태
· 밝고 화려하다. · 육감이 발달했고 예술적이다. · 표현력이 좋다. · 예의 바르다. · 희생정신이 강하고 용감하다. · 순발력과 암기력이 좋다. · 열정적이고 사랑이 넘친다. · 희망과 큰 포부를 갖는다. · 분위기를 화기애애하게 한다. · 매사에 적극적이고 추진력, 친화력이 좋다.	· 깜짝깜짝 놀란다. · 소심해지고 나서기 싫어한다. · 상대방이 먼저 이해해 주고 알아주기만을 바란다. · 말끝을 흐리고 부끄러워하고 눈을 잘 못 마주친다. · 사생결단하려고 한다. · 예의가 없어진다. · 지나치게 꾸미고 사치한다. · 야한 생각을 많이 한다.

균형이 깨졌을 때 몸의 상태

· 딸꾹질을 잘 한다.
· 눈에 다래끼가 잘 나거나 자주 충혈된다.
· 팔뚝이 굵거나 닭살이 있다.
· 조금만 걸어도 숨이 찬다.
· 새끼손가락에 이상이 있다.
· 얼굴이 붉은 편이고 특히 볼이 잘 빨개진다.
· 지나치게 웃음이 많거나 웃음이 없어진다.
· 광대뼈 주변에 기미·주근깨가 있다.
· 팔꿈치와 날갯죽지가 잘 아프다.
· 화병이 있다.
· 혓바늘이 잘 돋거나 혀가 갈리지는 등 혀에 이상이 있다.
· 땀 조절이 잘 안 된다.
· 얼굴만 잘 붓는다.
· 겨드랑이에서 냄새가 난다.
· 염소 똥 같이 똥글똥글 뭉치는 변을 본다.

토기(土氣) — 비장 · 위장

균형을 이룰 때 마음의 상태	균형이 깨졌을 때 마음의 상태
· 매사에 확실하고 분명하다. · 경제관념이 명확하다. · 복잡한 것을 싫어한다. · 실천력이 좋아 마음먹은 것을 바로 실천한다. · 약속을 잘 지키고 언행이 일치되어 남에게 믿음을 준다. · 분쟁을 싫어하고 주변을 두루 통합시킨다. · 남에게 시키기보다 직접 일하는 경향이 있다.	· 생각이 많고 공상 · 망상한다. · 실천력이 떨어진다. · 누워 있기 좋아 한다. · 게을러지고 일을 미룬다. · 의심을 많이 한다. · 약속 시간을 잘 못 지킨다. · 넘겨짚어 생각하고 미리 판단해 버린다. · 행동보다 말이 앞선다. · 반복해서 말하고 확인한다.

균형이 깨졌을 때 몸의 상태
· 식욕 조절이 안 되고 과식한다. · 앞이마, 앞머리가 차다. · 머리가 쏟아질 듯 아프다. · 무릎이 시큰거리고 앉았다 일어날 때 빨리 펴지 못한다. · 눈꺼풀이 떨리거나 손이 떨린다. · 얼굴색이 누렇게 뜨고 얼굴에 자주 기름이 낀다. · 물을 많이 마시고 찬물을 좋아한다. · 윗배가 나오고 몸 전반적으로 군살이 많다. · 유방에 이상이 생긴다. · 누렇고 푹 퍼지며 설사같이 둥둥 뜨는 변을 자주 본다. · 구린내가 난다.

금기(金氣) — 폐 · 대장

균형을 이룰 때 마음의 상태	균형이 깨졌을 때 마음의 상태
· 지도력이 있다. · 점잖고 인격적이다. · 의리가 있다. · 자존심이 강하고 승부욕이 있다. · 옳고 그른 것을 판단하는 능력이 뛰어나다. · 대의를 중시한다. · 마무리를 잘하고 계획대로 결과를 만들어 내는 힘이 있다.	· 매사에 의욕이 없고 공허함을 잘 느낀다. · 눈물이 많고 염세적이다. · 죽고 싶은 마음이 든다. · 남을 불쌍하게 여기고 동정심이 지나치다. · 일이 진척이 안 되고 마무리를 잘 하지 못한다. · 자신의 잘못에 너무 관대해지고 생활을 통제하기가 힘들다.

균형이 깨졌을 때 몸의 상태

· 머리가 맑지 않고 안개 낀 듯 멍하다.
· 설사를 보거나 변이 묽다. 설사 이후 탈수 증상이 나타나고, 힘이 빠진다.
· 콧물, 재채기가 잘 난다.
· 건조한 것을 싫어한다.
· 피부가 탄력이 없고 늘어져 있다.
· 얼굴이 허옇고 창백하다.
· 치질, 치루가 있다.
· 숨이 차다.
· 코가 잘 막히고 냄새를 잘 못 맡는다.
· 손목이 약하고 아귀힘이 없다.
· 허리 아래가 빠지듯 아프다.
· 등이 굽고 아랫배를 내미는 자세로 걷는다.

수기(水氣) — 신장 · 방광

균형을 이룰 때 마음의 상태	균형이 깨졌을 때 마음의 상태
· 인내력, 지구력이 좋다. · 음감, 리듬감이 좋다. · 수학적이고 과학적이다. · 유연한 사고를 잘 하고 응용력이 좋다. · 비밀이 많고 잘 지킨다. · 다른 사람의 이야기를 잘 듣고 수렴하고 융합하는 힘이 강하다. · 앞을 내다보며 깊이 사고한다. · 생각이 깊고 자기반성을 잘 한다.	· 지구력이 부족하다. · 금방 싫증을 내고 중간에 포기를 잘한다. · 핑계를 대고 다른 사람에게 책임을 전가한다. · 부정적이고 반대를 한다. · 경청하지 못한다. · 사고가 유연하지 않고 응용력이 떨어진다. · 무서움을 잘 탄다.

균형이 깨졌을 때 몸의 상태
· 뒷골이 당기고, 뒷목이 뻐근하다. · 눈알이 뻑뻑하고 빠질 것 같다. · 귀에서 소리가 나거나 가려움증, 중이염 등의 귀에 이상이 생긴다. · 청력이 떨어진다. · 얼굴에 윤기가 없고 거무튀튀하다. · 허리가 아프다. · 등이 결리고 피곤하다. · 발목을 잘 접질린다. · 몸이 잘 붓는다. · 소변을 자주 본다. · 늘 피곤하고 쉽게 지친다. · 하품을 잘 한다. · 추위를 많이 탄다. · 몸 곳곳에 염증이 많다. · 정수리가 아프고 골이 흔들린다. · 자궁, 생식기에 이상이 생긴다. · 굵고 검은 딱딱한 막대 같은 변으로 변 보기가 힘들다. · 썩은 내가 심하다. · 탈모가 생기고 머릿결이 좋지 않다.

상화기(相火氣) — 심포 · 삼초

균형을 이룰 때 마음의 상태	균형이 깨졌을 때 마음의 상태
· 모든 면에서 조절력이 좋다. · 임기응변에 능하다. · 변화에 잘 적응한다. · 차분하고 담담하다. · 체력이 좋고 다재다능하다. · 중재 능력이 좋다. · 문제 해결 능력이 뛰어나다. · 적응력, 순발력이 좋다.	· 불안하고 초조하다. · 신경이 예민하다. · 감정 기복이 심하다. · 우울증이 있고 사람 만나는 것이 싫어진다. · 일을 하기 전에 걱정부터 한다. · 자격지심이 있어서 아니꼽고 치사하게 생각하는 일이 많다. · 담담하게 받아들이지 못하고 작은 것도 확대 해석하는 경향이 있다.
균형이 깨졌을 때 몸의 상태	
· 어깨가 무겁고 결린다. · 미간이 찌푸려지고 무표정한 일이 잦다. · 환절기에 몸이 힘들고 감기나 몸살을 한다. · 틱 증상이 있다. · 손이 저리고, 손가락 마디가 굵어지거나, 허물이 벗겨지는 등 손에 이상이 생긴다. · 운동 신경, 특히 순발력이 떨어진다. · 꼬리뼈가 아프다. · 잘 체하고 명치끝이 답답하다. · 음식물을 잘 못 넘기고 사레에 잘 걸린다. · 목에 뭐가 걸린 것 같고 잔기침, 헛기침을 잘한다. · 변이 가늘고(실변), 찔끔찔끔 본다. 변을 다 보고도 개운치 않고 뒤가 묵직하다. · 눈썹 뼈가 아프고 눈썹 옆 관자놀이가 아프다. · 골치가 아프다. · 진저리가 쳐진다.	

스스로 진단해 보는 나의 체질

　체질은 이해하고 보완해서 균형을 맞추고 개성을 더 잘 살리기 위한 것이다. 무슨 체질로 규정하기보다 상대적으로 어떤 기운이 강하고 어떤 곳은 약한지를 봐서 균형을 찾을 수 있는 방향으로 살핀다. 얼굴형이나 몸을 봐도 특별히 두드러진 기운을 잘 느낄 수 없는 경우는 어떤 기운이 상대적으로 부족한지 보면 된다. 예를 들어 이마가 넓고 얼굴이 길고 갸름하다면 목기와 화기가 상대적으로 강하고 상대적으로 약한 기운은 토, 금, 수 기운이라고 할 수 있다. 목기, 화기는 봄, 여름 기운으로 부드럽고 상승하는 힘, 틀이 없고 발산하는 기운이다. 건강하다면 부드럽고 온화하면서 열정적인 면이 있고 담대하고 희생정신이 강한 본성이 나온다. 예술적이면서 몸이 빠르고 가벼우며 가르치는 것에 재능이 있다. 균형이 깨지면 변덕이 심해지고 폭력적으로 바뀌고 짜증을 잘 내고 남을 무시하고 가슴 아픈 말을 잘 한다. 목·화 기운이 강한 체질은 토·금·수 기운이 약하다. 긴장시키는 힘, 가라앉히는 힘은 약해서 시작은 잘 하지만 마무리가 잘 안 되거나 인내력, 지구력이 약할 수 있다. 비염 같은 염증이 잘 생기고 허리와 등이 약하고 위장이 안 좋거나 피부가 건조해질 수 있다. 그러다 보니 자연히 입맛으로 매콤한 것, 짭짤한 것을 좋아하게 된다. 하지만 목·화 기운이 강한 체질이라 해도 목·화 기운을 쓰는 일 **가르치고, 글을 쓰거나 기획하는 것, 근육을 쓰고 몸으로 표현하고 발산하는 일**을 지나치게 하면 매운맛보다 신맛과 쓴맛의 음식이 더 당길 수 있다. 중요한 것은 항상 현재의 자기 모습을 보는 것이다. 나고 자라 온 환경, 하는 일, 먹고 마시는 것에 영향을 받아 타고난 체질이 묻히거나 감춰져 있는 경우도 많다.

음양 체질—몸과 머리

머리가 큰 사람들은 상대적으로 양적인 기운이 강하다. 양의 기운이 강하다고 해서 몸이 뜨겁다는 것이 아니다. 기운이 머리로 쏠려 있어 열이 위로 뜨고 솟구치기 쉬워 몸은 상대적으로 냉해진다. 몸에 비해 머리 비율이 큰 한국인들이 구들방을 만들고 방을 따뜻하게 한 데는 이유가 있다. 아이를 낳고 산후 조리를 할 때도 산모들은 반드시 따뜻하게 하고 땀을 빼줘야 몸이 회복된다. 서양 사람들처럼 출산 후 샤워를 하고 아이스크림을 먹었다가는 몸에 바람이 들고 산후풍으로 평생을 고생할 수 있다. 동양인은 서양인과 비교해 볼 때 상대적으로 머리 비율이 크다. 기운이 머리로 많이 쏠려 사고가 깊고 원대해 정신문명이 발달했다. 물질적인 것 이면에 있는 보이지 않는 부분까지 살피고 입체적으로 사고한다. 서양인들은 머리가 작고 몸집이 크다. 물질을 들여다보고 법칙을 찾아내는 데 능해서 물질문명, 기계 문명을 발달시킬 수 있었다. 동양인은 우주선을 타고 가 보지 않고도 천문 지리의 이치를 꿰뚫고 있었고 사람이 태어난 연월일시의 사주를 살펴 기운을 보고 미래를 예측하기도 했다. 시체를 해부하지 않고도 장부의 균형 관계를 알고 경락의 흐름을 이해했다. 그러나 세계화라는 이름으로 급격히 서구화하기 시작한 동양인들은 어느새 미의 기준마저 서양 기준을 따르게 되었다. 큰 키와 작은 머리를 부러워하고 얼굴을 축소하고 조금이라도 머리 크기를 줄여 보려고 하는 씁쓸한 일이 생기는 것이다. 음 체질들은 물질을 만드는 경향이 커서 살이 찌면 심하게 비만이 되기도 한다. 서구인들이 살찐 모습을 보면 알 수 있다. 양 체질들은 상대적으로 정신 활동을 많이 하다 보니 물질을 에너지로 만드는 일이 많아 살이 쪄도 음 체질들처럼 심하게 찌지 않는다.

음양 체질로 서양인과 비교해 볼 때 동양인들이 그렇다는 것이지 절대적인 것은 아니다. 한국인들이라고 해서 모두 양 체질은 아니다. 머리가 발달한 사람이 있고 몸이 더 발달한 사람이 있다. 양 체질과 음 체질 중에서도 양인은 이마와 이목구비의 관계를 살펴 양명, 태양, 소양으로 나눌 수 있고 음인은 사지와 몸통의 관계를 보고 궐음, 태음, 소음으로 세분화하기도 한다.

오행 체질——장부의 균형 관계

얼굴 형상

앞머리를 걷어 귀와 이마가 다 보이도록 하고 머리카락이 난 부분을 경계로 전체를 살핀다. 이마와 턱의 비율, 광대뼈, 이목구비를 살펴본다. 전체적으로 어떤 느낌인지 먼저 살펴보고 얼굴형을 본다. 특정한 한두 가지 기운만 나오는 경우는 거의 없고 두세 가지가 비슷하게 섞여 있다.

목화기형: 얼굴이 길고 갸름한 편, 이마가 넓고 턱이 좁다. 부드러우면서 화려한 느낌을 준다. 토·금·수기는 상대적으로 약하다.

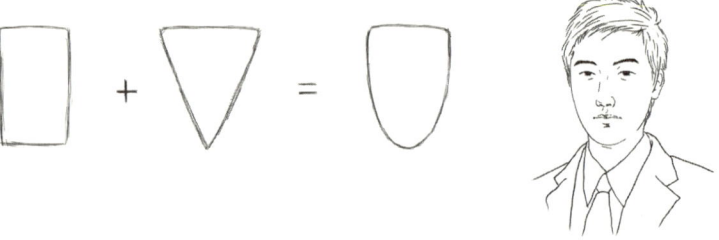

목화기형

화토기형: 얼굴이 동그랗게 갸름한 편, 이마가 넓고 턱이 좁다. 발랄하고 확실한 느낌이다. 금·수·목 기운이 상대적으로 약하다.

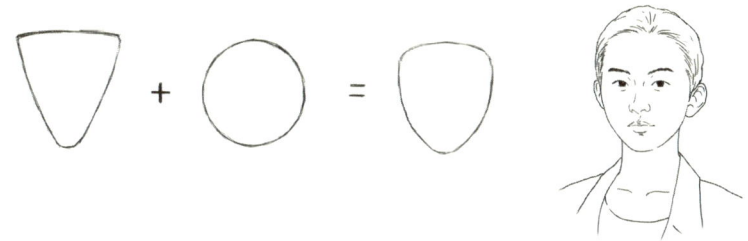

화토기형

토금기형: 얼굴이 동그라면서 각이 져 있다. 동글납작한 편, 책임감이 강하고 성실함이 느껴진다. 수·목·화기가 상대적으로 약하다.

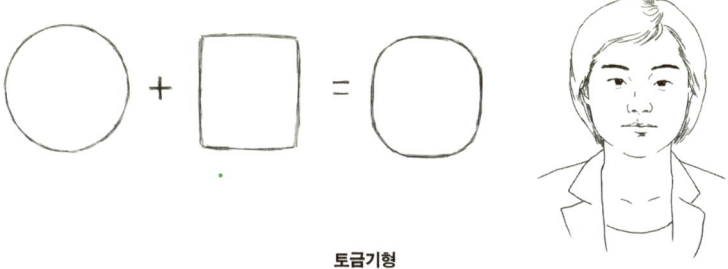

토금기형

금수기형: 이마에 비해 턱이 넓고 각져 있다. 이목구비가 뚜렷한 편, 근엄하고 점잖은 느낌이다. 목·화·토기가 상대적으로 약하다.

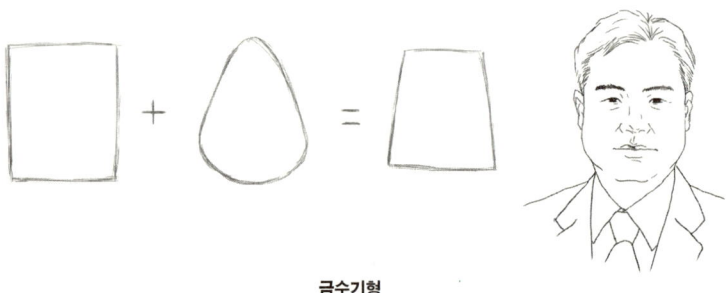

금수기형

수목기형: 얼굴이 긴 편이고 이마보다 턱이 넓다. 유하면서 생각이 깊어 보이는 느낌을 준다. 화·토·금기가 상대적으로 약하다.

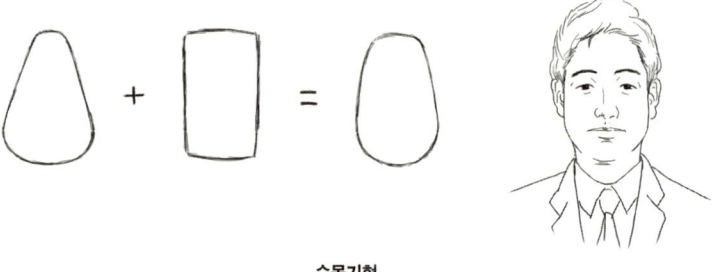

수목기형

상화기형: 상화기는 특정한 체질이라기보다는 각각의 체질에서 더 발달한 사람, 그렇지 않은 사람으로 나눠 볼 수 있다. 미릉골이 발달했고 눈썹이 진하다. 눈빛에 생기가 있다.

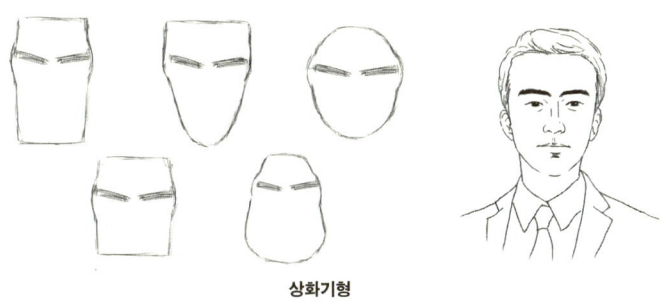

상화기형

몸 형상

장부가 위치해 있는 몸통을 위주로 살펴본다.

앞부분

배를 볼 경우는 명치에서 배꼽까지와 배꼽에서 치골까지의 비율을 살펴본다.

배꼽 부근에 위장이 위치해 있어서 명치에서 배꼽까지가 긴 사람은 토기 [비·위장]가 발달했고 배꼽 아래가 긴 사람은 수기 [신장·방광, 자궁·생식기]가 발달한 사람이다.

뒷부분

등판을 보면 잘 드러난다. 어깨부터 엉덩이 모양까지 살펴보는데 등판 모양도 사람마다 아주 다르다. 옷을 벗고 살펴보거나 몸 윤곽이 잘 드러나는 옷을 입고 보면 알 수 있다. 전체적인 느낌은 얼굴 형상을 보는 법을 응용하면 된다.

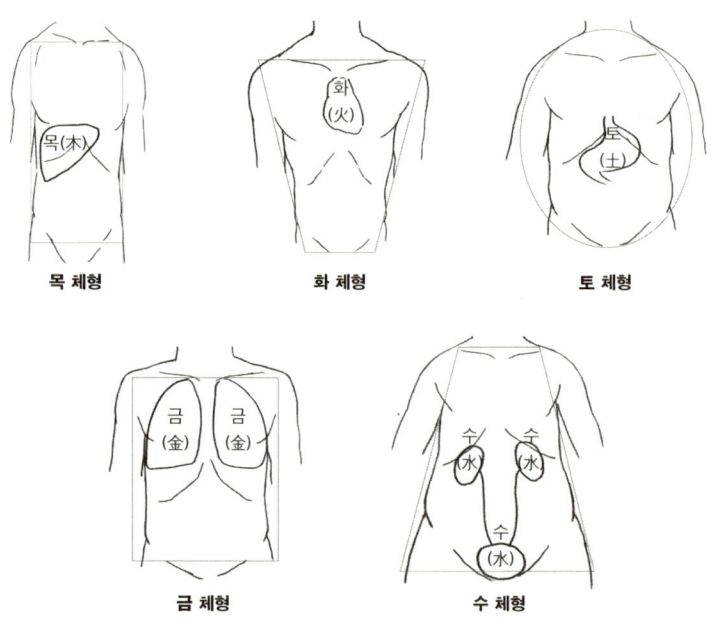

2장

건강 자립 실전

　건강은 어느 한두 가지 이유만으로 나빠지거나 좋아지거나 하지 않는다. 타고난 건강 상태, 체질, 잘못된 습관이 반복되는 것처럼 개인적인 이유도 있고 환경, 스트레스, 시대 상황처럼 사회적인 이유도 있다. 무슨 병에는 뭐가 좋다는 식으로 병명과 치료법을 기계적으로 대응하는 것은 실제 그다지 도움이 되지 않는다. 현실에서는 한 가지 증상이나 병만 갖고 있는 사람보다는 여러 가지 문제가 섞여 있는 경우가 더 많고, 같은 병명이라고 해도 사람마다 원인이 달라서 같은 방법을 쓸 수도 없다. 병명이 여러 가지라고 해서 걱정할 것도 아니고 병명으로 진단받지 않았다고 안도할 일도 아니다. 몸의 뿌리인 장부의 균형이 어떻게 깨졌는지를 알고 바로잡는 것이 더 중요하다. 생소한 병명이라고 해도 두려워할 일이 아니다. 병보다 사람을 살피고 그 사람을 둘러싼 삶을 보면 원인과 답을 찾을 수 있다.

　병이 나면 대개는 약이나 수술, 침·뜸을 먼저 찾는다. 하지만 약이나 침·뜸보다 음식과 운동 같은 섭생이 먼저다. 희귀하고 값비싼 약보다 매일 먹는 주식인 곡식을 잘 챙기는 것이 먼저이고 입맛대로 먹고, 걷고, 몸을 놀리고, 배를 따뜻하게 하는 일상적인 방법이 더 중요하다. 영양하고 운동하고 체온 조절도 해 주었는데 부족하다면 그때 약이나 침·뜸을 시도해 봐도 늦지 않다. 너무나 단순한 방법이라 가치를 몰랐던 그런 일상이 쌓여서 병도 되고 건강도 된다. 예로부터 만병의 근원이 장부의 음양(陰陽), 허실(虛實), 한열(寒熱)의 조절에 있다고 했다. 병명이 무엇이든 뿌리를 다스려 놓으면 병은 저절로 없어진다. 병명이나 증상 치료에 매달리지 말고 전체를 살피는 쪽으로 관점을 이동해야 한다. 서로 무관해 보였던 증상들이 결국 정신과 육체의 불균형음양과 장부의 불균형오행처럼 하나로 꿰진다.

　자주 접하는 사례를 문답으로 구성해 보았다. 구체적인 음식과 운동법은 앞장에서 다뤘으니 참고하면 된다. 원리를 파악해서 각자 자기에게 맞는 방법을 찾아 응용하면 좋겠다. 잘못된 습관을 억지로 버리려고 하지 말자. 좋은 습관을 만들다 보면 나쁜 습관은 차츰 없어진다. 자연 치유력은 누구나 타고난 힘이다. 내 안에 있는 놀라운 능력이 발현될 수 있도록 길을 터주고 기다린다면 생명은 스스로를 살려낸다.

Q. 고혈압인데 짜게 먹어도 괜찮을까?

괜찮을 수도 있고 그렇지 않을 수도 있다. 어떤 원인으로 고혈압이 되었는지에 따라 다르기 때문이다. 짜게 먹어야 고혈압 증상이 없어지는 경우도 실제로는 많다. 심장이 약해도 혈압이 높아질 수 있고 신장이 약해도 고혈압이 생길 수 있다. 조절력이 떨어져서 불안증이 심해져도 고혈압처럼 보이기도 한다. 심장이 약해서 생긴 고혈압이라면 지나치게 짜게 먹으면 수극화(水克火)가 심해져 혈압이 더 높아질 수 있다. 또 간담이 약한 사람들은 긴장감이 심해져서 근육과 살이 달라붙어 있고 혈관도 가늘어져 있는 상태인데 이때 소금만 과하게 들어간다면 혈압이 더 높아지기도 한다. 하지만 황인종인 우리나라 사람들은 심장의 문제보다는 신장이 약해서 생기는 고혈압이 더 많기 때문에 짜게 먹는 것이 도움이 된다. 혈압 수치에 매달리기보다는 원인이 무엇인지 잘 살피는 것이 먼저다.

혈압은 혈관을 지나는 혈액의 압력이다. 그렇다면 어떤 경우에 혈압이 높아질까? 심장과 혈관, 신장의 순환 관계를 보면 펌프질하는 심장, 피를 실어 나르는 혈관, 피를 맑게 걸러 주는 필터인 콩팥, 모두가 혈압에 영향을 미친다. 펌프에 해당하는 심장에 이상이 있거나, 몸이 차고 긴장되어 혈관이 수축되어 있는 경우, 혹은 혈관을 흐르는 내용물인 혈액 자체가 탁해져 있을 가능성이 있다. 근본적인 문제를 해결하지 않고 혈압 약을 쓰기 시작한다면 일시적으로 혈압은 떨어질지 모르지만 시간이 지날수록 건강이 나빠지면서 우려하던 합병증이 나타날 수도 있다.

사람마다 혈압은 다를 수밖에 없다. 정상 혈압을 얼마로 정하느냐에 따라 더 많은 사람들이 고혈압 환자가 되기도 하고 정상이 되기도 한다. 더 많은 사람이 고혈압 환자가 되어 약을 먹게 될 수도 있다는 것이다. 정상 혈압 수치를 맞추기 위해서 억지로 혈관을 확장시키는 강압제를 써야 하는지는 함께 생각해 볼 필요가 있다.

심장이 약해서 오는 고혈압은 신장이 약해서 생기는 고혈압과는 증상이 완전히 다르다. 체질적으로 심장이 약한 백인^{금기(金氣)가 강하다}들에게 많이 나타나는 증상으로 숨이 차고 얼굴이 벌게지고 깜짝깜짝 놀라고 심장마비 증상이 오는 고혈압이다. 할리우드 영화에서 흔히 보이는 장면으로 숨이 안 쉬어져 헉헉거리며 가슴을 부여잡고 쓰러지면서 알약을 찾는다. 약을 먹고 가쁜 숨이 잦아지고 다시 편안해진다. 심장이 약해지면 뿜어내는 역할이 잘 안 되서 압이 높아진다. 산소가 들어가야 심장에 열이 생기고 불이 붙는데 잘 타지 않으니까 억지로 펌프질을 하다 보니 숨이 찬다. 숨만 쉬면 심장은 계속 뛸 수 있다. 심장이 약해지면 숨이 차고 깜짝깜짝 놀란다. 산소 공급을 제대로 해 주기 위해 숨이 가빠지는 것이다.

반면에 우리나라 사람들의 고혈압은 뒤에서부터 열이 뻗쳐 올라오는 고혈압이다. 일일 드라마에 단골 메뉴처럼 등장하는 장면 중 하나가 부모가 반대하는 결혼을 하겠다고 선언하는 순간, 어머니가 충격을 받고 뒷목 잡고 쓰러지는 광경이다. 우리나라 사람들의 고혈압은 뒷골이 당기고 눈알이 잡아당겨지며 성질을 내다가 뒷목을 잡고 넘어가는 고혈압이 많다. 실제 자신이 고혈압이 아닐까 의심하는 사람들의 가장 흔한 증상이 바로 뒷목이 뻐근하고 뒷골이 당긴다는 것이기도 하다.

인체의 뒤쪽은 족태양 방광 경락으로 뒤덮여 있다. 신장·방광이 약해지면 뒤쪽으로 오는 증상이 많고 피가 탁하니 머리로 가는 혈관의 압이 높아질 수밖에 없다. 호스에 맑은 물이 아니라 탁한 물이 지나간다면 그 흐름이 원활하지 않아 압이 높아진다. 콩팥이 피를 잘 걸렀다면 산소가 충분한 맑은 피가 올라가겠지만 그러지 못할 경우는 피가 탁해진다. 피가 깨끗하면 순환도 잘 되고 열 조절도 잘 돼서 심장의 열이 아래로 내려올 수 있다. 반면 피가 탁해지면 염증이 많이 생기므로 피를 빨리 보내서 염증을 해결하려고 한다. 심장이 빨리 뛰면 열이 만들어지고 그렇게 만들어진 열은 위쪽으로 뜨게 된다.

자신이 어떤 고혈압인지는 안색부터 증상, 아픈 부위 등을 스스로 살펴보면 알 수 있다. 혈압 수치를 떨어뜨리는 것보다 중요한 것은 불균형한 몸 상태를 바로잡는 길이다. 심장이 약한 고혈압이면 쓴맛 나는 것을 좋아할 가능성이 크다. 신장이 약해서 피가 탁해졌다면 밀어내고 짜내는 짭짤한 맛이 당긴다. 염분이 들어가야 콩팥이 짜내는 역할을 잘 해서 피를 깨끗하게 걸러내게 된다. 혈액이 깨끗해지면 자연스럽게 혈압도 조절된다.

신장이 약해서 오는 고혈압 토극수(土克水)

개인택시 운전을 하는 50대 중반 박영길 씨의 안색은 검고 윤기가 없는 편이다. 고혈압 약을 6년째 복용 중이다. 늘 뒷골이 당기고 뒷목이 뻣뻣하고 눈이 자주 뻑뻑한 느낌이 있었다.

소변을 제때 볼 수 없어 방광염, 신우염도 앓았고 앉아 있다 보니 허리도 안 좋았다. 고지혈증도 있고 콜레스테롤 수치도 높은 편이었다. 식사도 일정치 않아 만성 위염도 있었다. 체력이 많이 약해져 쉽게 피곤하며 소화도 안 되고 수시로 하품을 했고 한번 졸리면 정신을 차릴 수 없을 만큼 졸음이 쏟아지는데 정작 자려고 누우면 잠이 오지 않았다고 했다. 형제 중에 고혈압으로 진단받고 약을 계속 복용했지만 뇌출혈까지 생긴 사람이 있어서 혈압이 늘 신경이 쓰였고 수시로 혈압을 재고 있었다.

신장이 약해서 피를 깨끗하게 거르는 기능이 떨어져 혈액이 탁해지면서 피의 압력이 높아진 경우다. 고무호스에 맑은 물이 지나갈 때와 흙탕물이 지나갈 때의 느낌을 상상해 보면 알 수 있다. 혈압 수치보다 더 중요한 것은 신장이 약해져 있다는 사실을 눈치채고 균형을 잡는 것이다. 눈뿌리부터 시작하는 방광 경락이 굳어 등, 허리, 종아리, 오금, 발바닥 등이 모두 당길 수 있다. 신장과 방광은 음양으로 짝을 이루고 수 기운을 저장하는 저장고다. 노폐물을 잘 짜내고 저장할 수 있도록 짜내는 기운을 담은 맛인 짠맛이 필요하다. 음식도 간간하게 먹고 좋은 소금을 따로 챙겨 먹었다. 시간 없어서 운동을 못한다고 생각했는데 점심 식사 후처럼 틈이 날 때마다 차에서 내려 허리 운동, 목 운동, 기지개 같은 체조들을 꼭 해 주었다. 처음에는 수치가 더 오르는 듯해서 불안하기도 했지만 혈관이 깨끗해지는 과정으로 여기고 지켜보기로 했다. 전반적으로 가벼워진 몸 느낌을 믿고 따르면서 서서히 혈압도 안정적으로 나왔다. 6개월 쯤 뒤에는 혈압계는 아예 잊고 살 만큼 건강을 찾았다.

특징

열이 뒤에서 앞으로 올라온다. 뒷목, 뒷골 당김, 허리와 등이 아프다. 눈이 뻐근하고 침침하다. 얼굴이 거무튀튀하고 윤기가 없다. 몸이 잘 붓고 쉽게 피곤을 느낀다. 소변을 자주 본다. 귓속이 가렵거나 중이염, 이명 등의 귀의 이상이 나타난다. 염증이 잘 생긴다. 탈모 증상이 있다. 몸이 저리다.

영양

짠맛, 신맛, 고소한 맛으로 영양한다. 주식은 육기 잡곡에 수기^{검은콩}와 목기^{팥,보리,밀}를 더해서 먹는다. 그 외 김, 미역, 다시마, 멸치, 젓갈, 장조림, 장아찌, 된장찌개, 돼지고기 등으로 영양한다^{자세한 내용은 제2부 음식 분류를 참고한다}.

운동

허리 운동, 발목 운동, 등 스트레칭 등 신장·방광을 튼튼하게 하는 운동

기타

허리와 뒷목에 온찜질을 해 준다.

심장이 약해서 오는 고혈압 ^{수극화(水克火)}

심장이 약해서 생기는 고혈압은 한국인에게는 그리 많지 않다. 이런 증상은 체질적으로 금 기운과 수 기운이 강하고 상대적으로 화 기운이 약한 백인들에게 흔하게 나타난다. 심장이 약해서 생기는 고혈압은 얼굴이 붉고 숨이 차다는 특징이 있다. 얼굴, 특히 볼 부위가 늘 붉은 기운이 있다. 땀 조절이 안 되고 잘 놀라기도 한다. 어깨나 상체가 굳어 있고 명치 부분에 답답한 증상을 자주 느낀다.

40대 중반의 법조인 권종우 씨는 건강 검진을 받으면 항상 고혈압이라는 진단을 받고 약 복용을 해야 할지 고민 중이었다. 고혈압 약은 치료제가 아니므로 한 번 먹으면 평생 먹어야 한다고 하니 밥도 아닌 약을 그렇게 죽을 때까지 먹어도 되는 것인지, 부작용으로 다른 병이 생기지 않을지 걱정이라고 했다. 평소에 땀을 많이 흘리고 숨이 찬 증상이 있다. 긴장하면 말을 더듬는 버릇이 있었고 얼굴이 늘 붉은 편이었다. 병원에서는 술을 끊으라고 했지만 주량이 워낙 센 편이라 자신에게는 술이 크게 문제가 되지 않는다고 생각하고 있었다. 함께 마시는 술자리뿐 아니라 혼자도 즐겨 마시며 식사 때 반주를 할 만큼 좋아하는 편이었다.

권종우 씨는 얼굴이 각이 지고 턱이 발달했고 이마가 좁은 편으로 체질적으로도 심장이 약한 데다 직업 또한 매사 논리적이어야 하는 일이라 자신을 드러내고 발산하는 기운인 화 기운(심장)의 힘이 눌릴 수밖에 없는 상황이었다. 그러다 보니 자연스럽게 술이 당겼던 것이다. 술은 기름을 붓는 것처럼 심장을 자극해서 빨리 몸을 데우지만 빨리 식힌다는 단점이 있다. 혈압 수치가 문제가 아니라 심장이 약해서 펌프질이 잘 안되고 열이 쉽게 만들어지지 않는다는 것이 더 큰 문제라고 할 수 있다. 술을 억지로 줄이려고 할 것이 아니라 심장을 튼튼하게 해놓으면 자연스럽게 술이 덜 당긴다. 분위기가 좋아서 한두 잔 하는 것쯤은 몰라도 혼자서 많은 양을 마시는 일은 없게 된다.

곡식으로는 수수를 꾸준히 생식으로 먹었고 반찬으로는 평소 좋아하는 고들빼기, 상추, 도라지처럼 쓴맛이 나는 것들을 더 챙겨 먹었다. 걷기 운동을 하고 특히 팔 굽혀 펴기, 날갯죽지 운동처럼 심장 경락을 자극할 수 있는 운동들을 틈나는 대로 했다. 언젠가는 꼭 배워 보고 싶었던 악기도 용기를 내서 시작했고, 스트레스가 쌓일 때면 노래방에 가서 실컷 노래도 불렀다. 영양하고 운동했던 것도 도움이 되었지만 취미 활동에 재미를 붙이면서 술 마시는 횟수도 줄고 땀이 나고 숨이 차는 증상도 많이 좋아질 수 있었다.

이런 유형의 고혈압은 얼굴이 벌게지고 열이 얼굴로 오르며 가슴이 답답한 증상, 즉 심장이 약해서 오는 신호들이 주를 이룬다. 혈압 수치 자체보다 심장을 튼튼히 하는 것에 초점을 맞춰 뿌리를 튼튼히 해놓으면 혈압은 저절로 조절이 된다.

특징

열이 앞에서 뒤로, 가슴에서 얼굴로 올라온다. 얼굴이 벌겋다. 가슴이 답답하고 숨이 차다. 땀 조절이 안 된다. 새끼손가락과 어깨가 저리다. 말을 더듬기도 한다. 각진 얼굴금 기운(金氣運)이 강한 체질이나 이마가 좁고 턱이 넓은 얼굴수기(水氣)가 강한 체질인 사람들 중에 생길 가능성이 많다. 평소 술을 좋아하고 즐기기도 한다.

영양

쓴맛, 쌉쌀한 맛, 불 내 나는 맛, 단맛으로 영양한다. 주식은 육기 잡곡에 화기수수와 토기찹쌀, 기장를 더해서 먹는다. 고들빼기, 치커리, 상추, 더덕, 도라지, 숭늉, 미나리 등으로 부족한 맛을 보강한다.

운동

어깨 운동, 날갯죽지 운동, 팔 굽혀 펴기, 그 외 발산하는 기운의 춤이나 노래, 타악기 연주처럼 심장을 튼튼하게 하는 운동

심포·삼초가 약해서 오는 고혈압 상화기(相火氣) 부족

혈압 수치 자체가 들쭉날쭉하다. 매사에 불안 초조한 증상이 많아서 혈압계만 대면 일시적으로 혈압이 더 높아지는 것이 특징이다. 병원에서 잰 혈압과 집에서 잰 혈압이 차이가 많이 나기도 한다. 손이 저리거나 어깨가 무겁고 아프다. 골치가 아픈 두통이 있다. 입맛이 없고 매사에 의욕이 없다. 조절력이 떨어져 있으므로 전반적인 힘을 기르고 생명력을 강화하는 것이 필요하다.

특징

혈압 수치에 변화가 많다. 불안하고 초조하다. 한열왕래가 있다. 잔기침을 한다. 감정의 기복이 심하고 의욕이 없고 우울하다.

영양

떫은맛, 담백한 맛, 아린 맛, 생 내 나는 맛으로 영양한다. 주식은 육기 잡곡에 상화기 옥수수, 녹두, 조를 더해서 먹는다. 콩나물, 숙주나물, 감자, 북어, 고사리, 우엉, 양배추, 오리고기 등으로 부족한 맛을 보강한다.

운동

어깨 운동, 손 운동, 두드리거나 터는 등의 전신 운동

Q. 당뇨로 진단받고 식이 요법, 운동을 열심히 하고 있는데도 혈당 조절이 안 된다. 운동을 하고 혈당이 더 높아질 때도 있다. 어떻게 하면 혈당을 조절할 수 있는지?

비·위장이 약해서 오는 당뇨목극토(木克土), 달게 먹으며 운동해야 좋아진다

소변으로 당이 빠져나오는, 말 그대로 '당뇨'다. 몸을 안 쓰면 당분이 쌓인다. 당이 혈관에 녹아 있다가 과도하게 양이 많아지면 밖으로 배출된다. 이때 인슐린을 주입해서 억지로 당을 분해하면 내 몸의 입장에서는 인슐린을 분비하는 췌장의 기능이 더 떨어질 수밖에 없다. 소변으로 당이 빠져나오고 소변에 거품이 생기고 심하면 끈적하게 늘어나기도 한다. 살을 누르면 꺼지고 다시 잘 올라오지 않는다. 군살이 많아지고 게을러지고 의욕이 떨어지고 생각도 많고 무릎에 힘이 빠져서 만사가 귀찮아지는 증상이 올 수 있다. 운동하기 싫어한다. 이런 경우는 운동을 하면 효과가 있다. 하지만 단맛을 보충하지 않고 운동만 하면 기운이 없고 오히려 저혈당 증상이 올 수도 있다. 비·위장이 약해지면 단맛이 자연스럽게 당긴다. 쓰러지면 비상용으로 먹을 것이 아니라 평소에 단것을 마음껏 먹으면서 운동해야 한다.

오 남매를 둔 60대의 전순옥 씨는 15년째 당뇨로 약을 먹고 있었고 관절염이 와서 무릎 연골 수술을 할지 고민 중인 상태였다. 155센티미터 정도의 키에 몸무게는 80킬로그램 이상으로 운동하기가 힘들다는 것이었다. 자식들의 성화에 저염식에 무가당으로 살다 보니 사는 낙이 없다고 했다. 집에서 항상 누워 있고 했던 말을 계속 반복하는 습관과 함께 공상·망상이 많은 등 전형적으로 비·위장이 약한 증상들이 나오고 있었다. 이런 상태라면 단것이 당겼을 것이라고 하자 얼굴이 환해지면서 말하기를 주변에서 단것을 못 먹게 했지만 자식들이 출근하고 난 뒤 숨겨 두었다가 몰래 사탕이며 엿 같은 단것들을 먹었다는 것이다. 그렇게라도 먹고 나면 어지러운 것도 덜하고 기운이 좀 났다고 했다. 자연의 원리를 공부하고는 옛 어른들 말씀과 똑같다면서 맞장구를 치고 공감했다. 자식들에게도 어머니의 현재 상태, 게을러지고 운동을 안 하는 것이 성격 때문이 아니라 그쪽으로 힘이 없어서라는 것을 설명하고 입맛대로 드실 수 있도록 도와 달라고 이야기했다. 음식도 본인 입맛에 맞게 간을 했고 단것이 당길 때면 설탕물을 끓여 먹기도 했다. 내심 단것을 많이 먹었으니 다음 날 소변에 거품이 많이 나올 거라고 걱정을 했지만 막상 소변이 깨끗한 것을 보고 확신을 하게 되었다. 그 후 힘이 나자 걷기도 하고 움직이는 것도 늘었고 집안일도 활기차게 할 수 있었다. 따뜻한 물을 마시면서는 물도 덜 당겼고 음식도 입맛대로 먹으니 오히려 소식을 할 수 있었다. 그전에는 많이 먹고도 무언가 허전했는데 입맛을 살려 먹고부터는 그런 증상이 없어졌다. 꾸준히 섭생하고 운동을 한 결과 혈당 조절이 잘 되었고 무릎도 많이 좋아졌다.

특징

소변에 거품이 많다. 대체로 살이 쪘다. 식욕 조절이 잘 안 된다. 무릎이 안 좋다.

영양

단맛토기 보강, 매운맛금극목(金克木)시킨다

운동

무릎 운동, 복부 운동, 절 수련

신장·방광이 약해서 오는 당뇨^{토극수(土克水)}에 격한 운동은 독이다

운동을 열심히 하는데도 혈당이 떨어지지 않는 사람들이 있다. 이런 경우는 췌장에서 인슐린 분비가 안 되서 당 조절이 안 되는 것과 달리 콩팥에서 피를 잘 거르지 못해서 혈당이 높아지는 것이다. 피를 뽑아 검사하는 '혈당'이 높은 것이지 오줌으로 당이 빠져나오는 당뇨와는 좀 다르다. 이 경우는 헬스, 달리기, 빨리 걷기처럼 숨차는 운동을 하면 혈당 조절이 더 안 된다. 천천히 걷기, 등과 허리를 펴고 허리를 밀면서 걷는 운동이 좋다. 등산도 천천히 올라 서서히 열이 나고 땀이 나게 해 준다. 허리를 돌려서 뒤쪽 콩팥 부위를 자극한다. 잘 때는 등과 허리를 따뜻하게 해 준다. 신장이 약해져 제 역할을 못해서 생기는 증상이므로 신장이 일을 할 수 있도록 깨끗한 소금을 먹는 것이 좋다. 콩팥이 불필요한 것을 빼내는 필터 역할을 잘 할 수 있도록 신장을 튼튼하게 해야 근본적으로 치료가 된다. 단단하게 막히는 변비 증상이 있거나 소변이 탁하고 냄새도 심하며 단백뇨 증상이 있을 수 있다. 허리도 약하고 몸이 전반적으로 잘 붓고 배에 가스가 차는 등 신장이 약한 증상들이 주로 나온다.

영화 관련 일을 하는 30대의 정성호 씨는 몸이 너무 피곤하고 잠을 자도 피로가 회복이 되지 않아 병원에 갔다가 선천적으로 인슐린이 분비되지 않는 1형 당뇨로 진단받았다. 2년간 매일 자신의 몸에 주삿바늘을 꽂아 인슐린을 주입했고 하루에도 몇 번씩 혈당을 체크하고 있었다. 주사를 꽂는 것도 일이었지만 평생 이렇게 살아야 한다는 것이 더 절망적이었다고 했다. 자연 치유할 수 있는 방법을 찾다가 인연이 닿아 자연 섭생법을 알게 되었다. 원리를 배우고는 자신이 신장이 약해서 생기는 당뇨 같다고 스스로 진단했다. 피부도 윤기가 없이 검고, 항상 뒷목이 아프고 뒷골이 뻐근하고 눈이 뻑뻑한 증상이 있고 소변을 자주 보며 허리가 약하고 쉽게 지치고 피곤한 것, 머리숱은 적어지고 뾰루지가 잘 나고 여기저기 염증이 잘 생기는 증상, 지구력이 몹시 약한 점 등이 자신의 증상과 같다는 것이다.

당 조절이 되지 않는 근본 원인인 신장을 튼튼히 하기로 했다. 병원 진단 이후 무염식에 가깝게 먹으려고 애쓰고 있었는데 입맛대로 음식을 짭짤하게 해서 먹고 좋은 소금을 구해 하루 서너 번씩 따로 챙겨 먹었다. 육기 잡곡에 검은콩을 더 많이 넣어 주식으로 먹었다. 러닝 머신에서 뛰는 대신에 틈나는 대로 천천히 걷고 등 쪽으로 힘을 만들 수 있도록 허리 운동을 하고 등 스트레칭 같은 동작들도 꾸준히 했다. 인슐린 주사도 양을 조금씩 줄여갔는데 양을 반 이상으로 줄여도 혈당 조절이 잘 되었다. 한 달 지난 어느 날, 주사기와 약을 집에 두고 출근을 하는 바람에 주사를 할 수가 없었다. 반신반의하며 혈당을 재어 봤는데 예상 외로 정상으로 나왔다. 우연일까 싶어 그다음 날도 주사를 하지 않았는데 혈당은 정상으로 나왔고 일주일, 보름, 한 달이 지나도 혈당은 잘 조절되었다. 그 후 약을 완전히 끊고 당뇨보다는 건강을 챙기기로 했다. 꾸준한 섭생과 걷기로 체력도 많이 좋아지고 머리도 맑아졌다. 소변을 자주 보던 것과 허리 통증 같은 다른 증상들도 자연스럽게 사라졌다. 5년이 지난 지금까지도 약에 의지하지 않고 건강하게 활동하고 있다. 건강 자립을 했다는 자신감은 생활 전반에 변화를 가져왔다. 아이들이 아플 때면 무조건 병원부터 가는 것이 아니라 아픈 아이들을 먼저 살펴보게 되었다. 왜 그런지 원인부터 찾고 필요한 것을 먹이고 몸도 주물러 주고 배도 따뜻하게 해 주는 등 자연 치유할 수 있도록 하면서 병원에 의지하지 않고 건강하게 삼 남매를 키우고 있다.

특징

소변이 탁하다. 대체로 마른 편이다. 뒷목이 뻐근하고, 허리가 약하다. 피곤하고 지구력이 떨어진다. 운동해도 혈당 조절이 잘 안 된다.

영양

짭짤한 맛 수기 보강, 신맛 목극토(木克土)한다

운동

허리 운동, 발목 운동, 등 운동

심포 · 삼초 당뇨 상화기(相火氣) 부족

생명력이 저하되어 조절력이 약해지면서 생기는 당뇨로 당 조절이 잘 되지 않는다. 한열왕래, 감정 기복이 심하다. 혈당이 들쭉날쭉 편차가 심하다. 전반적인 조절력이 떨어지다 보니 당 조절도 잘 안 된다. 불안하고 초조하며 신경이 예민하다. 목에 뭐가 걸린 것 같고 잔기침이 나기도 하고 손이 저린 증상이 있을 수도 있다. 누에, 알로에 등의 건강 보조 식품을 먹고 효과를 봤다는 경우가 여기에 해당한다. 건강 보조 식품의 맛들이 대체로 떫고 담백한 것들이 많아서 심포 · 삼초가 약한 경우에 도움이 된다.

특징

당 조절이 잘 안 된다. 불안하고 초조해한다. 한열왕래, 어깨나 손 저림 증상이 있다.

영양

떫은맛, 담백한 맛, 생 내 나는 맛

운동

어깨 운동, 손 운동

Q. 소식하고 운동도 해서 신체 사이즈가 좀 줄었는데 몸무게는 변화가 별로 없다. 어떻게 하면 살을 뺄 수 있는가?

단식을 하거나 원 푸드 다이어트 등을 해서 며칠 만에 몸무게가 1~2킬로그램 줄었다면 살이 빠졌다고 생각한다. 실제 1킬로그램은 상당한 무게다. 정말 살이 그만큼이나 빠졌을까? 몸무게가 빠진 것이지 살이 빠진 것이 아니다. 몸무게로 가장 쉽게 빠지는 것은 수분이다. 소변, 대변, 혈액 등의 수분이 쉽게 빠진다. 무조건 굶으면 피를 만드는 조혈 작용에 문제가 생길 수도 있고 뼈가 약해져서 몸무게가 빠질 수도 있다. 몸무게가 줄었다고 해서 살이 빠졌다고 착각하면 안 되는 이유가 여기 있다. 한 달 만에 10킬로그램을 뺐다고 해도 요요 현상이 반드시 온다. 몸무게는 줄었을지 모르지만 정작 살은 빠지지 않았고 건강을 잃게 되기도 한다. 겉으로는 빠진 것처럼 보여도 몸속 피하 지방이 높다는 진단을 받기도 한다. 겉으로 찐 것보다 내장 비만이 더 심각한 것이다.

　살은 단기간에 뺄 수 있는 것이 아니다. 살은 빼는 것이 아니라 태우는 것이다. 운동으로 열을 만들고 그 열을 쓸 때 지방^{기름}이 타면서 분해된다. 몸무게를 신경 쓰다 보면 정말 살 빼기는 힘들고 다이어트의 부작용에 시달리게 된다. 살을 태우려면 근육을 써야 한다. 지방이 연료가 되어 타면서 근육의 힘을 키운다. 근육의 무게가 늘고 뼈가 채워진다. 운동하려면 필요한 에너지원을 충분히 영양해야 한다. 영양을 하면서 열심히 운동하면 속으로 채워진다. 평소 뼈가 부실했거나 근육 양이 적었다면 뼈, 힘줄, 근육이 튼튼해지면서 몸무게가 오히려 늘어날 수도 있다. 필요한 것으로 영양하면서 운동을 하면 몸무게의 변화는 없어도 체형이 바로 잡히고 몸매가 살아난다. 살에 가려져 있던 자신만의 몸매가 나온다. 남들에게 보여 주기 위한 것이 아니라 나를 살리기 위한 것이다. 부자연스럽게 근육만 키우거나 너무 말라 뼈만 앙상한 상태까지 다이어트를 하면 몸의 균형이 심하게 깨진다.

살! 빼지 말고 태우자

　살이 찐 부분은 냉한 부분, 순환이 되지 않는 부분이다. 내 몸은 왜 살을 찌울까? 살이 찐 사람들 중에는 스스로 열이 많다고 생각하는 사람들이 있다. 정말 그럴까? 열이 많아 몸이 충분히 더운데 살을 두르고 있을 필요가 있을까? 남극의 펭귄, 북극에 사는 북극곰처럼 추운 지방의 동물들은 모두 지방이 많다. 살을 찌워 외부의 냉기로부터 몸을 보호하고 열을 뺏기지 않기 위해서다. 우리 몸 어딘가에 살이 쪘다는 것은 그 부분이 차다는 것이다. 추우면 자연스럽게 옷을 껴입는 것처럼 우리 몸 어딘가가 차가워지고 순환이 잘 되지 않으면 생명력은 자연스레 살을 붙여 보호하려고 한다. 우리가 잘 알고 있는 이솝 우화 중에 바람과 태양이 나그네 옷을 벗기는 이야기가 있다. 바람은 당연히 자신이 이길 줄 알고 거세게 바람을 불어 대지만 그럴수록 나그네는 꽁꽁 옷깃을 여민다. 태양이 비추자 나그네는 더워서 땀을 흘리다 바로 옷을 벗어 버린다. 우리 몸도 마찬가지다. 필요한 양분을 취하고 운동으로 열을 만들어 피를 원활히 흐르도록 한다면 그 부위가 따뜻해지면서 외투를 벗듯이 자연스레 살이 빠진다. 무조건 몸무게를 줄이려고 애쓸 것이 아니라 살이 왜 쪘는지 몸의 입장에서 생각해 볼 필요가 있다. 억지로 나그네 옷을 벗기려 하기보다 나그네 스스로 옷을 벗게 만드는 것이 자연 치유다.

저울을 보지 말고 거울을 보자

살찐 사람의 몸을 보면 나와야 할 곳은 들어가 있고 들어가야 할 곳은 나와 있다. 살이 찌면 어느 순간부터 거울 보는 것이 싫어진다. 전신 거울은 거의 보지 않고 거울이 점점 더 작아지는 것이 특징이다. 결국에는 손거울로 이목구비만 보려고 한다. 정말 살을 빼고 싶다면 몸무게를 재지 말고 전신 거울을 준비하자. 다 벗고 찬찬히 본다. 어느 부위에 살이 쪘는지 몸 어디가 기울어져 있는지 살펴본다. 대면하기 싫지만 그렇게 들여다봐야 현실을 직시하고 구석구석 운동해 줄 수 있다. 어느 부위를 빼고 싶은지에 대한 인식이 필요하다. 그래야 운동이 제대로 된다. 살이 찐 것도 내 몸이 보내는 신호다. 몸속이 사실은 냉하고 순환이 원활하지 않다는 것이다. 몸무게가 오르고 내리는데 일희일비하지 말고 느낌과 균형에 주목하자. 몸이 가볍고 힘이 나는지 기분이 좋은지와 같은 나만의 느낌이 중요하다.

먹고 싶은 것은 강력하게 자극적으로 먹자

먹고 싶은 것을 참는 것은 건강을 위해서도 그렇고 다이어트를 위해서도 결코 좋은 방법이 아니다. 당기는 데는 이유가 있다. 왜 그런지 원인을 살펴보자. 먹고 싶은 것을 더 적극적으로 먹어 필요한 부분을 채워 주면 더 이상 먹고 싶지 않는 것이 몸의 이치다. 먹고 싶은 것을 강력하게 자극적으로 먹을 필요가 있다. 갑자기 살이 찌기 시작한다면 단맛이 당길 가능성이 크다. 단맛은 살을 찌게 하는 것이 아니라 칼로리, 열량을 만드는 재료다. 당 성분이 들어가서 지방을 태울 수 있다. 사탕처럼 단것을 먹으면 살이 찌기는커녕 오히려 밥맛이 떨어진다. 단것을 먹어서 살이 찐다는 것은 그저 현상만 보고 하는 이야기다. 단맛이 들어가면 몸이 단단해지기 때문에 늘어져 있을 수가 없다. 움직이게 되고 운동을 하게 된다. 단것이 당기면 달게 먹고 맵고 짠 것이 당기면 맵고 짜게 먹는다. 입맛대로 강력하게 자극적으로 먹으면 자연스럽게 소식이 된다. 찬 것을 먹으면 냉기가 쌓이므로 찬 것은 되도록 먹지 않는다. 물은 상온의 물이나 따뜻한 물을 마시고 음식은 최대한 천천히 씹어서 먹는다. 찬물을 마시지 않고 따뜻한 물을 마시는 것만으로도 기대 이상 효과가 있다. 곡식 주머니 찜질, 족욕, 효소욕 등 열을 만들고 냉기를 뺄 수 있는 방법들을 함께한다.

부위별 비만과 섭생법

비·위장이 약한 경우──윗배와 허벅지 위주로, 전반적으로 두루 살이 찐다. 전반적으로 다 살이 찐 경우가 많고 특히 비·위장 경락이 지나가는 복부가 비만하다. 허벅지가 굵어지고 가슴, 유방이 커진다. 식욕 조절이 잘 안 되고 식사량도 많다. 먹어도 금방 배가 고프고 쉽게 허기진다. 생각이 많고 몸 움직이기가 싫으며 실천이 잘 안 된다. 무릎이 약하고 힘이 없다.

단맛이 자연스럽게 당긴다. 토 기운을 보강하는 영양법과 운동법 등의 섭생법을 참고한다. 단것이 당길 때는 뜨거운 설탕물^{마스코바도 같은 유기농 원당이 좋다}을 마신다.

심·소장이 약한 경우——위쪽 팔뚝, 견갑골, 뒷목, 어깨

주로 상체에 살이 찐다. 팔뚝이 굵어서 민소매 옷을 못 입기도 하고 목 뒤쪽과 어깨에 살이 있어서 목이 짧고 등이 굽은 것처럼 보인다. 얼굴이 쉽게 붉어지고 숨이 찬다. 땀 조절이 잘 되지 않는다. 자기도 모르게 소심해지고 속내를 잘 표현하지 못한다.

커피, 산나물처럼 쓴맛 나는 것이 당긴다. 화 기운을 보강하는 섭생법을 참고한다.

신장·방광이 약한 경우——몸의 뒷면, 엉덩이, 종아리, 등, 아랫배, 발목

얼굴만 봐서는 알 수 없는 드러나지 않는 살이 많다. 신장·방광 경락 쪽으로 순환이 되지 않아 그쪽으로 살이 찐다. 종아리, 뒷다리가 굵어지고 심하면 코끼리 다리처럼 되기도 한다. 평소에는 식사량이 많지 않은데 몰아서 먹으며 과식, 폭식을 한다. 낮 시간에는 그럭저럭 지내다가 밤만 되면 식욕 조절이 안 된다. 밤에 당기는 야식의 메뉴들은 대체로 짭짤한 것들이다. 짠맛이 부족하면 밤에 속이 허전하고 먹고 싶은 것이 많아진다. 몸속에 염분이 부족하면 육류가 잘 당긴다. 늘 피곤한 편이고 뒷골이 자주 아프고 눈이 뻐근하고 허리가 아프거나 약하다. 종아리가 당기거나 쥐가 나고 저린 증상이 있다. 몸에 염증이 많다.

짭짤한 것이 당긴다. 수 기운을 보강하는 섭생법을 참고한다.

간담이 약한 경우──옆구리 살, 허리선

간담이 약하면 근육이 달라붙으면서 대체로 마르는 편이지만 균형이 깨진 상태가 지속되면 간담 경락 쪽에 살이 찌기 시작한다. 운동을 열심히 해도 근육은 잘 만들어지지 않는다. 겉으로 보기에는 마른 것처럼 보여도 드러나지 않은 살들이 있다. 허리선이 안 나오고 옆구리에 살이 많이 붙는다. 배꼽을 둘러싸고 빵 둘러 흘러가는 대맥(帶脈)에 튜브를 두른 것처럼 살이 찌기도 한다. 목이 아프거나 목에 이상이 있고 다리나 발에 저린 증상이 있다. 가슴이 답답하고 한숨이 잘 나온다. 눈에 이상이 있고 편두통이 있을 수 있다.

신맛이나 고소한 맛이 당긴다. 목 기운을 튼튼히 하는 섭생법을 참고한다.

심포 · 삼초가 약한 경우──온몸

물만 먹어도 살이 찌는 사람, 아무리 먹어도 살이 찌지 않는 사람이 여기에 해당한다. 조절력을 담당하는 심포 · 삼초의 기운이 원활하지 않아 들고나는 것이 잘 되지 않는다. 흡수하는 힘, 분해하는 힘이 한쪽으로만 치우쳐져 생긴다. 특정한 오행의 기운이 약해지면 같이 약해지기도 하기 때문에 어느 장부의 균형이 깨지면 심포 · 삼초는 같이 반응한다고 할 수 있다. 계속 흡수만 하는데 배설 작용이 안 되니 변비도 있을 수 있고 땀도 잘 나지 않는 등 순환의 흐름이 막혀 있다. 아무리 먹어도 찌지 않는 사람은 배설 작용이 너무 심해서 생긴다. 불안과 초조함, 열이 올랐다 내렸다 하는 한열왕래, 우울증이 있기도 하다. 사고, 수술, 약의 부작용 같은 것으로 냉기가 심하게 쌓이면서 조절력이 몹시 떨어진다. 해가 떠 있는 시간에는 많이 걷고 그 외 시간에는 각종 찜질로 냉기를 빼준다.

떫은맛, 생 내 나는 맛, 담백한 맛, 상화 기운을 튼튼히 하는 섭생법을 참고한다.

생식기를 수술한 경우

자궁 적출이나 나팔관, 제왕 절개, 불임 시술 등의 수술로 경락과 장부가 손상이 되어 기가 제대로 소통되지 않아 생긴다. 비슷한 이치로 가축을 거세시키면 살이 비대하게 쪄서 더 많은 고기를 얻을 수 있다. 영양이나 운동도 기본적으로 열심히 해야 하지만 이미 쌓인 냉기를 빼내기 위해 찜질, 효소욕, 족욕 같은 온열 요법을 함께해 주는 것이 좋다.

수 기운과 상화 기운을 함께 강화해 준다.

Q. 불면증은 어떻게 고칠 수 있나?

잠이 안 오는 이유에는 크게 몇 가지가 있다. 간담이 약하면 온몸에 긴장감이 지나쳐 긴장을 풀고 온전히 휴식을 해야 하는 밤에도 쉽게 잠들지 못한다. 몸은 몹시 피곤한데 잠은 안 온다는 경우다. 긴장을 풀어주는 신맛, 고소한 맛이 필요하다. 따뜻한 레몬차, 요구르트를 데워서 식초를 타서 마시는 방법 등 신맛으로 긴장을 풀고 발 마사지를 해서 간을 풀어 준다.

속이 냉해도 잠이 잘 오지 않는다. 생각이 많아지고 공상, 망상이 심해진다. 무릎 운동이나 절을 하고 배에다 핫 팩이나 곡식 찜질 등을 해 주면 좋다. 기혈이 머리로 쏠려 있어도 잠이 오지 않는다. 낮에 햇볕을 충분히 쬐지 못했거나 몸을 쓰는 활동이 부족했다면 기혈이 머리로 쏠려 밤이 되면 정신이 더 맑아지고 잠을 이룰 수가 없게 된다. 낮에 두세 시간 이상 충분히 걷고 밤에는 족욕이나 따뜻한 물에 몸을 담그는 반신욕 등을 하면 좋다. 자려고 하면 할수록 잠이 더 오지 않는다. 자려는 생각을 버리고 천천히 몸을 쓴다.

불면증으로 고생하던 40대의 김화영 씨는 남편의 사업 실패, 믿었던 친척의 배신 등의 힘든 사건들이 겹치면서 불면증이 생겨 몇 년째 잠을 제대로 못 자고 있었다. 신경 안정제가 없으면 한숨도 잘 수 없고 약을 먹으면 겨우 토막 잠을 잤는데 그마저도 언제부턴가는 약을 먹고도 한숨도 못 자는 날이 더 많아졌다고 했다. 걷거나 산을 타서 하루 종일 움직이다시피 한 날은 그나마 조금 자기도 했지만 어떤 날은 운동을 하고 나서 더 잠들기 힘든 날도 있었다. 그렇게 약을 먹고 나서는 자고 일어나도 머리가 멍하고 식욕도 없어서 낮 시간에 정상적인 활동을 거의 할 수 없는 상황이었다. 양방·한방에 수면 클리닉도 다니고 명상 단체도 찾아봤지만 효과가 오래가지 않았다. 밤이 될까 봐 무섭고 해가 지면 불안해지기 시작했다. 잠을 제대로 못 자다 보니 기억력도 없고 판단력도 떨어져서 가족의 도움이 없이는 외출조차 힘들 정도였다.

자려고 눕기만 하면 배신한 사람들이 생각나 벌떡 일어나기 일쑤였고 잘나갔던 때를 생각하면 마음이 너무나 괴로웠다고 했다. 생각한다고 해결될 일도 아닌데 생각을 멈출 수가 없었고 사는 것은 말 그대로 생지옥이나 다름없는 상태였다. 말이 쉬워 놓아라, 비워라 하지만 말처럼 그렇게만 되면 세상에 아픈 사람은 없을 거라고 했다. 기혈이 모두 위로 솟구쳐 있다 보니 속은 차가워지고 굳어 버린 상태였다. 해가 있는 낮 시간에 걷는 것부터 하기로 했다. 음양의 조화가 심하게 깨진 경우는 한 시간 정도의 산책으로는 턱없이 부족하다. 산을 타는 것보다는 평지를 걷는 것이 좋고 산을 탈 경우는 천천히 걸어야 심장이 과열되는 것을 막을 수 있다. 어지럼증이 심해 쓰러지지 않을까 걱정했지만 의외로 걸으면서 기운이 조금씩 나기 시작했다. 그렇게 매일 걷다보니 하루 3~4시간 이상을 꾸준히 걸었다.

목기, 상화 기운을 영양하는 곡식들을 주식으로 챙겨 먹고 레몬즙이나 발효 식초를 요구르트에 타서 마시면서 조여든 긴장감을 풀어냈다. 매일 효소욕이나 족욕을 해서 냉기를 빼고 몸을 따뜻하게 했다. 물은 모두 따뜻하거나 뜨거운 것을 마시고 몸속을 냉하게 하는 것들은 당분간 피하기로 했다. 그렇게 몸이 데워지고 기혈이 아래로 내려오면서 잠도 자게 되었다. 몇 달 후에는 지하철에서 졸고 있는 자신을 보고 깜짝 놀랐다. 평소에 버스나 지하철에서 입을 벌리고 자던 사람들이 그렇게 부럽고 신기했는데 어느 순간 자신이 그렇게 되어 있었다는 것이다. 몸이 좋아져서 그런지 몇 년을 미워했던 사람들에 대한 생각도 조금씩 달라졌다. 놓으려고 애를 쓰지 않아도 몸에 힘이 생기니 자연스럽게 놓아지더라는 것이다.

Q. 아이가 아토피인데 정말 아무것이나 먹여도 되는가?

아토피를 주제로 강의를 하다 보면 기다렸다는 듯이 쏟아져 나오는 질문들이 있다.

"그럼 라면이나 피자, 햄버거 같은 것도 먹여도 된단 말이에요?"

"먹고 싶어 할 때는요."

"인스턴트도 괜찮다고요?"

"가끔은요."

"그럼 그것만 달라고 할 텐데요?"

"그렇게 줘 보셨나요? 아침도 피자, 점심도 피자, 저녁도 피자로요."

"……."

못 먹게 하고 가리게 해서 좋아지는 것은 한계가 있다. 그렇게 해서는 근본적으로 치유할 수도 없다. 증상이 좀 좋아졌다고 혹은 심해졌다고 너무 일희일비하지 말자. 피부보다 중요한 것은 아이의 건강이다. 빵을 먹고 치킨을 먹고 좀 긁는다고 너무 좌절하지 말고 아이가 먹으면서 행복해하면 그냥 준다. 나이가 어릴 때는 어느 정도 통제가 된다고 해도 크면 부모가 쫓아다니며 통제할 수도 없다. 아이가 앞으로 부닥칠 다양한 환경과 상황 속에서 늘 부모가 함께하지는 못한다. 아토피를 일으키는 음식이라고 먹지 말라고 하는 것들을 왜 아이는 달라고 하는지, 무조건 금할 것이 아니라 왜 이걸 먹고 싶어 할까를 생각해 볼 필요가 있다. 엄마의 입장이 아니라 아이라는 생명의 입장에서다. 온갖 금지와 제한 속에서 눈물겹게 피부가 조금 좋아졌다고 해도 다시 금지 품목의 음식들을 먹고 나면 다 뒤집어진다. 그럼 과연 그것이 좋아진 것인지, 평생 그 음식에는 눈길도 주지 말아야 하는지, 언제까지 제한하고 금하고 살 것인지를 진지하게 생각해 봐야 하지 않을까.

아토피를 고치려고 해서는 좋아지기 힘들다. 아이의 피부만 보지 말고 아이를 있는 그대로 볼 필요가 있다. 표정은 밝은지 기분이 좋은지 성장은 잘 되고 있는지, 아토피보다 아이의 건강을 먼저 보는 것이다. 우리 아이가 뭘 좋아하고 잘 먹는지 어떤 음식을 해줬더니 기분 좋아하는지를 살펴본다. 이것은 아토피에 좋고 나쁘고를 머릿속으로 판단하지 말고 왜 아이가 이것을 먹고 싶어 할까를 헤아려 본다. 이것저것 너무 가려 먹이다 보면 정작 먹일 것이 없어진다. 실제 아토피 아이들 중에는 영양실조로 진단받은 아이들이 꽤 많다. 피부만 바라보지 말고 아이의 표정을 보자. 모든 생명은 스스로 자연 치유하며 살고 인위적으로 방해하지 않고 지식으로 눌러 놓지만 않는다면 필요한 것은 입맛으로 자연스레 찾아 먹는다. 피곤하면 자거나 쉬고 운동이 부족하면 움직이고 싶어진다. 지식이나 고정 관념에 물들지 않은 어린아이들일수록 이런 생명력은 더 강하게 살아 있는 법이다.

완전한 생명의 입장에서 아이를 바라보고 인정하고 존중해 줄 필요가 있다. 먹고 싶은 것 마음껏 먹고 필요한 부분을 영양해서 힘이 생기면 눌려 있던 조절력, 생명력이 살아난다. 혹시 잘못 먹었거나 과하게 먹었다면 몸이 자연적으로 해독하고 빼낼 수 있는 힘을 키워 주는 것이 더 중요하다. 아토피를 치료하겠다는 생각보다는 아이가 건강하게 자랄 수 있도록 돕겠다는 의식의 변화가 아이들에게 해맑은 피부와 웃음을 다시 찾아 주는 길이다.

실제 경기도에 있는 한 대안 학교에서는 부모와 교사들이 자연의 원리를 공부하고 나서 입맛의 중요성을 실감하고는 그 학기에 프로젝트 수업을 했다. 설탕, 식초, 간장 등의 기본양념 통들을 교실에 두고 식사 시간에 필요한 만큼 알아서 먹을 수 있도록 했다. 처음에는 호기심과 장난으로 이거저것 더 넣어서 먹던 아이들이 시간이 지나면서 자기가 필요한 것들을 찾아 간을 더해서 먹기 시작했다. 그렇게 두 학기를 보냈는데 그 해에는 병원에 가는 아이들이 거의 없었다는 것이다. 직접 바느질해 만든 곡식 주머니 찜질 팩으로 배가 아픈 아이들은 찜질을 했고 평소 마시는 물도 찬물 대신 상온의 물이나 따뜻한 물을 마셨다. 입맛을 시작으로 자연과 생명에 얽힌 다양한 이야기들을 풀어낼 수 있었다고 했다. 음식을 먹을 때도 맛을 음미했고 바깥 놀이를 가면 이런저런 풀들을 뜯어서 먹어 보고 냄새도 맡아 보면서 무심코 봤던 것들도 새롭게 보기 시작했다는 것이다. 세상을 보는 눈도 많이 달라졌다고 한다.

백일부터 시작된 아토피로 고생하고 있던 열두 살 수현이. 심할 때는 온몸이 진물로 뒤덮여 달라붙는 바람에 긴팔 옷을 못 입을 정도였고 온몸에 딱지가 앉았다가 긁으면 피가 나고 또 진물이 났다. 건조해진 쪽은 긁으면 허옇게 각질이 일어났다고 했다. 더 심하냐 덜 심하냐를 오가며 한약부터 민간요법까지 안 해 본 것이 없었다. 스테로이드가 안 들어 있다는 말을 믿고 찾아간 유명 약국에서 연고를 사다 바른 뒤 기적처럼 피부가 말끔해졌지만 얼마 후 다시 심해졌고 그 후로는 화상 입은 것처럼 피부가 얇아졌다고 했다. 나중에 알고 보니 그 연고 또한 스테로이드가 들어 있다고 했다. 피부약의 부작용을 경험했던 터라 좋은 음식을 먹이며 자연 요법을 여러 가지로 실천해 왔다고 했다. 가려워 긁느라 온 식구들이 10년째 잠을 제대로 자 본 적이 없다고 했다. 먹는 것을 제한하다 보니 성장이 잘 되지 않아서 체격은 서너 살 아래의 동생들과 비슷했다. 유기농이나 친환경 식품으로만 먹였다. 인스턴트식품은 절대 먹이지 않았고 육류, 계란을 비롯해서 아토피에 안 좋다는 음식은 주지 않았다. 외출할 때면 따로 도시락을 들고 다녔고 태어나서 치킨을 한 번도 먹어 본 적이 없을 만큼 철저하게 지켰다고 했다. 서울에 살다가 공기 좋다는 경기도 외곽으로 이사를 했고 내장재도 친환경으로 다시 인테리어를 했다. 연수기에 고가의 공기청정기, 스팀 청소기 등등 환경도 신경을 쓰고 있다는 것이다. 아이뿐 아니라 온 가족이 다 지쳐 있었다. 여덟 살 난 동생도 아토피가 있었고 얼마 전부터는 어머니도 팔꿈치 안쪽에 습진이 생기기 시작했다는 것이다. 자연 섭생법을 공부하고는 아이의 몸과 입맛, 자연과 생명력에 대한 원리들을 이해하게 되었다. 꼭 먹어야 하는 것은 먹이고 나머지는 아이가 먹고 싶어 하는 것을 주기로 했다. 체질적으로 수 기운신장이 약한 아이들은 화 기운심장이 잘 다스려지지 않는다. 깨끗한 소금으로 화산 폭발의 용암과 같은 진물과 염증을 다스리고 수극화(水克火) 체질을 보완할 수 있는 곡식들을 더 넣어 주식을 잘 챙겨 먹이기로 했다. 수현이네는 현미식을 위주로 하고 있었는데 현미는 비·위장이 약한 경우에는 좋은 곡식이지만 수현이처럼 간담이 약해서 오그라 붙은 아이들에게 현미 위주로 먹이는 것은 도움이 되지 않는다. 성장기에 있는 아이들이 국수나 수제비 같은 면 종류를 좋아하는 것도 이유가 있는 것이다. 수현이 엄마는 아이가 열이 많은 줄 알고 차가운 생수를 먹이고 있었는데 찬물은 몸을 더 차게 한다는 것을 알고 온 가족이 따뜻한 물을 마시기로 했다.

그 외에는 먹고 싶은 것들을 다 주기로 했다. 돈가스, 불고기처럼 그동안 친구들이 먹는 것을 구경만 했던 메뉴들이 하나씩 나왔다. 엄마는 생협에서 구한 좋은 재료로 직접 만들어 주기도 했고 힘들 때면 외식도 하면서 조금씩 먹이기 시작했다. 먹이면 피부가 더 심해질 거라고 생각했던 엄마의 걱정과는 달리 잘 때 조금 긁기는 했지만 전보다 잠도 잘 자고 증상이 더 심해지거나 하지는 않았다. 피부로 떠 있던 열을 가라앉히려면 몸속이 따뜻해져야 한다는 것을 알고는 밖에서 맘껏 놀게 했고 가족들이 함께 시간을 정해 놓고 걸었다. 아이의 성향이 조용히

책을 보는 것을 좋아하는 줄만 알았는데 막상 밖으로 나온 자매는 남자아이들처럼 활달하게 몸을 쓰며 놀았다. 그렇게 하나둘 먹고 싶은 것들을 먹이고 몸 쓰며 놀게 하면서 수현이는 살도 올랐고 키도 자랐다. 성장이 너무 늦어 예전에 산 옷들을 그대로 입고 있었는데 3년 만에 처음으로 새 옷을 사기도 했다. 기운 없고 짜증 많았던 아이는 밝고 활달하게 바뀌었고 얼굴빛도 환해졌다. 그 사이 임파액이 뭉쳐 열도 났고 피부도 싹 좋아졌다가 다른 부위가 심해지는 등 몇 번의 고비들이 있기는 했지만 그때마다 엄마는 좋아지는 과정이라 생각했다. 수현이의 생명력을 믿기로 하고 피부보다 건강을 먼저 생각하면서 잘 넘겼다. 6개월 쯤 지나 두 아이는 해맑은 피부를 되찾았고 주변에서는 이렇게 예쁜 얼굴이었는지 몰랐다면 다들 신기해했다. 그 이후로도 아이들은 그동안 못한 성장을 몰아서라도 하는지 몸과 마음이 쑥쑥 자랐고 아토피가 있었다고는 믿겨지지 않을 만큼 고운 피부가 되었다.

수현이의 경우는 다른 아이들보다 더 가리는 축에 속하기는 했지만 다른 부모들이나 아토피 성인들도 음식을 지나치게 제한하는 것이 사실이다. 피부만 보다가 건강을 잃고 고생하다가 입맛대로 먹은 뒤부터는 건강이 좋아지면서 자연스럽게 피부가 살아난 많은 사례들이 있다.

Q. 감기에 자주 걸리는데 면역력이 떨어져 있는 것이 아닌가?

감기에 자주 걸린다는 것은 감기에 걸릴 만한 습관, 섭생이 계속된다는 것이다. 계속 콧물이 난다거나 가래가 항상 있는 것과 같은 것은 몸속이 냉해서 염증이 계속 남아 있다는 것이다. 하지만 가끔 걸리는 감기는 오히려 몸속을 해독할 수 있는 기회로 환영할 만한 일이다. 평소에 버릴 것은 버리고 정리 정돈을 잘 해두면 크게 청소할 일이 줄어들기 마련이다. 잔병치레가 잦은 사람들이 한편으로는 큰 병은 없는 경우도 많다. 어느 날 큰 병명을 선고받거나 생각지도 않게 유명을 달리한 사람들 중에는 "평소 감기 한 번 안 걸린 사람이 어떻게 그럴 수가."라고 주변을 놀라게 하기도 한다. 우리 몸은 외부의 균이나 스트레스 같은 것을 스스로 해결하며 산다. 하지만 과로와 과식이 계속되고 여러 가지 잘못된 습관들이 쌓여 몸속에 탁기, 냉기가 쌓여 가는데 몸속에서 처리할 수 있는 용량을 초과할 때 우리 몸은 '몸 살리는' 대청소를 하게 된다. '몸살'을 앓는 것이다.

감기를 외부 균의 침입, 바이러스가 일으키는 문제로 본다면 그 균을 죽이는 것이 치료가 된다. 균을 찾아 죽이는 관점으로 바라보면 결국은 새로운 바이러스가 발견될 때마다 새로운 약을 써야 하고, 때로는 내성이 생긴 균들 때문에 더 강한 약을 써도 듣지 않게 된다. 결국 환경 자체를 멸균 상태로 바꾸지 않는 이상 근본적인 해결책은 없는 것이다. 우리 몸은 온갖 균이 더불어 사는 미생물의 거대한 장이다. 유해한 균이든 유익한 균이든 우리 몸은 무수한 균들과 함께 살기 마련이다. 인간의 입장에서 좋은 균, 나쁜 균이 존재할 뿐이다. 좋다는 균, 유산균이나 발효 식품의 효소들은 일부러 찾아 먹기도 한다. 원인을 외부에 두면 쥐벼룩 잡으려다 초가삼간 다 태우는 우를 범할 수 있다. 균을 죽이는 약을 쓴다 하여 그 특정한 균만 죽일 수 있는 것이 아니다. 공중에서 마치 무차별 사격을 가하는 것처럼 적군과 아군을 함께 죽이는 꼴이 된다. 외부의 균,

바이러스는 늘 함께 살고 있고 내 몸은 위기 상황에서 체온도 높이고 기침도 하고 가래도 끓게 하면서 스스로 해결해 낸다. 그렇게 자연스럽게 이겨 내고 나면 몸의 면역력은 더 좋아질 수 있다.

증상이 곧 치유 과정

우리 몸은 콧물, 재채기, 가래 등의 분비물로 찌꺼기를 내보내기도 한다. 어떤 경우는 아예 활동을 못할 만큼 아파서 며칠 쉬게 만들거나 열을 올렸다 내렸다 하면서 땀으로 냉기를 빼낸다. 냉기와 탁기를 그대로 두었다가는 쌓여서 일이 커질 것이 뻔하니 우리 몸 안팎을 연결하는 구멍들로 냉기와 탁기를 밀어내는 작업을 한다. 감기에 걸렸을 때 우리 몸에서 일어나는 반응들을 살펴보면 우리 몸이 스스로를 살려내느라 얼마나 놀라운 작업을 하고 있는지 감탄하게 된다. 이 자연스러운 치유 작업을 비정상, 병증으로 파악하고 증상을 억제하는 약으로 눌러 버리면 몸의 입장에서는 전투를 벌이는 와중에 무장 해제당하는 황당한 일이 될 것이다.

내 몸이 현재 냉기가 싫고 감당하기 힘들다면 몸은 단계별로 완벽하게 만들어진 방어막을 가동한다. 특히 몸속에 이미 그동안 쌓인 것들을 처리하지 못하고 있을 때는 더 그렇다. 냉기를 그냥 들여보내면 뿌리가 상하게 될지도 모르니 일이 커지기 전에 구멍들에서 먼저 처리한다. 먼저 콧구멍을 막는다^{코 막힘}. 이미 처리한 찌꺼기들은 흘려 내보낸다^{콧물}. 이때 콧물, 코 막힘에 좋다는 코감기 약을 먹는다. 코가 뚫린다. 콧물을 말려 버린다. 일차 방어막이 뚫렸다. 이번에는 목구멍으로 넘어간다. 목구멍을 좁힌다. 구멍을 좁히면 냉기가 조금이라도 덜 들어가고 마찰열이 생겨 데워질 수 있는 것이다. 내 몸은 구멍을 좁히고 끈적한 액도 만들어 낸다.편도선이 붓고 가래가 끓는다. 목구멍을 확장시키고 가래 삭히는 약을 먹는다. 냉기는 기관지로 넘어가게 된다. 기관지에 염증도 생기고 이것을 처리하고 빼내느라 내 몸은 기관지를 좁히고 기침을 하면서 밖으로 냉기를 몰아내려 한다. 그러나 이번에는 기관지를 확장시키는 약으로 방어막을 뚫어 버린다.

냉기는 이제 최후의 보루인 폐로 바로 침투하게 된다. 결국 냉기와 탁기에 취약해진 폐에는 염증이 생기게 되어 폐렴으로 진행될 수 있다. 이번에는 체온을 끌어올려 염증을 몰아내려 무던히 애를 쓸 텐데 해열제를 써서 열을 확 내려 버리면 몸의 입장에서는 염증을 없앨 때까지 열을 또 끌어올릴 수밖에 없다. 흔히 열이 잡히지 않는다고 하는 경우가 바로 이런 경우이다. 몸을 뜨겁게 해서 염증을 없애야 하는데 피부 표면의 온도만 재고 계속 해열제를 쓰니 몸은 열을 계속 올릴 수밖에 없는 것이다. 호미로 막을 수 있었던 것이 가래로도 안 되는 지경에 이른다. 증상을 '악', '비정상'으로 보고 증상을 억제하는 약을 쓰게 되면 자연스러운 몸 살리는 작업을 못하게 되므로 병은 깊어질 수밖에 없다.

감기약은 익히 알려진 대로 증상 억제, 완화제이다. 몸속이 좋아져서 코를 막고 있을 필요가 없거나 콧물을 내보낼 이유가 없어지게 만드는 치료제가 아니다. 내부와 외부를 연결하고 방어하고 처리해 내는 자연스러운 신호 체계를 마비시켜 무감각하게 만들어 버리는 방식으로 증상을 억제시킨다.

이때 평소 약했던 부분에 냉기와 탁기가 쌓이기 쉬운데 그것은 각자의 체질이나 당시의 상황에 따라 조금씩 달라진다. 특히 냉기가 쌓이기 쉬운 부분을 중심으로 해서 드러나는 증상이 조금씩 다르고 그 증상^{몸의 신호}을 보고 우리는 몸을 살필 수 있다. 다음은 크게 일상적으로 많이 겪는 감기의 증상과 치유법이다.

모든 감기에 공통된 섭생법

몸살을 앓으면서 무심코 지나쳤던 생활과 습관을 다시금 돌아볼 필요가 있다. 너무 과로하고 쉬지 못한 것은 아닌지, 지속적으로 냉기에 노출되는 환경^{에어컨, 선풍기, 잠자는 환경}은 아닌지, 운동 부족으로 몸속에서 열이 만들어지지 않는 것은 아닌지^{자동차, 엘리베이터, 숨 쉬기 운동이 전부인 생활}, 물 종류를 지나치게 많이 먹고 있지는 않은지^{냉수, 음료수, 과채 즙, 각종 차}. 이 모든 것들이 몸속에 냉기를 차곡차곡 쌓아 가는 일들이다.

몸을 따듯하게 하고 땀을 잘 내서 냉기를 몰아내는 것이 중요하다. 추운 겨울보다 여름 감기가 더 심각한 이유도 에어컨, 찬물, 아이스크림처럼 냉기를 쌓는 것들 때문이다. 특히 여름은 몸도 활발히 움직이고 땀도 충분히 흘려 기운을 발산시켜야 할 때인데 오히려 에어컨 속에서 생활하다 보니 균형이 심하게 깨진다. 여름에는 몸을 써 주지 않으면 찬바람이 불 때 뒤늦게 독감 같은 심한 감기를 앓게 될 수도 있다.

증상이 나오는 것을 억지로 막지 않는다. 감기약이나 해열제를 쓰면 당시는 괜찮아지는 것처럼 보여도 병이 속으로 더 깊어진다. 원인을 해결해서 자연스럽게 기침이 멎고 콧물이 나지 않게 하는 것이 중요하다.

소금을 평소보다 넉넉하게 먹어서 염증에 대한 면역력을 높여 준다. 몸속에 냉기가 들어 있는 상태이므로 저온에서 살아남는 균들^{병원성 세균들}이 활성화되기 쉬운 상황이라 염증이 생기기 좋은 조건이 된다. 깨끗한 소금을 충분히 먹으면 우리 몸이 냉기와 찌꺼기를 잘 짜내도록 도와서 병이 깊어지는 것을 막을 수 있다. 자연적인 방법으로 감기를 잘 앓게 되면 감기를 앓기 전보다 훨씬 더 건강해진 몸과 마음을 느낄 수 있을 것이다.

목감기 — 소양(小陽) 감기, 목기와 상화기 이상

증상

가래 섞인 기침을 한다. 목이 쉬거나 붓는다. 심하면 침을 못 넘길 정도다. 편도선이 붓고 염증이 생긴다. 근육통이 있으며 열이 올랐다 내렸다 한다.

섭생법

- 요구르트 2~3병을 뜨겁게 데워서 식초를 타서 마신다 신맛과 떫은맛이 함께 필요하다.
- 땀을 낸다 족욕, 복부에 곡식 찜질 같은 것을 함께 해 주어도 좋다.
- 땀이 충분히 났으면 다시 냉기가 들어가지 않도록 잘 닦고 옷을 갈아입는다.
- 운동을 할 수 있다면 목 운동, 발 마사지, 옆구리 운동 등으로 간담 경락을 풀어 준다.

목은 간담이 다스리는 대표적인 부위이다. 경락이 지나가는 길도 그렇고 머리와 목을 연결하면서 많은 경락들이 꺾여 지나가는 부분이라 긴장되고 굳기 쉬운 부분이다. 항상 부드러운 기운이 있어야 한다. 일단 허약해진 부분에 힘을 주고 냉기를 몰아낼 수 있도록, 제대로 땀을 내 주는 것이 핵심이다. 목도리, 스카프 등을 해서 목을 보호한다.

코감기 ─ 양명(陽明) 감기, 토기(土氣)와 금기(金氣) 이상

증상

콧물이 흐르거나 코가 막힌다. 재채기와 기침을 동반한다. 살갗의 통증이 있는 으슬으슬한 몸살감기다.

섭생법

- 생강차를 진하고 달게 매운맛과 단맛 타 마신다.
- 족욕과 복부 찜질 등을 하면서 땀을 내 준다.
- 땀이 충분히 났으면 잘 닦고 옷을 갈아입는다.
- 운동을 할 수 있다면 무릎 운동, 피부와 살갗을 마사지한다.

코는 폐·대장이 주관하는 부위로 이곳의 이상을 알려 주는 신호가 코감기다. 살갗이 아프고 먹먹한 느낌은 비·위장의 감각과 관련된다. 근육통보다는 살이 아픈 것이 특징이다. 기침이 날 때는 마스크를 꼭 해서 따뜻하고 습한 공기가 들어갈 수 있도록 도와준다.

독감 ─ 태양(太陽) 감기, 화기와 수기의 이상

증상

삭신이 쑤신다 뼛속이 아프다. 뒷골이 당기는 듯한 두통과 함께 눈알이 빠질 것처럼 아프다. 식은땀이 흐른다. 가슴이 답답하다. 허리와 등이 아프다.

기침을 한다.

섭생법

- 뜨거운 물에 소금 커피^{쓴맛과 짠맛}를 마신다^{커피 두세 숟갈과 소금 두 숟갈}
- 족욕과 복부 찜질 등을 하면서 땀을 내 준다.
- 땀이 충분히 났으면 잘 닦고 옷을 갈아입는다.
- 운동을 할 수 있다면 허리 돌리기와 발목 돌리기 등으로 풀어 준다. 발끝을 잡고 천천히 숙여 몸을 풀어 준다.

수와 화의 균형이 깨지면 대표적으로 열 조절이 잘 안 된다. 땀이 지나치게 많이 나거나 거의 나지 않는 등 땀 조절이 잘 안 될 수 있다. 신장·방광은 뼈를 다스리므로 뼛속이 시리고 아픈 통증이 있을 수 있다. 방광경이 지나가는 허리와 등을 특히 따듯하게 한다.

위에서 예로 든 것들은 당장 구하기 쉽고 효과도 좋은 것들이다. 그 외 구하기 어렵거나 조리하기 힘든 것들 중에도 효과가 더 좋은 것들도 많이 있다. 목감기에는 모과차, 매실차, 오미자차, 레몬 차, 산사 차 등의 새콤한 맛 나는 차들이 도움이 된다. 코감기에는 콩나물국에 고춧가루를 타거나, 국물에 청양 고추를 썰어 넣는 등 얼큰하고 칼칼한 것들이 자연스럽게 당길 수 있다. 커피 대신 발효 쑥차나 민들레 차도 좋을 것이고 된장국이나 미역국을 짭짤하게 끓여 먹는 것도 방법이 될 수 있다. 원리에 통하면 응용은 무궁무진하다. 각자의 고유한 방법을 스스로 찾으면 좋겠다.

Q. 열이 날 때

아이 키우면서 가장 걱정될 때가 열이 날 때다. 불덩어리 아이 몸처럼 엄마 가슴도 타들어 가는 듯하다. 성장기에 있는 아이들은 순양지체(純陽之體)라 양(陽)이 성하여 열이 쉽게 오른다. 생명력이 강하기 때문에 몸에 이상이 왔을 때 바로 잡으려는 반응이 어른보다 빨리 나타난다. 건강하게 자라는 아이들이라면 열이 나는 것은 자연스러운 일이다. 아이들이 열이 날 때 놀라거나 당황하지 말고 왜 열이 나는지 찬찬히 살펴본다. 염증이 있는 것은 아닌지, 놀랄 일은 없었는지, 과식을 해서 속이 냉해진 것은 아닌지, 급체를 하여 기운이 막힌 것은 아닌지 살펴보고 그에 맞는 방법을 찾아본다.

열이 나도 아이가 잘 놀고, 잘 먹는다면 크게 걱정할 것은 없다. 수시로 체온계를 가지고 재면서 엄마가 불안해하면 아이도 같이 불안해져 증상이 더 심해질 수도 있다. 이삼일 정도 지켜보면서 적당한 조치를 취해주면 대부분의 열은 다 자연스레 내려간다. 과거에는 실제 열병_{말라리아, 장티푸스 등}이 많았지만 생활 패턴이 완전히 달라진 지금은 열병보다는 열이 떠서 오는 허열인 경우가 많다. 몸이 냉해지는 밤과 새벽에 열이 더 심해진다. 모든 열기는 위로 뜬다. 그래서 열은 '오른다', '내린다'라고 표현한다.

대처법

1. 어떤 열이든지 손끝을 한두 개 따주면 일단 한 고비는 넘길 수 있다. 압력솥에 압이 가득 찼을 때 김을 빼주듯이 손을 따주는 것은 기혈이 막혀 원활하게 돌지 않는 경우의 응급 처치다.

2. 염증이나 경기, 체기 등 원인을 살피고 해당하는 경우에 맞게 조치한다.

3. 따듯하게 해 주고 땀을 내 준다머리는 시원하게 해주는 것이 좋다. 젖먹이는 업고 땀을 포옥 내면 좋고, 유아는 엄마가 안고, 큰 아이들은 곡식 주머니 핫 팩, 족욕을 해 주면서 땀을 낸다.

해열제는 가능하면 쓰지 않는 것이 좋다. 하지만 아이가 아주 많이 힘들어하거나 열이 쉽게 잡히지 않을 경우에는 땀을 내는 방편으로 쓴다. 해열제를 쓸 경우 단시간에 땀이 많이 난다. 이때 반드시 따듯하게 해서 보온을 하는 것이 좋다. 해열제를 먹이고 시원하게 해 주면 일시적으로는 열이 내리지만 밤이나 그다음 날 또 열이 오르고 증상은 더 심해질 수 있다.

염증이 있을 때

열이 나는 가장 흔한 이유다. 염증과 몸이 싸우는 과정에서 몸을 뜨겁게 만들어 이겨 내려는 자연스러운 생명력의 발현이다. 섣불리 해열제를 쓰면 격전이 벌어지고 있는 전쟁터에서 아군을 무장 해제시키는 꼴이 된다. 그래서 예부터 어른들은 열이 날 때 오히려 몸을 따듯하게 해주어 몸이 염증과 싸워 이길 수 있도록 했다. 염증(炎症)은 화기(火氣)가 조절되지 못해서 온다. 염증을 없애는 데는 수기(水氣)의 소금이 필요하다수극화 (水克火). 옛 할머니들이 놀다가 깨져서 들어온 손자의 상처 부위에 된장을 발라 주었던 것도 그런 이유다. 소금 기운으로 균을 해독하는 지혜로운 방법이었다.

염증을 다스릴 수 있도록 좋은 소금을 찻숟갈로 먹인다.^{간수가 충분히 빠진 천일염, 죽염, 섭씨 1000도 이상에서 녹인 융용 소금, 조선간장 등} 따듯하게 해 주고 땀을 내주면 염증이 없어지면서 자연스럽게 열이 떨어진다. 열이 심하지 않을 때는 미역국, 된장국 등을 짭짤하게 끓여 국물을 먹이는 것도 괜찮다. 염증이 심한 경우는 흡수를 잘 할 수 있도록 질 좋은 소금을 구해서 충분히 먹인다. 희석한 매실 즙, 오미자 즙, 보리차, 혹은 이온 음료 등과 함께 먹이면 좋다.

놀랐을 때

어디서 떨어졌다든가 이상한 것을 보았다든가 해서 놀라면 순간적으로 열이 위로 확 뜨고 속은 굳어 오그라든다. 이럴 때는 꼭 따는 것이 좋다. 십선혈로 불리는 손끝을 따도 좋고 세 번째와 네 번째 손가락 가운데 마디^{손바닥 쪽}를 따 주어도 좋다. 이렇게 하지 않으면 경기를 하거나 열이 속으로 숨어 버리기도 하다. 그 뒤에는 찬물이나 동치미 국물을 먹인다. 손발을 많이 만져 주고 품에 안아 준다.

속이 찰 때

겨울철 지하수는 따듯하고 여름철은 시원하다. 표리(表裏)의 원칙으로 겉이 뜨거우면 반대로 속은 차갑고 겉이 차면 속은 뜨겁다고 할 수 있다. 속이 차면 피부는 오히려 뜨거워진다. 대부분 체온계로 피부 표면의 온도만 재다 보니 열이 높다고 옷을 벗겨 닦아 주거나 시원하게 해 버리면 아이는 추워서 떨고 오한이 온다. 과식을 하거나 급하게 음식을 먹은 경우에 올 수 있다. 따 주거나 배를 따듯하게 하고 곡식 주머니, 핫 팩 등을 이용해 찜질한다. 양말을 신기고 옷을 따듯하게 입힌다. 땀을 내준다.

비 온 뒤에 땅이 더 단단해지듯이 열을 잘 이겨 낸 아이들은 부쩍 자란다. 열이 있는 동안 먹지 못했던 것들을 보충이라도 하듯 열이 내리면 다시 왕성한 식욕을 보이면서 잘 먹고 쑥 큰다.

Q. 만성 비염은 치료가 가능한가?

동양 의학에서 코는 금 기운폐·대장이 주관하는 것으로 보고 있다. 하지만 코에 이상이 있다고 해서 무조건 폐와 대장이 약하다고 할 수는 없다. 모든 것은 균형의 문제다. 그 안에서도 허와 실의 관계가 있다. 금 기운이 너무 강해도 비염이나 천식처럼 코에 이상이 올 수 있다. 일단 비염(鼻炎)은 염증이니 어떤 종류의 비염이든 염증을 잡아 주는 소금이 필요하고 따뜻하게 데워야 할 필요가 있다. 실제 비염이 있는 사람들이 따뜻하고 습한 목욕탕 같은 곳에 가면 코가 뚫린다. 몸의 입장에서는 굳이 코를 막고 있을 필요가 없는 것이다. 비염 증상이 심해지는 시기도 추운 겨울이 아니라 10월처럼 가을에서 겨울로 넘어갈 때쯤인 환절기에 가장 심하고 아침이나 밤처럼 기온이 낮을 때 심해진다. 몸이 냉기에 대비해야 하기 때문이다. 어떤 원인 때문에 비염이 생긴 것인지 잘 모르는 경우는 소금을 넉넉히 먹고 몸을 따뜻하게 해서 냉기를 빼면 좋아진다. 염증이 없어지면서 코가 뚫리고 코로 호흡할 수 있게 된다.

콧물이 줄줄 흐르는 비염 화극금(火克金)

대체로 재채기와 함께 나오는 경우가 많다. 콧물이 끊임없이 흐르니 주머니마다 손수건이고 휴대용 휴지로는 모자라 두루마리 휴지를 챙겨 다니는 사람이 많다. 염증을 잡기 위해 좋은 소금을 넉넉하게 먹는 것이 좋고 코의 뿌리인 폐·대장 기운을 튼튼하게 하는 매운맛으로 영양한다. 실제 이런 종류의 비염이 있는 사람들은 매운 것을 좋아하고 남들은 맵다고 하는 것을 맛있게 먹는다. 매운 것을 먹고 나면 폐가 따뜻해지면서 코가 뚫리고 콧물이 멎는다. 술을 마시면 더 심해지는 것도 화극금(火克金)해서 금 기운이 더 약해지기 때문이다. 금 기운은 긴장시키고 건조시키는 힘이다.

고시 준비를 하던 28세의 이영준 씨는 밤에 똑바로 누워 잠을 잘 수 없을 만큼 비염이 심했다. 누우면 숨이 막히니 심할 때는 거의 며칠 낮밤을 뜬눈으로 지새워야 해서 시험 준비는 고사하고 일상생활이 안 될 정도였다고 했다. 전형적으로 폐·대장이 약해져서 오는 비염 증세들이 나타났다. 일단 몸속 냉기를 뺄 수 있도록 선풍기, 에어컨 바람은 최대한 피하기로 했고 낮 시간에는 한 시간 이상 걷기로 했다. 곡식 중에서도 금 기운이 강한 현미, 율무를 위주로 먹고 질이 좋은 소금을 하루 네다섯 번 이상 먹었다. 에어컨을 트는 실내에서는 마스크를 했고 생강차도 마시고 고추장을 싸 다니면서 먹었다. 일반 식사를 할 때도 고춧가루를 더 넣어 먹었다. 평소에 매운 것을 좋아하기는 하지만 객지 생활을 하면서 충분히 먹을 기회가 없었는데 맘껏 먹어도 된다고 하니 정말 살 것 같다고 했다. 안갯속 같다던 머리도 많이 맑아졌다. 전반적으로 몸이 좋아지면서 공부에 능률이 올라 바라던 시험에도 합격하게 되었다.

콧물이 흐르지 않고 뒤로 넘어가는 비염 금극목(金克木)

코가 흘러나오는 것이 아니라 달라붙어 있다. 콧물이 뒤로 넘어간다. 단단하고 건조한 기운이 강해 염증이 밖으로 나오지 못하고 쌓여 있는 상태. 심하면 농이 되어 쌓이고 밖으로 배출은 되지 않아 축농증이 된다. 이런 경우는 폐·대장이 약해서라기보다는 간담이 약해서 생긴다. 콧물이 밖으로 부드럽게 밀려 나올 수 있도록 목기, 수기를 보충해 주는 것이 좋다. 목기를 영양하는 신맛, 염증을 다스리고 밀어내는 짠맛을 함께 영양하는 것이 좋다.

대학생 김영기 씨는 항상 코가 막혀 있고 코맹맹이 소리가 났다. 코가 막혀 있으니 입을 늘 벌리고 다녀서 항상 목이 건조했고 감기도 자주 걸렸다. 목뒤가 불룩하고 등 쪽에 살이 많이 찌고 자세도 구부정한 편이었다. 영기 씨의 경우는 체질도 폐·대장이 기운이 강해 긴장을 잘하는 데다 자세도 구부정해서 간담 기운이 약해져 있는 경우다. 부드럽고 연한 기운인 신맛, 짠맛으로 충분히 영양하고 자세 교정 운동을 함께 하면서 오랜 비염에서 해방될 수 있었다.

알레르기성 비염 토극수(土克水)·상화기(相火氣) 부족

자고 일어나서 증상이 가장 심하고 봄가을 환절기에 증상이 두드러진다. 평소에 괜찮다가 신경 쓸 일이 있으면 심해져서 밤잠을 잘 수 없을 정도로 안 좋아지기도 한다.

알레르기 비염과 천식으로 고생하던 45세의 이미영 씨는 비염 때문에 다니던 직장도 그만둔 상태였다. 급할 때 약을 먹곤 했는데 약을 먹고 나면 온몸의 물이 다 말라 버리는 것 같은 느낌이 들었고 안구와 피부도 몹시 건조해져 가려움에 시달렸다고 했다. 약의 부작용으로 아토피까지 생겼다. 몸이 안 좋으니 가족들에게 짜증을 많이 내게 되고 모임이나 사회 활동도 꺼려져서 우울증까지 와 있는 상태였다. 조절력, 생명력이 떨어져 있는 경우다. 몸을 따뜻하게 해서 냉기를 빼는 것이 가장 중요하다. 여자들의 경우는 남자보다 냉기가 빠지는데 시간이 더 걸린다. 미영 씨의 경우도 산후 조리가 제대로 이뤄지지 않아서 증상이 심해졌다고 했다. 낮 시간에는 자세를 바로 하고 많이 걸어서 열을 만들고 족욕이나 효소욕을 해 꾸준히 몸을 데웠다. 일부러 먹던 물을 줄이고 보온병을 준비해서 목이 마를 때만 따뜻한 물을 마셨다. 소금도 넉넉하게 먹고 현미밥 대신 옥수수, 녹두, 조 등의 심포·삼초를 영양하는 곡식을 더 많이 넣어 먹고 하루에 한 끼 정도는 생식을 하기로 했다. 몇 번의 명현 반응을 겪고 6개월 정도 지나면서부터는 스스로 딴 세상이라고 할 만큼 많이 좋아졌다. 건조하던 피부도 좋아지고 예민하고 까칠하던 성격도 많이 부드러워졌다.

Q. 어떤 물이 좋고 하루에 얼마나 마셔야 하는가?

물에 대한 오해 중 하나가 물 안의 미네랄에 관한 이야기다. 사람은 물을 통해서 영양분을 얻는 것이 아니고 음식을 통해서 얻는다. 우리 몸에서 물은 체액을 조절하고 영양분을 실어 나르는 역할을 한다. 또 노폐물을 빼내고 열을 조절하기도 한다. 좋은 물이란 원재료의 성질을 잘 녹여 내는 것이다. 물은 순수하고 깨끗한 것이 좋다. 기화되어 공기 중으로 올라갔다가 지표에 닿지 않은 물, 이슬이 가장 순수하고 깨끗한 물이다. 증류수가 가장 깨끗하고 순수하다. 오염이 없는 지역에서 나는 깨끗한 물을 늘 마실 수 있다면 좋겠지만 현실적으로 어려우니 증류기를 이용하는 것도 방법이다.

그 외 정수기 물, 생수가 있다. 생수는 그 지역의 땅의 성질과 섞여 물맛이 조금씩 다르다. 어떤 물은 달짝지근하고 어떤 물은 싸한 철분 맛이 나기도 한다. 탄산이 느껴지기도 하고 어느 지역은 찝찔하거나 아린 맛이 나기도 한다. 누가 어느 지역의 약수를 먹고 좋아졌다고 해서 무턱대고 그 물을 계속 마실 것이 아니다. 먼저 맛을 보는 것이 좋다. 단맛이 느껴진다면 위장이 약한 사람에게 도움이 될 것이고 철분 맛이 강하다면 폐·대장이 약한 사람에게 더 도움이 될 수 있는 것처럼 마시는 사람에 따라서 약수도 될 수 있고 그렇지 않을 수도 있다. 물맛도 사람에 따라 다르게 느껴지는 것이다. 정수기 물이나 생수에 보리차나 옥수수, 감잎 등 자신에게 맞는 것을 넣어 끓여 마시는 것도 괜찮다.

그렇다면 물은 하루에 얼마나 마셔야 하는가? 사람마다 다르다. 목마를 때 먹고 싶은 만큼 마시는 것이 정답일 것이다. 물을 많이 마시면 좋다고 하여 마시고 싶지도 않은 물을 억지로 먹다 보면 탈이 날 수밖에 없다. 물을 많이 마셔야 노폐물이 잘 빠지고 건강해진다는 것은 맞지 않는 이야기다. 과일, 음료수, 차처럼 물 종류를 많이 마시고도 일부러 물을 또 마시게 되면 속이 냉해지고 무기력해진다. 자연스럽게 당겨서 먹는 물 이외에는 일부러 마시지 않는 것이 좋다. 목마를 때 물을 마시되 새벽, 오전 시간대에는 가능한 마시지 않는 것이 좋다. 몸을 데워 하루를 시작해야하는 목기, 화기의 시간대이므로 이때 물을 마시게 되면 오후로 넘어가서 몸이 무거워지고 빨리 지칠 수 있다. 식사 전후에 물을 마시는 것도 소화에 도움이 되지 않는다. 물은 상온의 물이나 따뜻한 물을 마신다. 우리 몸속 내장의 온도는 겉으로 드러난 피부의 온도보다 훨씬 뜨겁다. 몸은 거의 쓰지 않으면서 찬물을 마시는 것은 몸속에 냉기를 쌓는 지름길이다.

Q. 위장병은 맵고 짠 음식을 먹어서 생기는가?

소화가 잘 되지 않는다고 모두 위장이 약한 것은 아니다.

산이 잘 나오지 않는 경우 금극목(金克木)

흔히 소화가 잘 안 되서 위장이 안 좋다고 생각하지만 위장보다는 간담이 약해서 소화가 잘 되지 않는다. 간담이 약하다 보니 산이 잘 만들어지지 않는 경우에는 식욕이 없고 밥때를 넘기는 일이 많다. 막상 음식을 먹고 나면 소화가 되지 않고 심하면 복통으로 배를 움켜잡기도 한다. 밥을 먹으면 모래알 씹는 듯하고 구역질이 나기도 한다. 흔히 위장이 좋지 않다고 착각해서 위 내시경을 하곤 하는데 위염, 역류성 식도염 등으로 진단받기도 한다. 밥보다는 국수나 면 종류를 좋아한다. 간담을 튼튼하게 해서 긴장감을 풀어 주고 산이 적절하게 나올 수 있도록 하는 것이 좋다. 신맛, 고소한 맛이 필요하다.

더 상세한 내용은 간담이 약할 때의 섭생법을 참고한다.

산이 과다한 경우 목극토(木克土)

실제 위장 기운이 약한데 스스로는 위장이 좋다고 착각하는 경우다. 금방 배가 고파지고 음식 맛을 모르고 많이 먹는 경우가 많다. 위장은 확실하고 다부진 기운이 있어서 먹을 만큼 먹었으면 자연스럽게 숟가락을 놓게 된다. 비·위장이 약해지면 배가 부른데도 계속 먹게 되고 소화는 잘 되니까 위장은 문제없다고 생각하는 것이다. 위 처짐^{눈밑이 불룩해진다}, 속이 쓰리고 더부룩한 증상이 있다. 무릎이 약해지고, 생각이 많아져서 실천력이 떨어진다.

산을 조절하고 무기력한 위장 기운을 보완할 수 있는 매운맛, 단맛이 도움이 된다. 기장, 찹쌀, 현미, 율무 같은 곡식이 좋다. 속이 쓰릴 때는 유기농 원당, 조청처럼 단맛 나는 것을 따뜻한 물에 타서 먹으면 좋다. 모든 음식은 천천히 씹어서 맛을 음미하며 먹는다. 걷기 운동을 꼭 하고 무릎 운동, 복부와 대퇴부를 자극하는 운동을 해 준다. 배를 따뜻하게 해야 한다.

더 상세한 내용은 비·위장이 약할 때의 섭생법을 참고한다.

밥맛이 없고 가스가 차는 경우 토극수(土克水)

염분이 부족하면 발효가 잘 되지 않고 부패하기 쉽다. 음식을 지나치게 싱겁게 먹으면 구역질이 나고 소화가 잘 안 되는 것도 속에서 발효가 일어나지 않기 때문이다. 토극수가 되어 신장이 약해지면 몸이 전반적으로 딱딱하게 굳는다. 위장도 기운이 지나치게 실해지면 오히려 굳는다. 음식이 들어가면 잘 움직이지 않는 느낌이 든다. 속이 먹먹하고 가스가 찬 듯하며 식욕도 없다. 극단적으로 가면 거식증이 되기도 한다. 짠맛, 소금을 이용한 발효 음식들이 필요하다. 음식을 입맛대로 충분히 짭짤하게 먹고 배를 따뜻하게 해 주면 발효가 잘 되어 속이 편안해진다. 신장을 튼튼하게 하는 허리 운동, 등 운동 등을 하면 좋다.

더 자세한 내용은 신장·방광이 약할 때의 섭생법을 참고한다.

신경성 소화 불량 상화기(相火氣) 부족

신경만 썼다 하면 소화가 되지 않는다. 잘 체하고 명치가 답답하다. 소화가 안 된다면서 가슴을 두드리는 경우다. 목구멍이 좁아진 느낌으로 음식이 잘 넘어가지 않고 사레가 잘 걸리기도 한다. 어깨도 무겁고 기분이 우울해지거나 감정 조절이 잘 안 될 수 있다. 떫은맛, 생 내 나는 맛을 가진 상화 기운의 음식으로 영양한다. 해가 있는 시간에 걷고 어깨 운동, 손 운동을 충분히 해 준다.

자세한 내용은 심포·삼초가 약해질 때의 섭생법을 참고한다.

Q. 빈혈 검사는 정상인데 어지럼증이 심하다

흔히 어지러우면 빈혈이 있다고 생각한다. 실제 빈혈인 경우도 있지만, 빈혈이 아니라도 어지럼증으로 고생하기도 한다. 크게 화가 나거나 흥분하는 등 음양 관계 머리와 몸으로 가는 에너지의 관계가 일시적으로 균형이 깨지는 경우에 눈앞이 하얘지거나 캄캄해지는 등의 일시적인 어지럼증이 있을 수 있다. 하지만 이는 안정을 취하면 곧 바로 잡힌다. 문제는 만성적인 빈혈과 어지럼증에 시달리는 경우다.

눈앞이 캄캄해지는 어지럼증

신장이 약해서 골수에서 혈액이 잘 만들어지지 않고 적혈구 생산이 잘 안 되서 생긴다. 이런 경우는 평소에 어지럼증뿐 아니라 귀울림 이명, 피곤함, 정력 감퇴, 탈모, 하품, 요통 같은 증상이 함께 있을 수 있다. 혈액을 맑게 하고 피를 만드는 조혈 작용을 하는 신장의 기운을 튼튼하게 할 수 있도록 짭짤한 맛이 필요하다. 검은콩이나 쥐눈이콩을 밥 지을 때 넣어 꾸준히 먹거나 따로 초 콩을 만들어 먹는 것도 방법이다. 음식으로 먹는 소금 이외에 따로 질 좋은 소금을 먹어줄 필요가 있다. 평소에 등, 허리 부분을 푸는 운동을 꾸준히 한다.

누워도, 서도 어질하다

간담이 약해서 늘 지나치게 긴장하거나, 제대로 쉬지 못하고 숙면을 취하지 못해서 생긴다. 잠을 못 자면 심장도 쉬지 못하고 바쁘게 일을 해야 하는데 간에서 연료인 혈액을 원활하게 공급하지 못해서 어지럼증과 빈혈이 생긴다. 피가 마른다는 표현처럼 간이 약하면 피가 마른다. 눈도 피곤하고 옆구리가 결리며 숨이 잘 안 쉬어진다. 다리가 저리고 식욕이 없어지거나 메스껍다. 긴장을 풀고 쉴 수 있게 하는 기운인 목기가 필요하다. 동치미 국물처럼 시고 짭짤한 맛이 필요하다. 신맛, 고소한 맛 나는 음식들로 영양하고 목, 옆구리, 발을 풀어 준다.

위의 두 가지가 같이 나타나는 경우도 많은데 이때는 동시에 영양을 해 주고 기운이 머리로 쏠려서 피가 마르고 있는 현상을 방치하지 말고 기운을 아래로 내려 주는 것이 필요하다.

위의 두 가지 경우는 말 그대로 빈혈이라고 할 수 있겠고 그 외 빈혈은 아니지만 어지럼증이 생길 수 있다. 심장이 약해도 어지럼증이 있다. 심장이 약해지면 혈기 왕성함, 밝고 활달한 기운이 약해진다. 심장의 혈액 공급이 제대로 안되면서 갑자기 핑 도는 느낌으로 시야가 전체적으로 붉게 보이면서 어지럼증이 올 수 있다. 심장이 펌프질을 힘차게 하지 못해서 머리, 손끝, 발끝의 말단까지 원활하게 혈액 공급이 안 된다. 평소에 깜짝깜짝 놀라거나 눈이 잘 충혈되고 숨이 차고 가슴이 답답한 증상이 있을 수 있다. 견갑골, 어깨나 아프거나 하혈을 하기도 한다. 심장을 영양하고 해당하는 운동을 해 준다.

비·위장이 약해지면 하늘이 노래지면서 어지러워 쓰러지는 경우가 있다. 몸살 기운처럼 기운이 없고 멍하고 어지러우며 무기력해진다. 평소에 무릎에 힘이 없고 손발이나 눈꺼풀이 떨리는 증상이 있을 수도 있다. 맵고 단 음식으로 영양을 한다. 특히 정오를 지난 오후에는 설탕물이나 조청 같은 것을 따듯하게 해서 마시면 좋다.

Q. 우울증 같은 마음의 병도 섭생으로 치유 가능한가?

모든 병은 마음에서 온다. 그래서 몸을 돌봐야 한다. 몸과 마음이 따로 있지 않기 때문이다. 우울증이라고 해서 우울증 증상만 있는 것은 아니다. 잠을 못 자거나 아토피, 비염 증세가 나타나기도 하고 디스크나 관절염, 소화 불량, 두통, 어딘가 아프고 결리는 등 다른 증상들이 같이 나오는 경우가 많다. 아프고 힘들어 병원을 찾았지만 각종 검사나 사진으로는 뚜렷한 병명이 나오지 않는 경우 신경성으로 심리적인 문제가 있다고 진단받는 경우가 많다. 우울증은 건강이 깨지기 전, 마음의 흔들림, 기운이 막히거나 쏠려 통하지 않을 때 생길 수 있다. 모든 병을 바라볼 때 다 마찬가지지만 증상만 없애려고 약을 쓸 것이 아니라 전반적인 불균형을 살펴볼 필요가 있다. 우울증을 뇌의 특정한 물질, 특정 호르몬이 분비되지 않는 이상 증세로 보고 약물을 투여하면 증상이 일시적으로 완화될지는 모르지만 건강을 되찾기는 힘들다. 우울증이라는 증세에만 매달리면 스스로에 대해서도 자신감이 없어지고 사회적으로도 낙인이 찍혀 건강한 삶으로 가는 길을 오히려 막아 버리기도 한다.

우울증(憂鬱症)은 말 그대로 기가 울체되는 상태다. 어딘가는 막혀 있고 어느 쪽에는 기운이 너무 쏠려서 소통이 제대로 되지 않는다는 의미다. 몸이 차고 냉기가 쌓이면 몸이 무겁고 기운이 가라앉는다. 의욕도 없고 집중력이 떨어지며 수동적이 되고 두려움이 많아진다. 몸의 어느 특정 부분이 뭉쳐 기운이 다른 곳으로 잘 흐르지 않는 상태가 계속되면 우울하다. 어떤 생각이나 감정으로 고착되어 있기 때문에 그것에서 잘 헤어나지 못하게 된다. 어느 누구도 우울해지고 싶은 사람은 없을 것이다. 적어도 생각만큼은 밝고 환해지고 싶지만 잘 되지 않는다. 생각대로 몸이 따라 주지 않을 때, 마음이 마음대로 되지 않을 때, 정신과 육체의 괴리가 심해질 때, 그 사이에서 마음이 몹시 흔들리고 감정 조절이 되지 않는 것이다. 머리와 몸이 하나가 되지 못해서 오는 불안함, 존재감을 잃어버리고 사는 의미를 못 찾을 때 오는 공허함, 부조리한 세상에서 느끼는 답답함, 세상과 연결되어 있다는 느낌이 들지 않고 혼자인 것 같은 고립감이 계속되면 병이 생긴다. 살면서 누구나 가끔 겪는 일이지만 문제는 이런 상태가 일상적으로 반복되고 고착되어 있다는 것이다. 기운이 흐르지 못하고 막히면 몸은 점점 더 균형이 깨진다.

그 어떤 병이든 가장 괴로운 것은 당사자이다. 아픈 사람 스스로 깨닫고 노력하지 않으면 좋아질 수 없다. 스스로 좋아지려는 노력 없이 주변에서 애쓰는 것은 한계가 있다. 스스로 힘을 기르고 자신을 건강하게 만드는 실천이 필요하다. 감정의 흐름을 살피면서 모든 것이 몸 상태와 무관하지 않다는 것을 깨닫는 것이다.

 몸이 건강치 않다는 사실을 인식해야 한다. 건강해지면 우울증은 자연스레 없어지게 된다. 몸에 냉기가 쌓이고 허약해져 마음도 아픈 상태라는 것을 인식하는 것이다. 기의 흐름을 원활하게 하려면 움직여야 한다. 움직이면 열이 만들어지고 기혈의 순환이 잘된다. 몸이 차고 냉기가 쌓이면 몸이 가라앉고 무거워져 우울해진다. 몸이 따뜻해지면 가벼워진다. 몸이 따뜻해지면 마음도 풀린다. 햇빛은 더없는 치료제다. 해가 떠 있는 시간에 햇빛 기운을 받으며 걷는 것은 혼자 할 수 있고 지금 당장 할 수 있는 가장 좋은 방법이다. 우울증 치유에 공통적으로 해당되는 것은 운동이다. 햇빛을 충분히 쐬어 주고 운동한다면 몸도 따뜻해져 신진대사가 좋아진다. 족욕이나 핫 팩을 이용해서 배가 따뜻해지면 숙면에 도움이 된다. 밤에 잠을 자게 되면서 밥맛도 살아나고 피곤함이 덜해서 기력이 좋아지고 우울함도 차츰 사라진다.

 우울증도 구체적으로 들여다보면 몇 가지 다른 양상으로 나타난다. 해당되는 경우를 잘 살펴서 몸의 뿌리를 다스리는 섭생을 해 주는 것이 좋다. 첫 번째는 생각이 조절되지 않고 울체된 경우다. 이 경우 생각이 끊이지 않고 계속된다. 과대망상이나 공상, 망상이 심하고 의심병이 생기는 경우는 목극토(木克土)비·위장와 관련되어 있다. 미운 사람이 많아지고 못마땅한 것도 많으며 가슴이 답답해 소리를 지르고 싶어지거나, 남을 죽이고 싶은 마음이 생기는 경우는 금극목(金克木)간담이다. 부정적이거나 반대만 하게 되고, 공포증이 생기거나 두려움이 커져 숨어 있고 싶고, 환청이 들리기도 하는 경우는 토극수(土克水)신장·방광와 연관 있다. 이때 해당되는 경락들이 모두 족(足) 경락이므로 하체를 써서 운동하는 것이 도움이 된다. 걷는 것이 가장 효과적인 방법이다. 생각이 걷힐 때까지, 화해하고 싶은 마음이 들 때까지, 두려움이 사라질 때까지 걷는다.

또 한 가지는 감정 조절이 되지 않는 경우다. 불안하고 초조하거나, 안절부절 못하고 눈을 깜박이기도 하며 눈빛을 맞추지 못한다. 표정 관리가 안 되는 이 경우는 상화(相火) 심포·삼초다. 가슴이 터질 것 같거나 답답하기도 하고, 부끄럽고 소심해지며, 사람들이 자신의 마음을 몰라주는 것 같은 기분이 드는 경우는 수극화(水克火) 심장·소장다. 사는 의미를 느낄 수 없어 죽고 싶은 마음이 들고, 슬프고 눈물이 많아지는 경우는 화극금(火克金) 폐·대장 되어서 이다. 이 세 가지 경우에는 손에서 시작하고 손에서 끝나는 수(手) 경락을 쓰는 것이 도움이 된다. 손과 팔에 힘을 키우고 상체 운동을 많이 하면 감정 조절이 된다. 특히 가슴을 펴고 어깨 돌리기처럼 어깨를 풀어 주면 불안하고 우울한 기분이 많이 걷힌다. 손으로 하는 활동인 악기 연주, 정리 정돈, 만들기, 텃밭 가꾸기 같은 것도 수 경락을 살리는 좋은 활동이다.

30대 중반의 윤재원 씨는 오랫동안 불면증과 우울증으로 약을 복용해 왔다. 신경성 소화 불량과 위염, 비염으로 약을 먹기도 했고 서른다섯 살에는 심장으로 들어가는 혈관이 막혀 기구를 삽입하는 수술도 했다. 바깥에 나가기가 두려워 필요한 것이 있으면 인터넷으로 해결했다. 공황 장애로 대중교통을 이용할 수 없었고 대학 시절 이후 직장이나 모임, 단체 생활을 해본 적이 없었다. 돌출 행동으로 정신 병원에 여러 차례 입원한 일이 있었고 수면제가 없으면 잠을 잘 수 없는 상태였다. 눈을 맞추고 이야기하기 힘들며 손과 머리가 떨리고 목에 뭐가 걸린 듯한 증상으로 괴로워하고 있었다. 어깨가 긴장되어 올라가 있었고 등은 구부정한 상태였다. 자신이 평범하게 살지 못하는 것은 우울증 때문이며 그 우울증을 만든 것은 가족이라는 생각에 원망과 분노, 두려움이 가득한 상태였다. 대개는 우울증이 있는 경우 당사자보다 가족들이 먼저 방법을 찾고 상담을 요청하는데 재원 씨는 자신이 직접 찾아왔다. 약을 끊고 인간답게 살고 싶다며 자연 치유를 선택한 것이다. 인생의 마지막 기회라고 생각하고 몸부터 추슬러 힘을 만들기로 했다.

먼저 비염과 불면증에 집중하기로 했다. 몸에 쌓인 냉기를 빼고 면역력을 높이기로 한 것이다. 낮밤이 완전히 바뀐 생활부터 조금씩 바꾸기로 하고 오전에 일어나는 것부터 시작했다. 전날 밤을 꼬박 새는 일이 있어도 오전에는 반드시 일어나기로 했다. 낮에 밖에 나가는 일 자체가 재원 씨에게는 엄청난 도전이었다. 모자를 눌러쓰고 옷으로 최대한 얼굴을 가리고 집 밖으로 나와 걷기 시작했다. 처음에는 어지럽고 진땀이 나며 속이 메슥거리고 숨이 차서 도중에 몇 번을 멈춰 서기도 했다. 하지만 매일 조금씩 걷는 시간을 늘려 갔고 몸이 살아나지 않으면 정신적인 문제도 해결되지 않는다는 것을 스스로 되새겼다. 전화로 격려하고 대화를 나누며 약해지는 마음을 다스렸다. 두려워지면 가슴을 펴고 등을 풀어 주었고 불안한 마음이 들면 어깨 돌리기를 더 많이 했다. 움직이니 식욕도 생기고 입맛도 조금씩 살아났다. 비염을 비롯해 몸 곳곳에 있는 염증을 다스리기 위해 죽염도 챙겨 먹었다. 긴장을 풀고 생명력을 강화시켜 주는 곡식으로 현재 상태와 체질을 보완할 수 있도록 했다. 몇 주 뒤에는 운동을 적극적으로 해 보고자 수련 프로그램에도 참여하기로 했다. 처음에는 택시를 타고 움직였고 점차 지하철, 버스 타기를 시도했다. 생각으로는 불가능할 것 같았지만 그 사이에 힘이 만들어진 탓인지 의외로 잘 해낼 수 있었다. 그렇게 운동을 계속하면서 먹던 약도 조금씩 줄이고 2개월 정도 후에는 신경 안정제, 소화제, 심장 관련 약 등을 끊을 수 있게 되었다. 뼈만 남은 듯했던 몸에도 살이 붙고 검푸르고 윤기 없던 얼굴도 화색이 돌았다. 햇볕을 충분히 쬐면서 운동하고 자기 전에는 족욕을 하고, 배에 곡식 찜질을 하고 나서는 설사도 줄고 눈 밑 다크서클도 차츰 없어졌다. 올라가 있던 어깨도 내려오고 구부정하던 등도 많이 펴졌다. 이후로도 꾸준히 이어진 노력 끝에 자세도 더 좋아지고 건강을 되찾았다. 뿐만 아니라 사람들과 농담도 주고받고 식사도 같이 할 만큼 성격도 밝아졌다. 본인의 노력도 있었지만 작은 변화에도 기뻐하고 격려해 준 주변 사람들의 도움도 컸다. 5년이 지난 지금, 재원 씨는 몸과 마음이 모두 건강한 사람으로 사회생활을 잘하고 있다.

평소 생활이나 건강에 큰 문제가 없었던 사람도 급격한 환경 변화가 찾아오면 우울증이 생기는 경우도 많다. 출산, 은퇴, 퇴직, 이사, 자녀의 출가, 완경(폐경)처럼 신변에 변화가 있는데 그 흐름을 따라가지 못할 때 우울증이 생기는 것이다. 누구에게나 힘든 상황이지만 나눌 사람이 없고 혼자 감당해야 할 때는 감정이나 생각이 흐르지 못하고 맺히면서 몸도 상한다. 몸이 약해져 있다 보니 변화를 받아들일 수 있는 힘이 부족하다. 몸과 마음 어느 것이 먼저랄 것 없이 상호 작용한다. 몸의 상황은 달라졌는데 변화를 받아들이지 못하고 몸이 있는 곳에 생각이 함께 하지 못하다 보니 괴리가 생기면서 우울증이 생긴다. 조절하는 힘, 생명력을 담당하는 상화 기운을 보충하는 섭생을 실천하다 보면 조금씩 조절력이 생기고 건강을 되찾을 수 있다. 이때도 몸으로 드러나는 증상을 함께 살펴서 건강을 찾을 수 있도록 해 준다. 혼자 해결하려고 하지 말고 자신의 상태에 대해 주변 사람들에게 알리고 도움을 요청한다. 대화를 많이 하고 햇빛이 있는 시간에 밖으로 나가고 운동을 해서 울체된 기혈을 순환시킨다.

Q. 체했을 때는 어떻게 하나?

손가락을 따 준다. 피를 좀 내는 것이 좋다. 과거에는 우리 어머니, 할머니들이 다 바늘로 따 주셨고 등을 손으로 쓸어 주고 나면 시원하게 트림이 나면서 싹 내려가곤 했다. 기가 막힌 것을 뚫는 지혜로운 방법이었다. 딸 수 없는 상황에서는 합곡_{엄지와 검지 사이}과 태충_{엄지발가락과 두 번째 발가락 사이}을 계속 눌러 주고 어깨를 돌려 준다. 체기가 오래가면 건강이 심각하게 깨질 수도 있다. 뒤늦게라도 따 주는 것이 필요하다. 몸이 냉하고 뜨거운 기운이 위로 상기되어 있는 사람들이 대체로 잘 체한다. 찬물, 찬 음료수, 제철이 아닌 차가운 과일은 피하는 것이 좋다. 평소에 음식 맛을 음미하면서 충분히 씹어 천천히 먹는 것이 좋다. 등 뒤쪽 위장의 유혈을 눌러 주면 시원하다. 고개가 앞으로 빠져 있고 가슴이 펴지지 않은 체형들이 많은데 걷기와 운동으로 어깨와 가슴을 펴서 등 뒤쪽을 살려 주면 좋다.

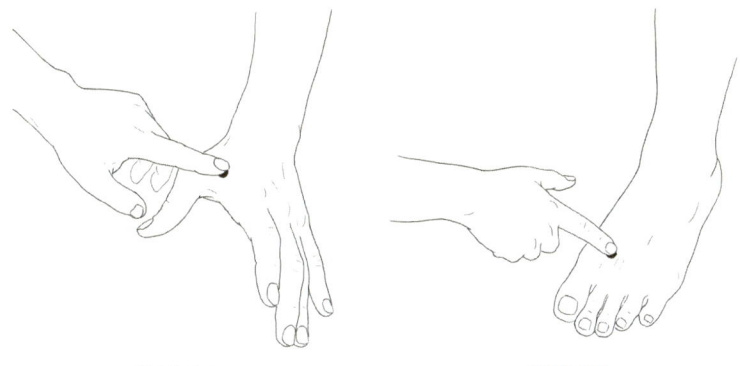

합곡의 위치　　　　　**태충의 위치**

Q. 두통은 어떻게 해야 하나?

몸에서 가장 많은 산소가 필요한 곳이 뇌다. 호흡 곤란이 오면 가장 먼저 죽는 것이 뇌이므로 뇌사가 일어난다. 몸속에 전반적으로 산소가 부족한 사람들이 두통이 잘 생긴다. 신장이 약해 필터 역할이 안 되거나, 간이 약해 해독이 안 되고 과식으로 위장이 냉해졌을 때 모두 몸속 산소가 부족해질 때다. 대개 밀폐된 곳, 사람이 많은 곳에 있을 때는 더 아프다가도 공기가 좋은 곳에 있으면 덜 아픈 것도 바로 그런 이유다.

신경을 많이 쓰거나 머리 쓸 일이 많아 기혈이 지나치게 머리로 쏠린 경우, 물을 지나치게 많이 마신 경우, 숙면을 취하지 못한 경우, 운동 부족으로 등과 뒷목이 굳어서 머리로 오르고 내리는 기혈의 소통이 원활하지 않은 경우에 자주 온다. 어느 부위가 아픈지에 따라 대처 방법이 조금씩 다르다. 해당 부위의 경락이 어떤 경락인지 잘 살펴보면 알 수 있다. 두통도 몸이 보내는 신호의 하나다. 문제는 두통이 아니라 좀 더 근본적인 차원, 장부의 불균형이나 틀어진 자세가 계속 유지되지 않도록 하는 것이다. 원인을 잘 살펴보고 섭생을 잘 해야 이후에 크게 균형이 깨지는 것을 막을 수 있다.

기를 소통시키는 차원에서 손을 따면 좋다. 또 뒷목과 어깨를 따뜻한 것으로 찜질하거나 마사지를 해서 머리 쪽으로 가는 경락의 흐름이 원활할 수 있게 해 주는 것도 효과적이다. 두통이 있는 사람들은 자세가 바르지 않은 경우가 많다. 특히 목 부분이 자연스럽지 않다. 척추의 흐름이 자연스러워야 몸통과 머리의 기의 흐름이 좋아질 수 있다. 평소에 자세를 바로 하는 운동을 해 주고 특히 목과 어깨가 항상 풀려 있을 수 있도록 운동해 준다. 머리는 항상 시원하게 해야 한다. 하지만 추운 날씨에 찬바람을 갑자기 쐬거나 모자를 쓰지 않고 바깥 활동을 많이 하다 보면 혈관이 수축되어 통증이 오거나 심하면 뇌출혈이 생길 수도 있다. 추울 때는 머리도 따뜻하게 보호해 주어야 한다.

편두통 금극목(金克木)

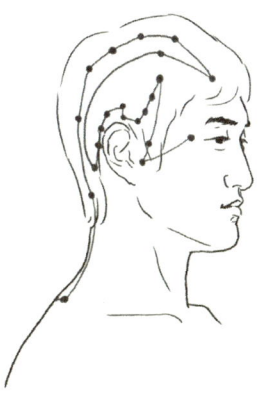

편두통과 담 경락

간담이 약해 간담 경락이 막혀 생긴다. 가슴이 답답하고, 소화도 안 되고 구역질이 나기도 하고 아무것도 먹을 수가 없다. 간경화, 간암이 있는 사람들의 상당수가 20년 이상 편두통에 시달린 경우가 많다. 진통제로 머리가 아픈 감각을 마비시켜 버리면 약 자체에 내성이 생기는 것은 물론, 근본 원인인 간과 쓸개는 계속 약해져 급기야 부드러운 기운이 더 약해지면 굳어지거나 간 경화, 덩어리 담석, 간암가 생길 수 있는 것이다.

섭생법

· 긴장된 기운을 풀어주는 신맛을 영양한다.
· 신맛 나는 주스 오렌지, 레몬, 매실, 오미자 등에 식초를 듬뿍 넣는다.
· 커피가 당기면 커피를 진하게 마신다 화극금(火克金).
· 목과 어깨 운동을 천천히 해서 굳은 담 경락을 풀어 준다.
· 담 경락의 임읍 자리를 자극한다.

후두통 토극수(土克水)

뒷목이 뻐근하고 뒷골이 당긴다. 정수리가 아프다. 눈알이 뻐근하고 때로는 눈이 빠질 것 같기도 한다. 심하면 골이 흔들리는 느낌이 들고 어지럽다. 등이 아프다. 뒤로 열이 치받기도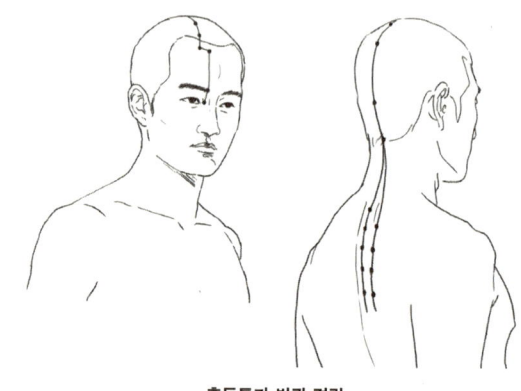

후두통과 방광 경락

하고 심하면 망치로 쾅쾅 치는 것 같을 수도 있다. 평소에 허리, 등, 오금, 종아리 발바닥 등에 이상이 있을 수 있다.

섭생법

- 굳은 기운을 푸는 짠맛으로 영양한다.
- 깨끗한 소금 한두 숟갈과 새콤달콤한 맛이 나는 물매실, 오미자 즙, 요구르트 등을 함께 먹는다.
- 허리 운동, 발목 운동, 발끝 잡고 숙이기 같은 운동으로 풀어 준다. 뒷목을 자극하거나 마사지해 준다.

전두통 목극토(木克土)

찬 것을 먹었거나 과식을 하여 위장이 약해지면 비·위장 경락을 따라 앞이마가 아프다. 앞이마가 까매지거나 머리가 쏟아질 것처럼 느껴지기도 한다. 눈 밑이 떨리기도 한다. 무조건 배를 따뜻하게 해 준다. 허벅지도 함께 데워 주면 좋다.

섭생법

- 따뜻한 설탕물을 마신다유기농 원당이 효과가 빠르다. 꿀물, 호박엿을 먹는 것도 좋다.
- 앉았다 일어났다 하며 무릎 운동을 해 준다. 위장이 약할 때 아주 효과적이다.
- 족삼리를 자극한다비·위장 경혈 참고.

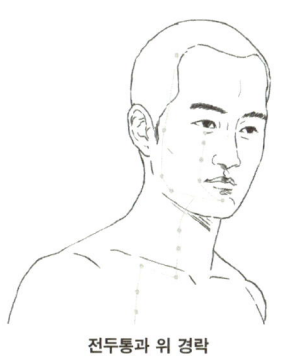

전두통과 위 경락

골치 아픈 두통상화기(相火氣) 부족

눈썹에서부터 띠를 두른 것처럼 아프다. 관자놀이, 눈썹 뼈가 아프다. 골치가 아프다고 손으로 누르게 된다. 심하면 미간이 찌푸려지면서 인상을 쓰게 된다. 떫은 표정을 하고 있다. 평소 어깨가 무겁고 우울하며 감정 조절이 잘 안 되는 증상이 자주 있을 수 있다. 신경 쓸 일이 있거나, 큰일을 앞두고 있거나 환경이 새로 바뀌는 등 새롭게 적응해야 할 때 심해지기도 한다. 손에서 땀이 나거나 습진이 생기기도 하고 손이나 어깨가 저리는 증상 등도 함께 올 수 있다.

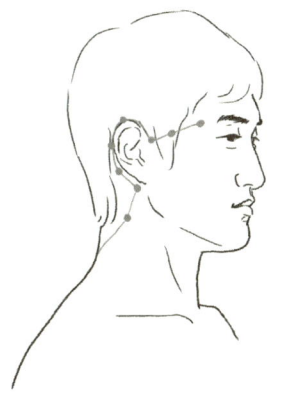

관자놀이의 통증과 삼초 경락

섭생법

- 심포·삼초를 좋게 하는 떫은맛으로 영양한다.

- 요구르트를 데워^{떫은맛이 강해진다} 식초를 약간 타서 마신다.
- 도토리 가루, 옥수수 가루를 구해 요구르트를 넣어 먹어도 좋다.
- 어깨 돌리기를 많이 해 준다.
- 중충 · 관충을 자극한다^{심포 삼초 경혈을 참고}.

건강 자립을 도울 필수 아이템들

찜질 팩

직접 만들어도 좋고 시중에 나온 것들을 사용해도 좋다. 전자레인지가 있는 경우는 곡식 찜질 팩을 만들어 쓰면 좋다.

필요할 때
복통, 생리통, 감기 몸살, 열날 때, 과식했을 때, 다쳤을 때, 배에 가스 찼을 때, 잠이 오지 않을 때

실제 배만 따뜻해도 큰 병이 없을 정도로 몸을 따뜻하게 하는 것은 중요하다. 따뜻하게만 해도 어지간한 통증이 사라져 진통제를 먹거나 응급실에 갈 일이 없어진다. 야외에서는 뜨거운 물을 넣어도 변형이 안 되는 물병을 준비해서 물을 끓여 넣고 타월을 감싸 배에 굴려 준다.

곡식 팩 만들기
① 자신의 배를 가릴 만한 크기의 두꺼운 면광목, 옥스퍼드지 등을 두 장 준비한다.
② 3센티미터 정도 남기고 박음질한 뒤 뒤집는다.
③ 콩이나 팥을 넣는다.
④ 나머지를 마저 박는다.
⑤ 전자레인지에 3~4분 정도 돌려 사용한다.

허리용은 길게, 어깨용은 어깨 모양을 본떠서 만들어 쓰면 좋고 아이들용으로는 쓰던 것을 작게 만들어 주면 된다. 지퍼가 있는 베갯잇, 안 입는 옷을 활용하는 등 다양한 방법으로 응용할 수 있다.

그 외 전기로 충전해서 쓰는 것, 끓여서 쓰는 물 자루, 허브 팩 등 다양한 찜질 도구가 있다. 직접 전기를 꽂아서 쓰는 것은 전자파 때문에 몸이 더 무거워질 수 있으니 사용하지 않는 것이 좋다.

사혈침

약국이나 의료기점에서 구입할 수 있다. 될 수 있으면 침이 가는 것으로 준비한다.

필요할 때

체했을 때, 머리 아플 때, 다치거나 삐었을 때

천연 치료제, 우리 집 부엌에 다 있다

아무리 원재료가 좋다 해도 기본양념의 질이 낮으면 음식 맛도 살리지 못하고 경우에 따라서는 먹지 못하게 될 수도 있다. 나쁜 소금을 쓰면 배추가 금방 무르거나 부패하고, 젓갈을 담그면 쓴맛이 나면서 상한다. 결국은 못 먹고 다 버리게 되는 것이다. 값을 더 주더라도 소금, 식초, 설탕 등의 기본양념은 질 좋은 것으로 준비해 두는 것이 좋다. 음식을 할 때도 깊은 맛을 낼 뿐 아니라 아플 때 치료제로도 유용하고 병을 예방하는 차원에서도 훌륭하게 쓰일 수 있다.

식초

자연 발효시킨 좋은 식초를 준비해 둔다. 편두통, 다리 저림, 눈이 시고 눈물 나거나 옆구리가 당길 때처럼 긴장감이 지나쳐서 문제가 생길 때 희석시켜 마시면 좋다. 소화가 안 되거나 잠이 오지 않을 때에도 희석시켜 단맛과 함께 마시면 좋다.

커피

입맛에 따라 블랙으로 마실 수도 있고 믹스 형태로 마셔도 상관없다.
딸꾹질 날 때, 얼굴이 자꾸 빨개질 때, 새끼손가락이 저릴 때처럼 심장이 약해졌을 때 쓴다.

설탕

유기농 원당이 맛도 좋고 효과가 좋다. 없으면 황설탕을 준비해 둔다.
설사할 때, 배꼽 주변이 아플 때, 무릎이 아프고, 몸이 늘어질 때처럼 비·위장이 약해졌을 때 뜨겁게 타서 마시면 좋다. 좋아하면 평소에도 음식을 하거나 커피를 탈 때 듬뿍 넣어 먹어도 무방하다. 단것을 먹는다고 해서 절대 살찌지 않는다. 위장에 힘이 생기면 단단한 기운이 강해져 밥맛이 떨어지고 식욕 조절이 잘 된다.

고추장, 고춧가루
콧물이 줄줄 흐르는 감기, 재채기, 살이 떨리는 몸살감기처럼 금 기운이 약해질 때 쓰면 좋다. 늘어져 있던 세포에 긴장감을 주어 다시 의욕이 생긴다.

소금
간수가 충분히 빠진 천일염, 죽염, 섭씨 1,000도 이상에서 걸러낸 질 좋은 소금을 말한다. 비염, 중이염, 편도선염 등 모든 염증에 두루 쓴다. 꽉 막힌 변비, 뒷골 당기는 두통에 유용하다. 먹는 양은 상황에 따라 다르다. 대개 찻숟갈로 한 숟갈 정도 먹어 보고 괜찮으면 조금 더 먹는다. 사람에 따라 상태에 따라 다르기 때문에 적당한 양을 쓰면 된다. 매실이나 오미자즙, 요구르트처럼 새콤달콤한 맛이 나는 것과 함께 먹으면 좋다.

조선간장, 된장
염증이 있는데 소금을 먹기는 힘든 경우, 배에 가스가 차서 소화가 안 되는 경우 등에 쓴다. 찻숟갈로 떠먹어도 좋고 따듯한 물에 타서 국물처럼 마실 수 있다.

요구르트
아이가 있는 집에는 준비해 두면 두루 쓰인다. 목감기, 가래, 열이 날 때 뜨겁게 데워서 식초를 약간 타서 먹이면 좋다.

매실 즙
두드러기나 배앓이에 좋다.

오미자 즙
가래와 기침에 효과가 있다.

육기 잡곡

곡식의 중요성은 아무리 강조해도 지나치지 않다. 열매이자 씨앗이면서 사계절, 자연의 정기가 고스란히 담긴 조화로운 먹거리다. 기운이 어느 한쪽으로 치우치지 않아 매일 먹고 일 년 내내, 일생을 먹어도 부작용이 없어 주식으로 훌륭한 양식이다. 본초학에서도 곡식을 최고의 약, 상약(上藥)이라고 했고 태곳적부터 곡식으로 병을 고쳤다는 사실이 여러 문헌들에 전해진다. 오곡밥을 먹을 때 별다른 반찬이 필요 없는 것도 곡식 안에 이미 다양한 기운이 들어 있기 때문이다. 적은 양으로도 에너지가 빨리 채워지고 몸으로 들어가서는 찌꺼기를 남기지 않는 좋은 땔감으로 쓰일 수 있다.

목·화·토·금·수·상화, 육기에 해당하는 곡식들을 기본으로 하고 거기에 자신의 체질이나 현재 상태로 봐서 부족한 것들을 더 넣어서 먹으면 훌륭한 식사가 된다. 매끼 육기 잡곡을 먹을 수는 없어도 적어도 하루 한 끼 이상 꾸준히 한다면 여러 가지 변화를 느낄 수 있다. 현재 균형이 많이 깨져 있거나 몸의 변화를 더 느끼고 싶은 사람들은 익히지 않고 생식을 하면 더 효과적이다. 육기 잡곡의 비율은 모든 음식을 받아들이는 데 바탕이 되는 위장의 기운인 토기의 비율을 2, 나머지는 1씩 한다. 상화는 기본 생명력을 주관하므로 가장 높은 비율로 섞는다.

혼합 비율
목 : 화 : 토 : 금 : 수 : 상화 = 1 : 1 : 2 : 1 : 1 : 6

각 기운별 대표 곡식
목기 — 팥, 보리, 밀, 완두콩
화기 — 수수
토기 — 쌀, 찹쌀, 기장
금기 — 현미, 율무, 현미율무
수기 — 검은콩, 쥐눈이콩, 콩
상화기 — 옥수수, 녹두, 조

건강한 생활을 만드는 자연 섭생법

건강 비법은 없다. 건강한 생활, 건강한 삶이 있을 뿐이다. 건강법을 기계적으로 실천하려고 하기보다 직관에 따르는 것이 자연스러운 삶이다. 배고프면 먹고 먹었으면 움직이고 쉬었으면 일하고 피곤하면 잔다. 자연의 흐름, 생명의 리듬을 따르지 못하고 어느 한쪽으로 치우침이 지속되면 균형이 깨지면서 건강을 잃게 된다. 아래는 앞에서 다룬 내용들을 정리해 본 것이다. 구체적인 내용은 앞부분을 참고하면 되겠다.

음식과 물

절대적인 약이나 독은 없다. 각자의 입맛을 살려 감사한 마음으로 맛있게 먹는다.

주식

곡식은 사람 먹거리의 기본이자 으뜸이다. 하루 한 끼 이상 육기 잡곡으로 균형 잡힌 식사를 한다. 현재 상태나 체질을 보완할 수 있는 곡식을 더 넣으면 좋다.

부식

주식으로 부족한 기운을 보충한다. 입맛을 살려 입맛대로 간을 충분히 해서 먹는다. 유기농, 자연 농법으로 재배한 것, 제철 음식으로 영양하면 더 좋다.

물

억지로 마시지 말고 목마를 때 적당량을 마신다. 당기지도 않는데 일부러 마시면 몸이 냉해진다. 하루 중 오전은 몸을 예열하고 불을 지피는 시간이므로 물이 잘 당기지 않는다. 오후나 저녁으로 넘어가면서 목이 마를 때 마신다. 상온의 물이나 따뜻한 물을 마시는 것이 좋다.

운동

전신 운동

걷기는 모든 운동의 바탕이다. 해가 떠 있는 시간에 자세를 바로 해서 자신에게 맞는 속도로 걷는다.

장부 운동
자신의 체질이나 현재 상태에 따라 약한 부분 운동을 더 많이 해 준다. 결리고 아픈 부분은 약해져 있다는 신호이므로 운동해서 풀어낸다. 자투리 시간을 활용한다.

호흡·공기
호흡법을 배우거나 따라할 것이 아니라 운동으로 숨통을 틔우고 숨길을 만들어 주는 것이 먼저다. 코호흡이 가능하도록 가슴을 펴고 자세를 먼저 만든다. 자세가 좋아지면 숨도 깊어진다. 들숨과 날숨의 길이 조절로 음양을 조절할 수 있다. 자신만의 호흡을 찾는다.

천기
해가 떠 있는 시간에 활동하고 해가 지면 쉰다. 활동의 패턴은 봄여름은 일찍 일어나 늦게 자고 겨울은 늦게 일어나고 일찍 자는 등 시계보다 계절에 맞추는 것이 자연스럽다. 24절기를 참고해서 생활에 응용한다. 해마다 그 해의 운기를 살펴 기운의 리듬을 이해하고 계획을 세울 때 고려하면 많이 도움이 된다.

체온 조절
냉기는 현대인들에게 만병의 근원이다. 배가 따뜻하면 많은 병이 사라진다. 냉기가 쌓이는 생활이 계속되지 않도록 몸을 충분히 움직여 열을 만들어 준다. 자기 전에는 족욕을 하거나 찜질 팩을 이용해서 배를 따뜻하게 한다.

체질 이해하고 보완하기
체질을 안다는 것은 나와 남이 다르다는 것을 이해하는 것이다. 분류해서 나누고 규정짓기보다 스스로 이해하고 살펴서 종합한다. 체질적으로 부족한 부분을 보충해서 균형을 맞추는 쪽으로 섭생한다.

맺으며

생명의 시간은 저마다 다르다

 같은 나무에 달린 꽃도 피고 지는 시기가 다른데 서로 다른 몸을 가진 생명들이야 말할 필요가 있을까. 먼저 열매되는 것이 있고 늦되는 것이 있다. 빠르고 늦다고 하는 것도 사람의 기준이지 나무 입장에서는 그저 때가 되어 피고 지는 것일 뿐이다. 생명은 모두 삶의 속도가 다르다. 내 몸의 시간을 발견하고 그 시간에 맞춰 사는 것이 자연스러운 삶이다. 그러나 우리가 사는 세상은 그렇지 못하다. 획일화된 시간과 가치 아래서 엄청난 스트레스를 받으며 산다. 비교하고 경쟁하며 맞춰진 속도에 나를 끼워 맞추려다 보면 몸은 여기저기 아우성일 수밖에 없다. 이탈한 사람도 그 속도를 쫓아가는 사람도 외롭고 힘들기는 마찬가지다.
 생명은 모두가 자기 삶의 주인이다. 내가 세상의 중심이라는 것을 외치기는 쉬워도 정말 인정하고 그렇게 행동하기는 쉽지 않다. 남과 자신을 끊임없이 비교하며 경쟁하는 삶은 나의 생명력을 갉아먹는 일이다. 남과 나의 속도를 비교하는 것만큼 피곤한 일도 없다. 강변의 수많은 돌, 길에 핀 무수한 들풀을 보고 우열을 가릴 수 있을까. 크고 화려한 꽃도 있지만 작고 소박한 꽃도 있고 먼저 피는 것이 있고 나중에 피는 것이 있다. 자신을 마음 깊이 인정하고 진정으로 사랑하는 것이 점점 더 어려워지는 세상이다. 대중 매체들이 광고하는 소비 위주의 삶을 보고 전문가들이 쏟아내는 정보들을 듣는다. 이런 정보들을 보고 듣다 보면 어느새 내 삶은 수동적이 될 수밖에 없다. 내 이야기, 나의 생각은 점점 없어지고 나도 모르게 다른 사람의 생각, 남의 이야기를 하게 된다.

건강을 찾고도 여전히 공허함이 남는다면 그것은 나의 진면목을 보지 못해서이다. 내 안의 능력을 보지 못했기 때문에 다른 무언가에 의지하게 된다. 나를 찾고 실현하는 기쁨을 알지 못하면 언제나 밖에서 답을 구하게 된다. 내 안에 잠재되어 있는 무한한 능력은 끄집어내 써 보지 않으면 알 수 없는 것들이다. 생명의 놀라운 능력들을 깨닫는다면 가진 것이 없어도 충만해진다. 배우는 것이 아니라 꺼내는 것이라는 것을 알게 되면 두려움이 없어진다.

건강을 다시 찾으면서 나를 살려 낸 과정들, 머릿속으로 그렸던 것을 몸으로 구현해 보는 시간이 모두 잠재 능력을 발휘하는 방법이다. 내가 누구인지 탐구하고 잠재되어 있는 능력들을 끊임없이 꺼내려고 한다면 세상은 지루할 틈이 없어진다. 자신을 실현하는 것에 관심이 있다면 남과의 비교 경쟁은 더 이상 무의미해진다. 남과 다른 자기 자신의 시간의 흐름을 따르고 자신을 극복하는 데 초점이 맞춰진다.

살아 있음을 가장 강하게 느끼는 순간은 무언가 창조해 냈을 때다. 세상에서 가장 맛있는 딸기는 내가 딴 딸기라고 했다. 아무리 볼품없어도 내가 빚은 그릇은 정감이 간다. 기성품처럼 매끈하지 않아도 독특한 맛이 있고 다른 것을 다 내다 버려도 간직하게 된다. 내가 직접 한 것에는 그것을 이루는 과정, 이야기가 담겨 있다. 옳고 그른 것, 잘하고 못한 것은 중요하지 않다. 비교 경쟁에서 벗어나는 길은 스스로 자신의 가치를 발견하고 실현하는 길이다. 자기 안의 능력, 감성은 다 다르다. 좋고 나쁨을 떠난 서로 다른 감성, 다른 캐릭터를 가지고 있다. 이 세상에 평범한 사람은 아무도 없다. 무엇이 평범한 것일까? '평범하다'라는 기준조차 잡기 힘들다. 평범하다는 것은 관념 속에서나 존재하지 실제 삶에서는 그렇지 않다. 누구나 그 사람 고유의 말투, 느낌, 몸짓, 개성이 있다. 억지로 튀려고 하거나 누군가의 스타일을 따라하는 것이 개성이 아니다. 나다운 것이 개성이며, 자기 안의 독특한 느낌을 뽑아내는 길이 필요하다. 창조력은 생명의 본성이다.

돈으로 사야만 하는 문화, 직접 할 수 없게 만드는 문화

산업 사회가 되고 대량 생산, 대량 소비의 시대로 접어들면서 모든 것은 경쟁과 속도라는 틀에 갇혀 버렸다. 쏟아지는 정보와 광고들은 좋은 집과 좋은 차가 품격을 말해 준다고 한다. 더 많은 물건을 소유하고 유명해져야 행복할 것처럼 세상은 끊임없이 소비와 경쟁을 부추긴다. 최고급의 유명 의료 시설에서 치료받는 노후를 삶의 질이 높은 것처럼 그려 낸다. 대량 생산과 대량 소비, 그리고 대량 폐기까지. 끊임없이 새로운 물건은 만들어지고 그것을 사지 않으면 뒤처질 것만 같은 세상에서는 만족도 잠시뿐이다. 새로운 물건을 사기 위해 끊임없이 일하지 않으면 안 되는 세상이다. 물건이 많아지면서 시간은 더 없어지고 새로운 것을 값싸게 살 수 있게 되면서 낡은 것은 바로 폐기 처분된다. 물건을 바라보는 이런 시각은 어느새 사람과 자연을 바라볼 때도 그대로 적용되었다. 일시적으로 기능이 떨어져 있는 어떤 부분을 되살리려고 하기보다는 약물이나 주사로 그 성분을 넣어 주거나 혹은 잘라내 버리거나 인공적인 것으로 대체하려는 것이다.

필요한 것이 있으면 '어떻게 만들 것인가'를 먼저 생각했던 세대에서 '어떻게 살까'를 먼저 생각하는 세대가 되었다. 지금의 세대는 아주 어린 시절부터 소비의 주체로만 자라왔다. 소비하고 버리는 것에 익숙하다 보니 만들어 내고 되살리는 것은 힘들 수밖에 없다. 양말 한 쪽도 기워 신고 작아진 옷의 털실을 모두 풀어서 다른 옷을 만들어 입었던 솜씨, 자투리 천으로 밥상보를 만들어 덮었던 감각, 짚으로 새끼를 꼬고 생활용품을 만들었던 기술들은 모두 사라져 버렸다. 옛사람들이 유한한 물질을 아껴 쓰고 끊임없이 다른 용도로 되돌려 사용했던 것은 단순한 근검절약 차원이 아니다. 나 아닌 다른 생명을 함께 살피며 전체를 사고할 수 있는 감수성이 있었기 때문이다.

현대인들은 소비하면서 관계를 맺고 존재를 확인받는다. 이전 세대들은 어렸을 때부터 집안일을 자연스럽게 하면서 책임 있는 가족 구성원으로 제 역할을 하며 자랐지만 지금의 아이들은 그렇지 않다. 청소나 정리정돈, 집안일 같은 것은 모두 부모가 대신해 주니 스무 살이 넘도록 앞가림이 되지 않고 일머리를 모른 채 성인이 된다. 음식을 만들지 않아도 사

먹으면 되고 옷을 만들지 않아도 만드는 것보다 훨씬 싼값에 얼마든지 사 입을 수 있다. 아이를 돌보는 것도, 청소, 살림, 집을 손보는 것도 돈을 써서 사람을 구하면 된다. 내가 할 일은 그것에 사용할 돈을 벌면 되는 것이다. 더 많은 소비를 위해 돈이 필요하고 계속 일하지 않으면 안 되는 문화다. 돈을 벌 수 없게 되거나 모아 둔 돈이 떨어지면, 내게 남아 있는 것은 무엇일까. 소비하지 않으면 안 되는 사회에서는 돈이 없거나 돈을 벌 수 없으면 가치 없는 사람 취급을 받는다. 산업 사회 이전의 마을에서는 나이 들어 힘이 없어진 노인들도 경험과 지혜를 나눠 줄 수 있었고 아이들도 나이에 맞는 일을 하며 집안에서 제 역할을 다했다. 지금은 돈이 모든 것을 매개하면서 서로가 서로를 필요로 하지 않는 관계가 되고 있다. 함께 있는 것은 부담이고 점점 더 견디기 힘들어지고 있는 것이다. 사람과 사람, 사람과 자연 사이에 관계를 맺고 푸는 것도 더 힘들어졌다. 누구나 자신이 가치 없다고 느껴지면 기가 꺾이고 풀이 죽는다. 기가 살아나고 풀이 살아나려면 다른 능력, 다른 가치를 보는 눈이 필요하다.

살아가는 즐거움, 살아가는 능력

현대의 사회생활은 늘 바쁘다. 늘 시간에 쫓겨 식구들끼리 같이 밥 먹을 시간도 없고 속내를 털어놓고 대화할 여유도 없다. 학교에서는 빡빡한 시간표에 맞춰 다양한 과목들을 배우고 직장에서는 밤늦게까지 불을 밝혀 일한다. 자동차를 타고 컴퓨터로 업무를 하고 스마트폰을 사용하는 현대인들은 아주 복잡하고 다양한 일을 하는 것처럼 보인다. 과거의 인류보다 훨씬 유능하고 진보한 것처럼 보인다. 하지만 실상을 들여다보면 전혀 그렇지 못하다. 기계와 기술이 눈부신 발전을 했다고 하지만 한 인간으로서의 능력은 더 퇴화하고 있다.

불과 50년 전만 해도 우리 부모님과 그 위 세대들은 옷을 만들어 입었고 살 집을 직접 지었다. 먹거리를 직접 농사짓고 조리했다. 식의주를 스스로 혹은 가족과 마을이 도와서 함께 해결하며 자급자족했다. 기계가 없다 보니 직접 하지 않으면 안 되고 스스로 궁리하게 되고 방법을 찾고 서로 지혜와 힘을 모아야 했다. 보살피고 돌보는 능력, 서로 협력하는 능력, 스스로 치유하는 힘이 있었다. 그러나 지금은 직접 할 수 있는 것이 별로 없다.

다양한 것을 하며 사는 것 같지만 현대의 인간들은 쓰는 부분만 쓴다. 몸놀림이 지극히 제한적이다. 머리 위주로 쓰고 뇌의 기능 중에서도 지극히 일부만 쓴다. 걷기 위해 만들어진 두 다리는 거의 쓰지 않아 볼품없이 되었고 실내 피트니스 클럽에서 억지로 만들어 낸 부자연스러운 근육만이 남았다. 팔도 거의 쓸 일이 없고 손은 다양하게 쓰지 않는다. 오로지 엄지와 검지만 부자연스럽게 쓴다. 좌우 중의 어느 한쪽만 쓰다 보니 몸은 심하게 기울었다. 일부만 쓰게 되는 이유는 속도, 효율성 때문이다. 빨리 결과를 얻어야 하고 경쟁에서 살아남으려면 잘되는 쪽만, 잘하는 것만 계속 발달시켜야 한다.

분업화, 기계화된 산업 사회에서 인간에게 요구되는 능력은 지극히 부분적인 것이다. 몸은 단순한 동작만을 반복하고 뇌의 놀라운 능력 중에서도 단편적인 정보를 쌓는 기능만을 위주로 쓴다. 멀리 있는 것을 보려고 시력을 쓸 일도, 작은 소리에 귀 기울일 일도, 정교한 손놀림을 할 일도 없다. 그사이 눈썰미도 잃어버리고 몸놀림도 둔해지고 솜씨도 많이 퇴색되었다. 기계에 의존할수록 몸놀림은 급격히 줄어든다. 기계의 기술력은 높아지지만 사람의 몸 놀리는 기술은 볼품없어졌다. 그사이 우리가 잃어버리고 있는 것은 살아가는 진정한 능력이다. 남이 심어 준 정형화된 능력이 아니라 생명답게 사는 데 필요한 능력이다. 몸의 능력이 퇴화되면 불균형은 심해지고 건강과 행복도 멀어지게 된다.

다리는 걷기 위해 있고 손은 쓰려고 있는 것 아닌가. 애초에 걷기 위해 태어난 두 다리를 의자에서 늘어뜨리는 용도로만 쓴다면 다리를 방치하는 것과 같다. 섬세하고 정교하게 움직일 수 있도록 복잡한 뼈들로 이루어진 손으로 겨우 마우스 클릭만 한다면 고사양 컴퓨터를 가지고 타자 연습만 하는 꼴이다. 몸을 쓰지 않고 편리함을 쫓는 것은 몸을 사랑하는 것이 아니다. 몸 놀리는 즐거움을 빼앗아 버리는 것이다.

몸은 놀려 주기를, 써 주기를 바란다. 다리를 쓰면 다리 쪽으로 피가 간다. 머리로 쏠린 혈액이 발끝까지 갈 수 있는 것이다. 악기를 연주하고 텃밭을 가꾸고 바느질을 하면 피가 손가락 하나하나 뼈와 힘줄을 모두 흐르며 아주 미세하게 손끝까지 간다. 쏠려 있던 기혈이 고루 나눠지면 기분이 좋아진다. 나를 기분 좋게 만드는 것은 몸 구석구석을 써 주는 일, 몸을 놀리는 일이다. 어떤 생명이든 존재 가치가 살아나면 빛이 날 수밖에 없다. 몸에게 창조하는 기쁨을 돌려주자.

기계와 기술에 의존하게 되면서 사람과 사람, 사람과 자연, 정신과 육체는 모두 분리되었다. 몸과 몸이 직접 만나는 소통하는 일은 점점 더 줄어들고 있다. 몸이 만나는 부대낌이 줄어들다 보니 관계를 맺고 푸는 것이 더 힘들어졌다. 가족마저도 서로 함께 있는 것을 서로 힘들어 한다. 인터넷과 스마트폰으로 사이버 세상에서는 더없이 친절하면서도 정작 바로 옆에 있는 사람에게는 그러질 못한다. 현실과 사이버 세상의 나와의 간극은 더 심해지는 것이다. 몸의 능력을 개발하는 것은 살아가는 능력을 높이고 그런 간극을 좁혀 가는 것이기도 하다. 결국은 더불어 살아가는 즐거움을 찾게 하는 것이다.

몸에게 창조하는 기쁨을 돌려주자

철마는 달리고 싶다, 두 다리는 걷고 싶다

살면서 먼지가 매일 쌓이듯이 생각이 쌓인다. 흘러들어온 정보들이 쌓이고 경험에 의해 고정 관념이 생긴다. 사람들과의 관계 속에서 감정이 쌓인다. 미움, 원망, 사랑, 슬픔, 분노, 두려움…… 먼지 털듯이 풀어내지 않으면 안 된다. 생각도 풀어내고 감정도 풀어낸다. 몸과 마음에 쌓이는데 풀어내지 않으면 어느 순간부터는 걷잡을 수 없어진다. 삶의 속도가 지금처럼 이렇게 빠르지 않을 때는 그것을 풀어내는 작업은 일상이었다. 마을 단위로 다 같이 모여 제를 지내고 마을 굿을 하고 춤추고 노래하고 잔치를 벌였다.

과거에는 아이들도 놀이터와 공터가 있었다. 일이 고단할 때도 속상한 일이 있을 때도 노래를 불렀다. 절기마다 다른 풍습은 마을 축제와 같았다. 문풍지가 떨어지면 그림을 그려 붙이고 나뭇잎과 꽃잎으로 장식을 했다. 조각 천을 이어 보를 만들고 뜨개질을 하고 옷도 직접 지어 입었다. 기왕 만드는 것, 그것에 의미를 부여한다. 어디서 배워서 하는 것이 아니라 그냥 한다. 내 안에서 있는 기쁨, 슬픔, 외로움, 소소한 느낌들을 투영해서 만든다. 술 한잔 걸치고 시도 읊어 본다. 자신이 살 집을 직접 짓고 그 집을 지을 때도 주변 자연 경관과 어울리게 짓는다. 성황당을 만들고 장승도 깎고 솟대도 건다. 예술가가 되는 것이 아니라 일상적으로, 예술 행위를 하면서 '삶을 예술적'으로 살았던 것이다.

옛것들은 삶의 모든 과정에 정성이 깃들고 소소하게 미감이 쌓여 만든 이의 개성이 드러나 있었다. 지금의 예술은 예술가의 전유물인 것처럼 되고 전시실에나 있는 것으로 박제화되었다. 돈을 주고 작품을 사거나 비싼 수업료를 내고 레슨을 받고 배워야만 하는 것이라는 틀도 생겼다. 혹은 몸을 상하게 하면서 매달려야만 하는 극단적인 방식이 예술 하는 삶인 것처럼 왜곡해 놓았다. 어느새 우리는 자기만의 이야기를 풀어낼 기회를 박탈당한 셈이다. 그러다 보니 살면서 스트레스는 더 쌓이고 직접 해낼 수 있었던 다양한 능력들은 갇혀 버렸다. '생명'인 내가 할 수 있는 것이 별로 없다. 생각의 구조는 창의적이지 않고 '어떻게 해야 되요?' '뭐 먹어야 하죠?' '얼마나 하면 좋아져요?' 하고 도식적으로 적용하고 수치에 매달리는 것이다.

스스로 움직이고 저절로 낫는 생명. 그 어떤 정교한 기계가 흉내조차 낼 수 있을까. 생명은 적극적이고 능동적이다. 스스로 창조하는 존재다. 스스로 경험하기 위해서 태어났고 과정을 살기 위해 존재한다. 생명의 본성을 거스르는 대량 생산, 대량 소비의 문명은 더 이상 지속 가능하지 않다. 새로운 삶의 방식이 필요하고 생각보다 많은 사람들이 이미 삶의 방향을 전환하고 있다. 그 새로운 삶의 모델은 전혀 새로운 것이 아니다. 인류가 수천 년, 수만 년 이상 계속 이어온, 전인적인 삶이다. 우리는 본래 전인(全人)이다. 생명은 스스로 창조하는 존재다. 새로운 문명은 자립 시대, 스스로 서는 생명이 더불어 살아가는 시대가 될 것이다.

춤은 추려고 있는 것, 노래는 부르려고 있는 것

모든 것은 기의 흐름, 모이고 흩어짐이다. 기가 죽으면 건강이 깨지고 기가 쏠리는 일이 지속되면 병이 된다. 남과 비교할 때, 자신의 존재감을 잃어버릴 때 기가 꺾이고 풀이 죽는다. 기를 살리려면 먹고 움직이는 직접적인 섭생도 중요하지만 진심 어린 대화, 따뜻한 말, 좋은 음악, 한 장의 그림처럼 보이지 않는 기운의 교감도 중요하다. 먹고사는 문제와는 직접 관계없어 보이는 짓, 노래와 춤, 그림처럼 나를 풀어내고 표현할 거리들이 필요하다.

똑같은 일상이라고 하지만 결코 똑같을 수가 없는 것이 자연이다. 하루하루가 반복되는 일상인데 새로워지는 것이 가능한가? 새롭게 하지 않으려고 하면 같은 것의 반복일 뿐이지만 새로워지려 하면 다른 시간이 된다. 생을 마감하는 날까지는 지금 부여받은 이 몸과 함께 가야 하는 것이 현실이듯이 인생은 깨알 같은 일상이 모여 역사가 된다. 매일 대하는 일상 속에서 새로움을 발견하고 작은 것에서 변화를 보는 것이다. 지금 여기에서부터 조금씩 새로워지는 것이다.

변화시켜 줄 수 있는 사람은 나 자신뿐이다. 스스로 달라지려고 하고 다른 몸짓, 다른 생각, 다른 소소함을 즐기다 보면 매일이 달라진다. 그저 습관적으로 관성적으로 하는 것은 놔야 한다. 놓아야 새로워진다. 같은 몸짓도 다른 생각으로 다시 한다. 나의 흔적, 나만의 역사를 만들어 간다. 미루지 말고 지금 새로워지자.

예술가, 되는 것이 아니라 예술적 삶을 사는 것

건강이 안 좋은 분들께는 그동안 마음에만 두고 하지 못했던 것을 꼭 하기를 권한다. 암 환자, 희귀병, 난치병이 있는 분들에게는 노래 교실이나 춤을 배울 것을 권하고 실제 기타도 같이 치고 그림도 함께 그린다. 예술 활동이 자신을 치유해 내는 힘은 아주 놀랍다. 안 하면 그저 욕심으로만 남아서 지금 삶에 만족하기 힘들어진다. 스스로 불만이 생기고 그런 것이 계속 쌓이면 결국 병이 된다. 하루 이틀 해서 몸이 좋아질 것도 아닌데 세월을 낚는 심정으로 하는 것이다. 막상 해 보면 생각과 달리 이렇게 하면 되겠다는, 할 수 있겠다는 희망이 생긴다. 바늘구멍만 한 곳에 빛이 들어온다. 저기로 가면 이룰 수 있을 것이라는 희망이 보인다. 기타는 치려고 있는 것이고 그림은 그리려고 있는 것인데 하지 않을 이유가 없다. 잘하고 못하고는 중요하지 않다. 내 안에 있는 무한한 잠재력을 꺼내서 쓰느냐 그렇지 않으냐에 따라 삶의 질이 달라진다. 잠재되어 있던 능력들이 터져 나오기 시작하면 하루하루 사는 맛이 달라진다. 그저 바람으로만 가지고 있던 것을 하자. 그것으로 돈을 벌어야 하는 것도 아니고 시험 보고 자격증 딸 것도 아닌데 즐기면서 하자.

예술은 쌓이는 것을 표현하는 것, 살면서 느끼는 감정, 아픔을 녹이고 승화시키는 것이다. 감정, 응어리를 풀어내고 자유로워지는 것이다. 영혼과 육체가 합일되면 창조의 에너지가 나온다. 예술 행위는 생명에게 가장 필요한 행위다. 궁극적으로 살아 있다는 것은 숨만 쉰다고 사는 것이 아니다. 잘하려고 하지 않는다. 그것을 하면서 일상에서 다른 순간을 맛보는 것이다. 낡은 생각을 깨지 않고는 쉽지 않다. 잘하고 못하고를 구분하기 시작하면 내가 하는 모든 것이 걸리고 비교가 되면서 어느 순간 즐거움이 사라진다. 무한한 가능성, 잠재 능력을 끄집어낼 수 없다. 부족함을 느끼다 보니 더 나아지려고 하고, 하다 보면 더 좋아져 있다. 내가 그린 그림, 내가 부른 노래, 내가 만든 가구, 별것 아닌 것 같지만 내가 직접 한 것이다. 자신에게는 큰 의미가 있다. 그런 것이 쌓이다 보면 용기가 생기고 어느새 능력이 된다. 소소함의 먼지가 쌓여 구름이 되고 비를 내린다. 소소한 물방울들이 수증기가 되어 구름이 된다. 아직 비는 내리지 않는다. 뭉게구름이 아무리 커져도 비는 내리지 않는다. 짙은 먹구름이 되어야 비가 온다. 소소한 수증기의 입자들이 모이고 모여서 먹구름이 될 때까지 오랜 축적의 시간이 필요하다. 먹구름이 쌓여 비가 오기 직전의 징조, 어떤 느낌에서 생명의 떨림을 본다.

아이들은 별의별 몸짓을 다 한다. 끊임없는 뒤집기의 연속이다. 누워 있다 뒤집고 기고 걷는 과정은 경이롭다. 어른들 입장에서 보면 말도 안 되는 그림과 글씨를 써대고 노래를 부르고 춤을 춘다. 그런 흔적들이 있어야 달라진다. 먹구름이 되는 순간에 뭔가 보인다. 그때부터 발전의 힘이 예술혼으로 터져 나와서 빛이 된다. 세상에는 다양한 재미, 다양한 행복이 있다. 사람마다 입맛이 달라 맛있다고 느끼는 것이 다르듯이 재미 있고 행복하다고 느끼는 것도 다를 수밖에 없다. 예술 행위를 하는 것과 예술가가 되는 것은 다르다. 무언가를 이루려는 것도, 불후의 명작을 만들어 내려고 하는 것도 아니다. 예술은 예술가의 전유물도 아니고 배워야만 할 수 있는 것도 아니다. 지난 시대는 예술마저 틀 속에 가둬 갤러리와 공연장에 있는 것으로 생각하게 만들었다. 마치 좋은 미술, 좋은 음악이 있는 것처럼 착각하게 되었다. 잘 그린 그림과 감동적인 그림은 다르다. 같은 음악이라고 해도 가슴까지 오는 것이 있고 그렇지 않은 것이 있다. 내 가슴에 와 닿는 것, 잘 부르는 것도 못 부르는 것도 아닌 노래, 잘 치는 것도 못 치는 것도 아닌 연주, '잘하고 못하고'가 무의미한 것, 옳고 그름을 논할 수 없는 어떤 경지다. 눈이 감기고 고개가 끄덕여지고 아련한 생각이 떠오르기도 하는 그런 것. 그 속에서 생명의 힘을 본다.

예술가가 아니라 예술적인 삶. 그런 삶을 지향한다면 누군가의 소유물이 되거나 소모품으로 살지는 않을 것이다. 내 안에 잠재되어 꿈틀대고 있는 에너지를 끄집어내서 공감하고 함께 나누다 보면 어느새 스스로 치유되고 다른 생명도 치유하게 될 것이다.

소소함의 먼지, 별이 탄생한다

혼돈이 있고서야 새로운 질서가 잡힌다. 매일의 변화가 필요하다. 한두 번 다르게 해 보는 것이 아니라 달라지려는 시도가 반복되어야 새로워진다. 뭔가 다르게 하려는 것이 쌓이면 한 단계를 넘어간다. 잘못된 습관, 버릇, 생각 없이 살아왔던 것에서 그렇게 하지 않으려는 사소한 흔적들을 쌓으면 다름이 쌓여서 다른 새로운 상태로 돌아간다. 혼돈 상태, 질서에서 벗어나려는 몸부림, 사소하게 새로워지는 것, 사소한 아름다움이 카오스 상태다. 혼돈은 새로운 질서를 만든다. 먼지 같은 소소함을 반복한다. 그 무언가를 할 때 같은 실수를 계속 반복한다면 그것이 이미 습관이 되어 버린다. '내가 그랬구나.'를 깨닫는 순간 그러지 않으려는 다른 몸짓, 다른 행위를 한다. 다름이 쌓여서 현재의 내가 완성된다.

삶을 예술적으로 가꾸는 이유는 바로 그 사소함에서 아름다움을 발견하기 위함이다. 생각의 각을 세우고 몸짓에 배이게 하고 다름에 익숙해 지려고 한다. 내가 발 딛고 있는 이 땅, 이 지구 별은 내 의지와 상관없이 내 몸을 태워 태양 주위를 돌고 있다. 시간은 흐르고 자연은 변화한다. 가장 중요한 것은 지금 이 순간에 맞는 내 생각, 내 몸짓을 끄집어내려는 것이다. 어제와는 다른 몸짓을 하려고 한다. 그것이 진정 살아 있는 것이고 생명의 본질이다. 생각이 죽으면 이미 죽은 것이나 다름없다. 그것이 또한 자연적으로 사는 길이다. 우리가 보는 별은 이미 사라진 별이다. 별은 죽었지만 우리는 그 별빛을 본다. 영혼의 빛은 불멸이다. 삶을 영원히 살려고 할 것이 아니라 사는 동안 죽어도 여한이 없는 삶을 사는 것이다. 그런 행보를 하고 간다면 죽고 사는 것도 큰 의미가 없다. 기꺼이 죽음을 받아들일 수 있다. 죽음을 받아들일 수 있을 때 삶이 행복하다. 죽음에 대한 두려움 때문에 삶을 온전히 살지 못하고 있는 것 아닌가? 나를 버리고 나를 놓으려면 먼저 나를 이뤄야 한다. 일상에서 빛을 찾지 못하고 대충 살다 보면 한이 남는다. 물이 모든 물기를 나무에게 주고 나무가 싹을 틔우듯이, 여한이 없는 삶을 살려면 매순간 새로워지고 내안에 있는 생명력을 끄집어내서 나를 빛나게 해야 한다. 사소한 먼지가 쌓여 별이 탄생한다. 물방울이 쌓여 먹구름이 된다. 먹구름이 되어야 비가 내린다.

새로운 문명, 생명은 창조하는 존재

지난 시대는 금기(金氣)의 시대, 규칙과 규율, 조직, 학연, 지연, 지식의 독점이 곧 권력이 되고 부가 되었던 시대였다. 특정한 집단 속에 속하기만 하면 어느 정도의 성공이 보장되었고 실제 능력보다는 학력이나 배경이 중요했던 시대였다. 내 몸과 마음의 분리, 사람과 사람 사이의 분리, 사람과 자연이 분리되었다. 모든 것은 철저하게 분리되어 그 안에서 관계성을 바라보기 힘든 구조였다. 이제 일방적으로 한쪽에서 생산해 내는 지식이나 담론을 수동적으로 받아들이던 시대는 지나가고 있다. 전문가의 영역이라던 분야도 경계가 허물어지고 있다. 학위나 경력보다는 실제 능력이 더 중요한 세상이 되고 있다. 얼마나 똑같은지를 기준으로 삼던 시대에서 어떻게 다른지를 중요하게 바라보는 시대가 되고 있다. 대량 생산과 소비의 속도전에 지친 사람들이 지속 가능한 새로운 삶의 방식을 찾고 있다. 다양한 중심이 생겨나고 다양한 삶의 방식들이 공존하는 세상으로 바뀌고 있다.

흑백, 옳고 그름이 아니라 사안별로 모였다 흩어졌다 하며 자생적으로 네트워크를 만들어 갈 것이다. 자연은 이미 크게 한 주기를 지났고 다른 시대로 가고 있다. 인간이 발견해 낸 도구들, 문명도 큰 흐름에서 보자면 그것 또한 자연이다. 인터넷, 스마트폰은 그간 쌓여 온 흐름에 방아쇠를 당긴 것일 뿐 그것이 시대의 흐름을 거스르지는 않았다. 가을이 지나면 겨울이 오고 아무리 겨울이 길다 해도 봄은 오기 마련이다. 앞으로 다가올 시대는 새로운 문명의 시대다.

철학자 화이트헤드는 다가올 시대는 과학의 시대에서 예술의 시대로 갈 것이라고 했다. 참된 과학은 예술의 다른 부분, 따로 동떨어진 것이 아니라 동전의 양면처럼 뒤집으면 과학이고 예술이다. 참 과학과 예술은 모두 진리를 향해서 간다. 예술이 없으면 창조가 일어나지 않는다. 지식만 가지고는 창의적인 것이 나오지 않는다. 가슴에서 우러나야 창의성이 나온다. 시키는 것을 하거나 억지로 하는 것이 아니라 자발적으로 움직일 때 창의성이 나온다.

진짜 예술성을 보여 주는 것. 자신의 깨달음과 느낌을 다양한 방법으로 표출하는 것이 예술이다. 다른 사람의 목소리가 아니라 각자의 깨달음을 승화시켜서 보여 주는 것이다. 예술적인 마인드를 가까이 하지 않으면 병에서 해방될 수 없다. 예술적 가치는 과정의 힘, 과정을 즐기는 것이다. 수고로움을 마다하지 않는 것이다. 앞으로의 올 세상은 타인에 의해 구제받지 못한다. 내가 나를 구원한다. 내가 내 안의 문제를 풀어내지 않으면 안 된다. 누구에게 의탁하는 것이 아니라 나의 능력, 나의 사소함을 발굴하고 새롭게 익히고 되어 간다. 건강이 깨져서 나오지 않았던 능력, 몸이 되지 않아서 꿈만 꾸고 있었던 것, 그것을 몸으로 조금씩 이뤄 보는 것, 생명이 제 목소리, 제 빛깔을 뿜어내는 것, 그것이 예술이고 초능력이다. 몸이 있는 나는 창조하기를 바란다. 그것이 생명에 대한 예의다.

건강 자립, 더불어 살리는 삶

물은 높은 곳에서 낮은 곳으로 흐르고 계절은 봄에서 여름으로 흐른다. 목생화(木生火), 나무가 자신을 태워 불을 지핀다. 간은 심장이 열을 만들 수 있도록 끊임없이 혈액을 공급한다. 간은 심장에게 무조건 준다. 간이 약한 사람은 피가 모자라서 빈혈, 어지럼증이 생기기도 한다. 하지만 일단 무조건 생(生)한다. 생명의 흐름은 주는 것부터 출발한다. 사랑은 내리사랑이다. 아무리 한다고 해도 부모가 무한히 쏟은 사랑만큼 자식은 부모에게 되갚을 수는 없다. 누군가에게 내가 받은 사랑을 되갚는 것이 아니라 다른 사람에게 전하는 것이다. 그것이 생명이 존재하는 원리다. 새끼를 돌보는 어미 새는 아무런 계산도 바람도 없다.

　나무가 자신을 태워 불을 만들고 불이 흙을 단단하게 하고 단단해진 흙이 바위가 되어 그 틈에서 물이 만들어지고 물은 나무를 성장시킨다. 나무가 물을 빨아올려 성장하듯이 새로운 생명으로 그 기운이 이어져 끊임없이 순환하는 것이다.

　주지 않고 받으려고만 하는 것은 생명이 가는 길을 거스르는 것이다. 생의 흐름을 끊임없이 이어지게 하려면 줘야 한다. 쌓이고 고이면 썩는다. 몸이 병들고 내 주변이 썩고 나라가 썩는다. 생명의 본질, 생명은 저 혼자 영원히 사는 것이 아니다. 나도 변화되고 자연도 다른 생명도 모두 변화된다. 내가 줘야 생명이 이어갈 수 있다. 내가 쌓아 온 물질, 지식, 지혜는 죽을 때 쥐고 가거나 어쩔 수 없이 놓고 가는 것이 아니라 사는 동안 나눠 주고 가는 것이다. 그렇게 육체의 생은 마감했어도 정신과 영혼은 이어지는 것이다.

　사랑을 하면 한 사람, 두 사람, 더 많이 사랑할수록 기쁘고 풍부해진다. 여러 사람을 사랑해도 그 넓이와 깊이는 무한하다. 몸이 따뜻해지고 마음이 여유로워지고 세상이 밝게 보인다. 그런데 누군가를 미워하면 한 명만 미워해도 내가 힘들다. 마음속에 미움을 갖고 살면 스스로 힘들어서 살 수 없다. 몸이 안 좋으면 미운 사람, 못마땅한 사람이 많아진다. 몸이 찌그러져 있으면 마음도 찌그러진다. 미움의 감정이 어디에서 오는지 알면 미운 감정을 없앨 수 있다. 상대방을 위해서가 아니라 먼저 나를 위해서다.

　스스로 자신의 건강을 책임진다고 해서 혼자 모든 것을 다한다는 것은 아니다. 스스로 결정하고 실천하는 과정에서 도움이 필요하면 기꺼이 도움을 주고받는다는 것을 의미한다. 아무리 오지에서 살아간다 해도 생명은 혼자 살 수 없다. 하늘과 땅의 만남이라는 조건 없이는 애초에 생명이 태어날 수 없듯이 우리는 무수한 다른 생명의 힘으로 살아간다. 내가 먹고 있는 음식은 수많은 생명이 함께 만들어 낸 결실이다. 사람의 땀이 배어 있고 해와 바람과 흙, 온갖 미생물들이 함께 만들어 낸 결과다. 몸 없이 마음이 없듯이 다른 생명 존재 없이 내가 있을 수 없다. 우리는 가상의 공간에 사는 불특정한 존재가 아니라 21세기, 자본주의 한국이라는 공간 속에서 살아간다. 사소해 보이는 나의 일상도 지극히 정치적인 결정들과 무관하지 않다. 이웃과 세상이 건강치 않은데 혼자 건강하고 행복하게 살 수는 없는 일이다. 연결되어 있다는 느낌은 나를 살아 있게 하고 가치 있게 만든다.

지난 시기는 물질문명의 시대다. 근대화·선진화·전문화라는 이름으로 학문과 교육, 의료 모두 부분에 매달려 분석하고 분류하게 만들었던 시대였다. 관계를 보는 눈을 잃고 전체를 사고하는 지혜를 잊어버리게 만들었다. 모든 분리를 걷어내자. 우리가 모두 연결되어 있다는 것, 그것을 깨닫고 실현하기 위해 지금 여기 있는지도 모를 일이다. 세포와 세포, 머리와 몸, 좌와 우, 장부와 근육, 심장과 신장, 내 안에서 관계성을 본다. 사람과 사람, 사람과 자연이 따로 존재할 수 없음을 본다. 관계의 그물망을 이해하는 것은 건강과 행복으로 가는 바탕이다. 관계성을 깨닫게 되면 나를 둘러싼 세상도 달리 보인다. 나와 가족, 이웃, 사회, 아마존의 숲, 누만 년의 역사, 지구를 둘러싼 행성의 움직임까지 구체적인 시간과 공간 위에 서 있는 나를 발견한다. 이슬이 대양이 되고 대양이 이슬이 된다. 관계 속에서 구체적으로 실천하며 사는 삶. 나를 무한히 확장시키고 유한한 몸에서 영원을 경험하는 길이다.

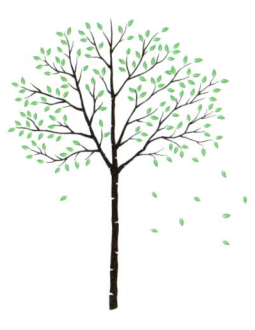

부록

실생활에
유용한
경혈

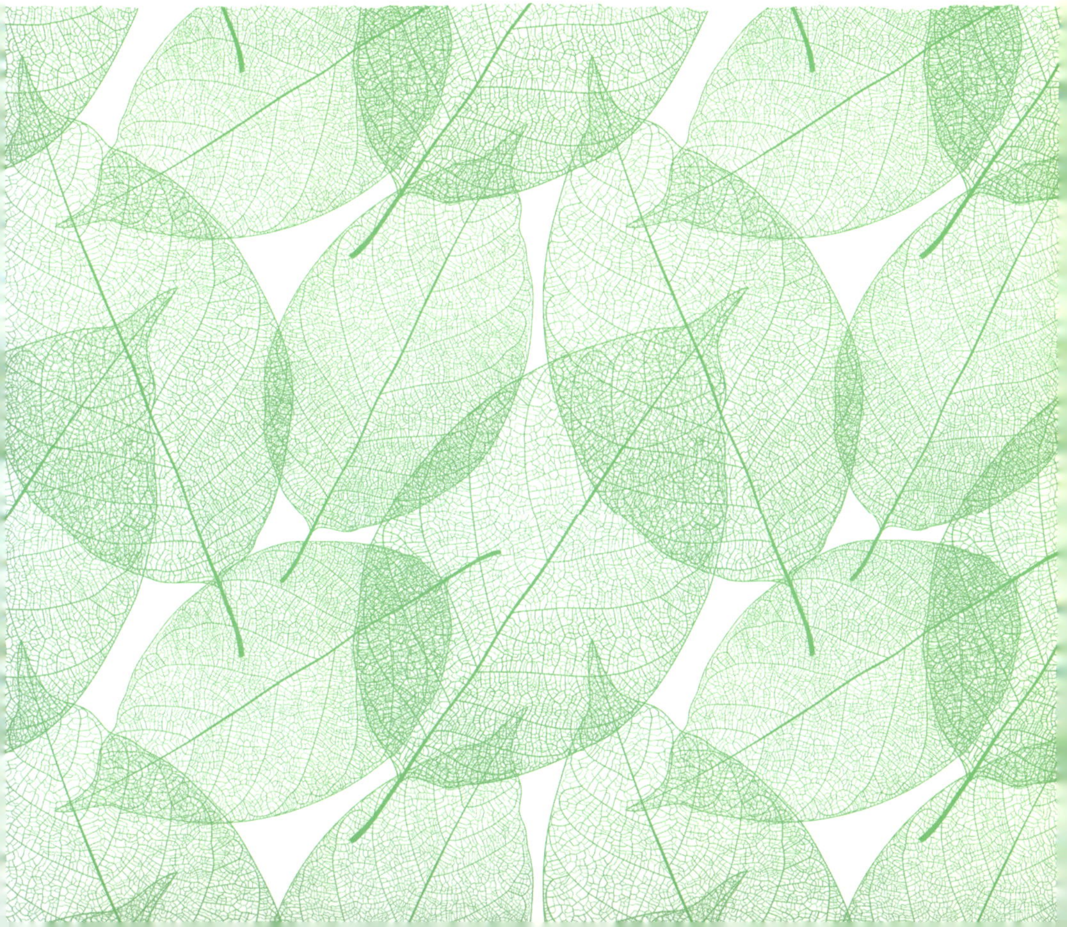

목기(木氣) — 간·담 경락의 주요 경혈

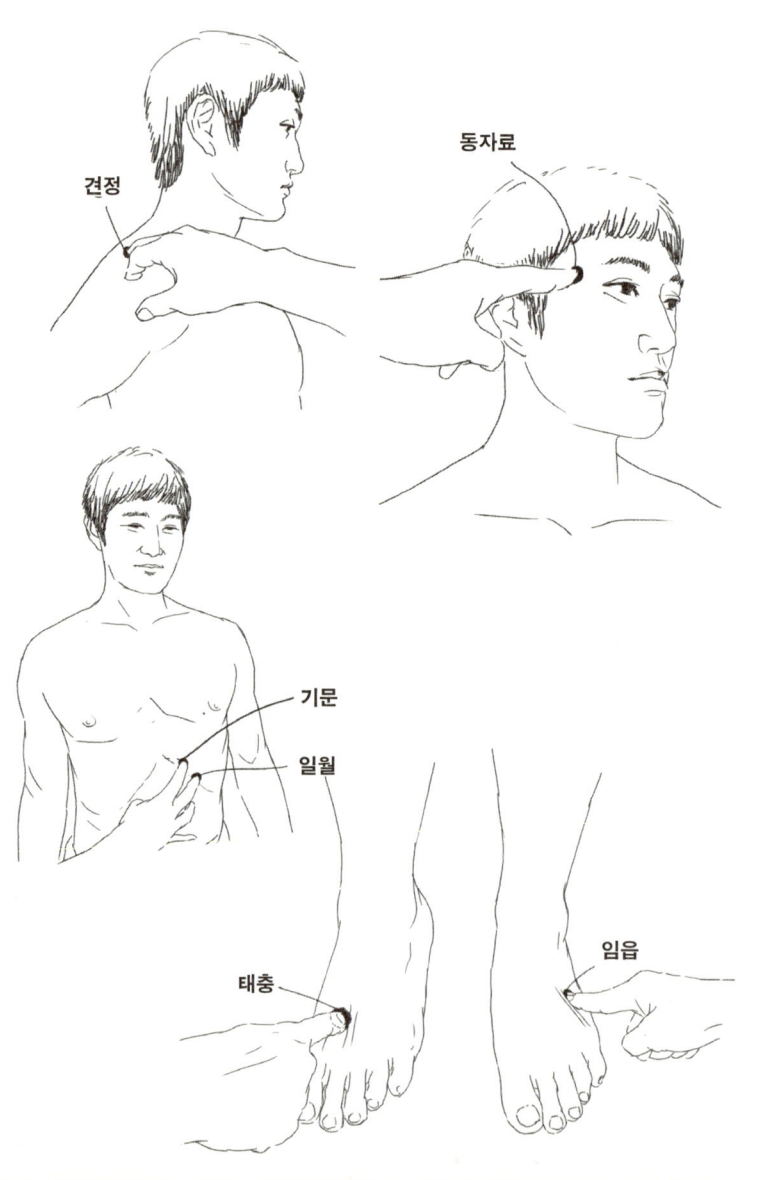

화기(火氣) — 심·소장 경락의 주요 경혈

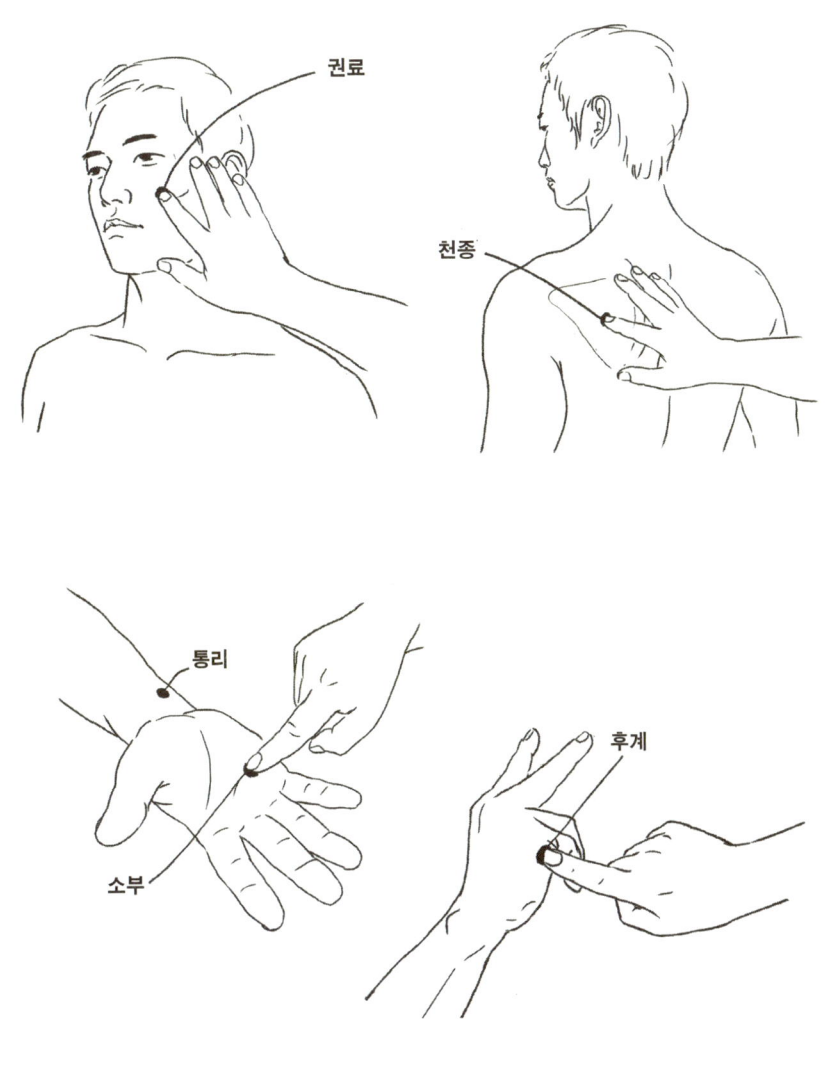

토기(土氣) — 비·위장 경락의 주요 경혈

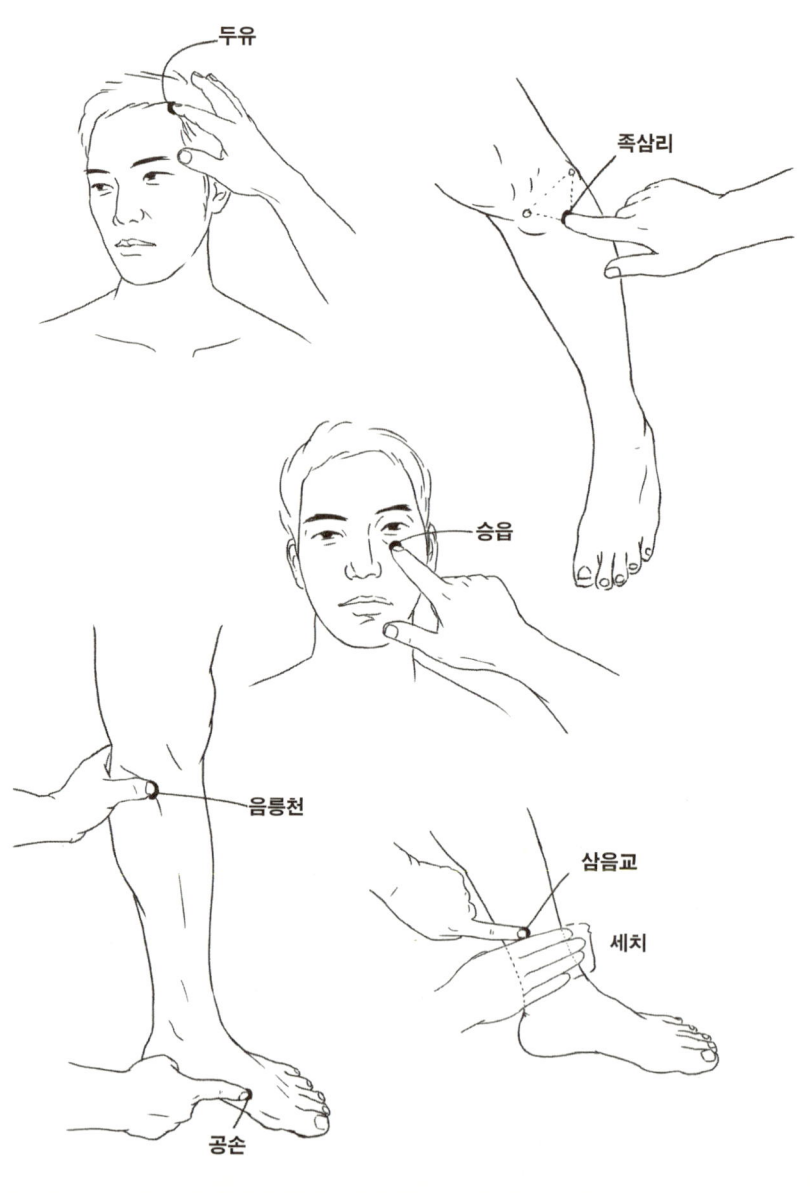

금기(金氣) — 폐·대장 경락의 주요 경혈

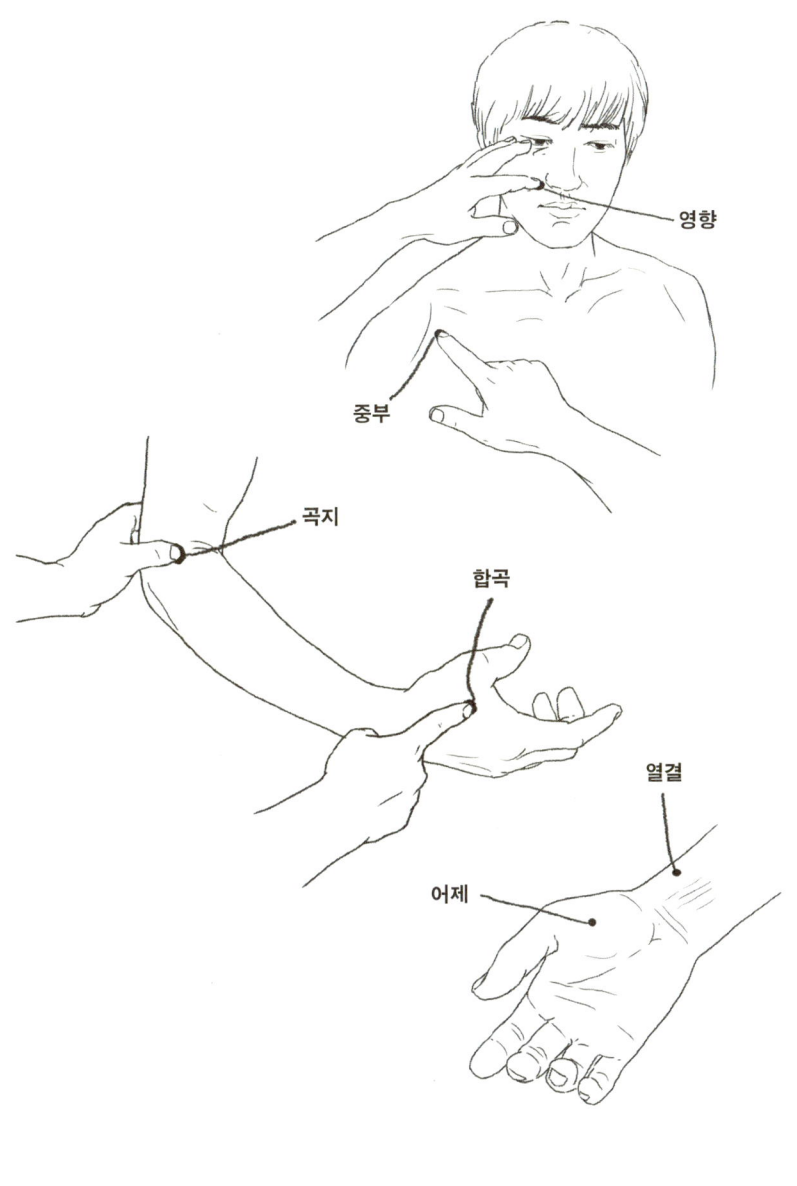

수기(水氣) — 신·방광 경락의 주요 경혈

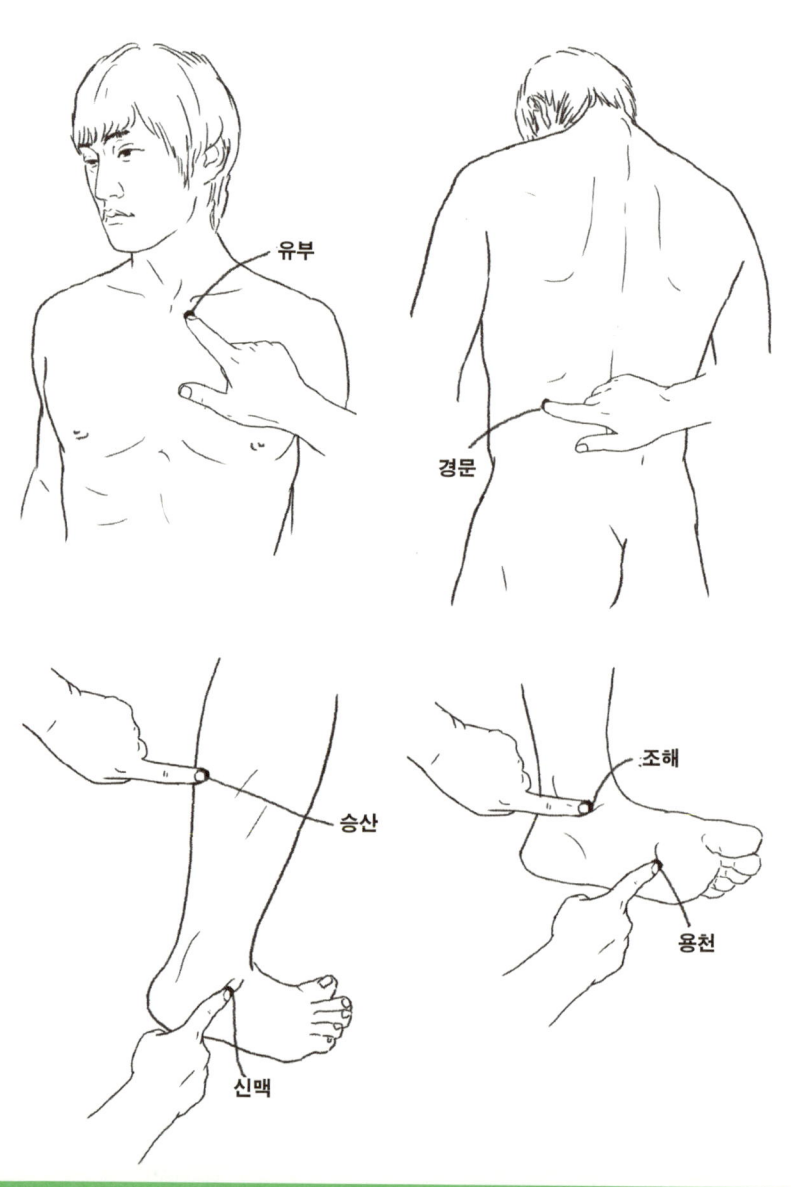

상화기(相火氣) — 심포·삼초 경락의 주요 경혈

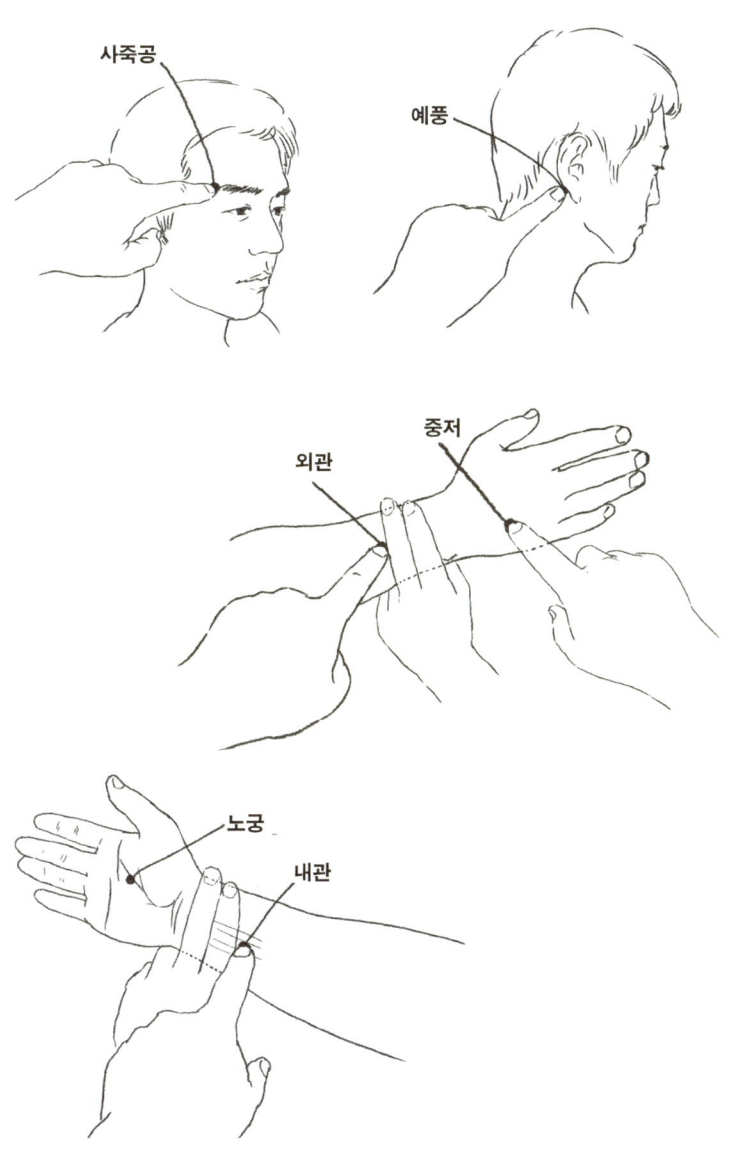

부록 실생활에 유용한 경혈 • 357

치유 본능

1판 1쇄 펴냄 2012년 8월 10일
1판 8쇄 펴냄 2024년 3월 14일

지은이 | 김은숙 · 장진기
발행인 | 박근섭
펴낸곳 | 판미동

출판등록 | 2009. 10. 8 (제2009-000273호)
주소 | 06027 서울 강남구 도산대로 1길 62 강남출판문화센터 5층
전화 | **영업부** 515-2000 **편집부** 3446-8774 **팩시밀리** 515-2007
홈페이지 | panmidong.minumsa.com

도서 파본 등의 이유로 반송이 필요할 경우에는 구매처에서 교환하시고
출판사 교환이 필요할 경우에는 아래 주소로 반송 사유를 적어 도서와 함께 보내주세요.
06027 서울 강남구 도산대로 1길 62 강남출판문화센터 6층 민음인 마케팅부

ⓒ 김은숙 · 장진기, 2012. Printed in Seoul, Korea

ISBN 978-89-6017-043-8 13510

판미동은 민음사 출판 그룹의 브랜드입니다.